AF610755

# PARIS MÉDICAL

## VADE-MECUM DES MÉDECINS ÉTRANGERS

RENSEIGNEMENTS

Historiques, statistiques, administratifs et scientifiques

**Sur les hôpitaux et hospices civils et militaires, l'enseignement de la médecine, les académies et sociétés savantes.**

PRÉCÉDÉS D'UNE

## TOPOGRAPHIE MÉDICALE DE PARIS

ET SUIVIS D'UN

PRÉCIS DE BIBLIOGRAPHIE MÉDICALE FRANÇAISE ET DES ADRESSES DE TOUS LES MÉDECINS DE PARIS.

PAR

**le Dr Henri MEDING**

Président de la Société méd. allemande, à Paris, memb. de l'Académie nation., agricole, manuf. et comm., membre corresp. de plusieurs sociétés médicales.

TOME PREMIER

**A PARIS**

CHEZ J.-B. BAILLIÈRE

LIBRAIRE DE L'ACADÉMIE NATIONALE DE MÉDECINE

Rue Hautefeuille, 19.

AU SIÈGE DE LA SOCIÉTÉ MÉDICALE ALLEMANDE, R. HAUTEFEUILLE, 32

**A Londres, chez H. Baillière, 219, Regent street**

A NEW-YORK, CHEZ H. BAILLIÈRE, 290, BROADWAY.

A Madrid, chez C. BAILLY-BAILLIÈRE, calle del Principe 11.

1852

# PARIS MÉDICAL

VADE-MECUM

DES MÉDECINS ÉTRANGERS DANS PARIS

## CET OUVRAGE SE TROUVE AUSSI :

A Strasbourg, chez DERIVAUX;
A Lyon, chez SAVY, place Bellecourt, 14.
A Montpellier, chez SEVALLE et chez SAVY;
A Bruxelles, chez PARENT, Montagne-de-Sion, 17; chez J.-B. TIRCHER, rue de l'Étuve.
A Milan, chez DUMOLARD;
A Turin, chez BOCCA et chez Ch. SCHIEPATTI.
A Zurich, chez ORELL et FUESSLI;
A Genève, chez A. CHERBULIEZ;
A Leipzig, chez OTTO WIGAND;
A Stuttgard, chez COTTA;
A Vienne, chez BRAUMULLER et SEIDEL;
A Berlin, chez HIRSCHWALD;
A Hambourg, chez HOFFMANN et CAMPE.

NOTA. Comme nous sommes résolu à rendre cet ouvrage aussi complet et aussi irréprochable que possible, nous prions ceux de nos souscripteurs qui auront à nous communiquer des modifications, de vouloir bien nous les envoyer, *franco*, au siége de la Société médicale allemande. Nous en tiendrons compte dans les suppléments que nous publierons quand besoin sera.

Paris. — Imprimerie Lacour et Ce, rue Soufflot, 16.

# PARIS MÉDICAL.

VADE-MECUM

DES MÉDECINS ETRANGERS DANS PARIS.

Deux volumes in-18, sur raisin, de 350 à 400 p. chacun,

Avec un plan de Paris, gravé sur acier, orné de seize vues des principaux hôpitaux.



TABLE DES MATIERES.

TOME PREMIER.



TOME SECOND.



# PARIS MÉDICAL.

La publication de cet ouvrage dont le placement est assuré d'avance autant par son utilité que par les relations de l'auteur avec *tous les médecins français et étrangers*, sera faite sous quatre formes différentes, portant les titres qui suivent :

*Paris médical* (chap. I-XII), tirage à 2,000.

*Topographie médicale de Paris*, (chapitre II), tirage à 1,000

*Manuel médical* (chap. IV-XII), tirage à 1,000.

*Bibliothèque médicale* (chap. VI-VIII), tirage à 2,000.

Cette combinaison permettra d'acheter l'ouvrage complet, ou par parties. Des annonces seront insérées dans chacune de ces diverses éditions et constitueront, comme on peut le voir, une publicité importante.

On souscrit à la DIRECTION DE PUBLICITÉ MÉDICALE, rue Guénégaud, 3.



## SOUSCRIPTION.

Je déclare souscrire pour une insertion de

à faire dans les quatre éditions de *Paris médical.*

Je paierai pour le prix de cette insertion la somme de

sur la justification de l'insertion, ou sur la remise d'un exemplaire de

auquel je souscris moyennant la somme de

*Paris, ce avril* 1852.

Paris. — Imprimerie LACOUR et Ce, rue Soufflot, 16.

## PLAN DE PARIS,

Annexé aux ouvrages suivants du Dr. HENRI MEDING: Paris médical (2 Volumes), Essai sur la topographie médicale de Paris, Manuel médical de Paris. A Paris chez J.B. Baillière, 19, rue Hautefeuille. Gravé sur acier par RODOLPHE PFNOR.

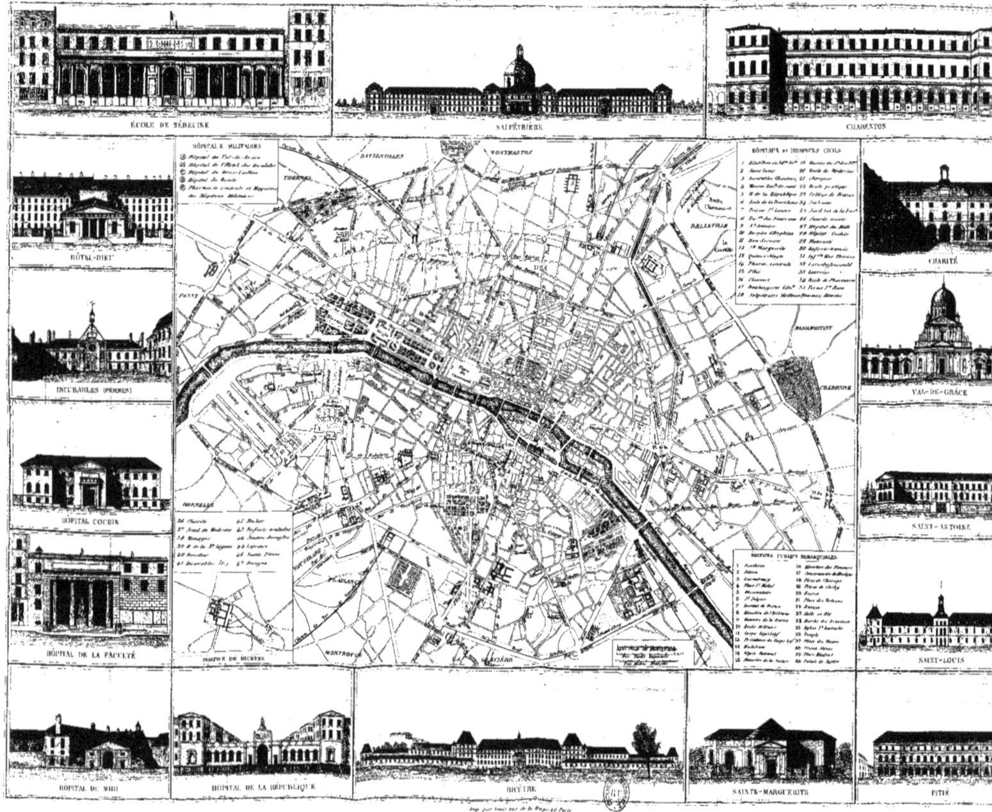

# PARIS MÉDICAL

## VADE-MECUM DES MÉDECINS ÉTRANGERS

RENSEIGNEMENTS

Historiques, statistiques, administratifs et scientifiques

**Sur les hôpitaux et hospices civils et militaires, l'enseignement de la médecine, les académies et sociétés savantes.**

PRÉCÉDÉS D'UNE

**TOPOGRAPHIE MÉDICALE DE PARIS**

ET SUIVIE D'UN

PRÉCIS DE BIBLIOGRAPHIE MÉDICALE FRANÇAISE ET DES ADRESSES DE TOUS LES MÉDECINS DE PARIS.

PAR

**le D^r Henri MEDING**

Président de la Société méd. allemande, à Paris, memb. de l'Académie nation., agricole, manuf. et comm., membre corresp. de plusieurs sociétés médicales.

TOME PREMIER.

**A PARIS**

CHEZ J.-B. BAILLIÈRE

LIBRAIRE DE L'ACADÉMIE NATIONALE DE MÉDECINE

Rue Hautefeuille, 19.

AU SIÉGE DE LA SOCIÉTÉ MÉDICALE ALLEMANDE, R. HAUTEFEUILLE, 32.

**A Londres, chez H. Baillière, 219, Regent street**

A NEW-YORK, CHEZ H. BAILLIÈRE, 290, BROADWAY

A Madrid, chez C. BAILLY-BAILLIÈRE, calle del Principe, 11.

1852

# AVANT-PROPOS.

En commençant, nous devons au public et à nous-même de déclarer dans quelles circonstances et pourquoi nous avons publié le présent ouvrage.

Appelé plusieurs fois à l'honneur de présider la *Société médicale allemande à Paris*, nous avons été presque quotidiennement consulté, par chaque confrère arrivant, sur la topographie médicale de cette capitale et généralement sur ce qu'elle offre d'intéressant en fait de médecine et d'hygiène. Pour donner une véracité plus sérieuse et un poids plus grand aux renseignements qu'ils exigeaient de nous, nous avons dû aller les puiser à leurs sources mêmes.

Les premiers insuccès dans des démarches aussi nouvelles pour nous que pour eux ne nous ont point découragé. Nous avons persisté dans l'œuvre entreprise, et plus d'une fois nous avons eu à nous féliciter de cette persévérance. Nous avons en outre trouvé un livre à faire là où nous ne cherchions que des renseignements.

Un livre à faire, disons-nous. En effet, depuis l'ouvrage du docteur C. Lachaise, publié en 1822, on n'en possédait aucun autre sur la topographie médicale de Paris. Cet ouvrage, bien qu'honoré à son apparition d'un rapport très favorable de l'Académie de médecine, était devenu insuffisant par suite des trente années écoulées depuis, et pendant lesquelles tant de modifications de tout genre avaient été apportées à la physionomie de cette ville ; il n'avait point trouvé de continuateurs, si l'on excepte les travaux très intéressants de M. Bayard sur les IVe, Xe, XIe, et XIIe arrondissements. Paris avait été décrit cent fois sous le rapport de ses mœurs, de ses usages, de ses coutumes, de ses lois et de ses monuments. Mais, jusqu'ici, on avait négligé son côté le plus instructif et le plus digne d'intérêt, on n'avait point songé à faire sa topographie entière au point de vue si important de l'hygiène.

Car, à cette question de salubrité, se lient une foule d'autres questions pleines de gravité pour les économistes, pour les savants et pour les médecins. De la santé d'une nation dépend son bien-être moral et intellectuel, son bonheur, son avenir. Nul ne peut contester l'influence énorme, corruptrice ou salutaire, des milieux dans lesquels vivent les habitants d'une ville comme Paris. Ce sont ces milieux qu'il faut décrire, ce sont leurs influences, pernicieuses ou bonnes, qu'il faut constater.

La Topographie médicale de Paris, un Itinéraire aux hôpitaux, la description des hôpitaux et hospices civils et militaires, des notices sur l'enseignement de la médecine, etc., étaient donc une œuvre *indispensable*, et *l'on peut s'étonner* qu'elle n'ait pas été tentée davantage. Il y avait là un succès d'autant plus enviable qu'en remplissant une lacune le livre en question devenait un service rendu à tout le monde.

C'est ainsi que nous avons écrit notre PARIS MÉDICAL.

Nous n'avons pas prétendu faire une œuvre de bénédictin, un in-folio savant; nous nous sommes contenté de constater les faits saillants, différant des institutions des autres pays, d'appeler l'attention publique et celle de nos confrères sur les avantages et sur les inconvénients inhérents à certaines localités, à certaines parties de la ville de Paris. Nous avons fait toucher du doigt certaines plaies, sans nous préoccuper des remèdes qu'il convient à d'autres qu'à nous de trouver et d'appliquer. Nous avons, enfin, tracé la route des investigations où d'autres, plus habiles et plus érudits, viendront à leur tour faire leur moisson d'expériences et d'observations.

Nous avons eu surtout pour but d'initier vite nos confrères étrangers aux arcanes de la vie parisienne, en leur présentant un *Vade-mecum* chargé de renseignements utiles, en leur épargnant, dès leur arrivée dans la grande capitale, les embarras et les hésitations de l'installation, en leur donnant un guide sûr pour diriger leurs recherches et favoriser leurs investigations.

La vie parisienne exige pour tous les étrangers un noviciat plus ou moins long, un stage plus ou moins coûteux ; c'est ce stage que nous nous sommes donné la mission d'abréger, c'est ce noviciat que nous avons voulu simplifier pour eux.

Nous avons écrit pour ceux d'entre eux qui, selon la règle suivie jusqu'ici, ne quittent leur pays qu'après avoir terminé leurs études, et sont désireux de les diriger vers la pratique sérieuse de la vie. On comprendra mieux notre préoccupation à leur égard quand on saura que le nombre de ceux qui résident à Paris, dépasse annuellement le chiffre de mille.

D'un autre côté, notre **Paris médical**, tout en ne présentant pas, en apparence, des divisions bien tranchées, renferme néanmoins trois parties bien distinctes, sur lesquelles nous nous permettons d'appeler l'attention des lecteurs, quels qu'ils soient. Il y a la partie essentiellement destinée aux médecins étrangers, comme *les chap. I et III; ensuite la* **Topographie médicale de Paris** et des **arrondissements**; et enfin la partie d'égal intérêt pour tous les confrères, qu'ils soient étrangers ou français, reproduite sous le titre de **Manuel médical**, chap. **IV-XII.**

L'**Itinéraire aux hôpitaux**, la description des localités, présentaient des écueils que notre défaut d'expérience et de pratique des ressources de la langue française ne nous a pas toujours permis d'éviter. Ce sont des choses arides et ennuyeuses. Nous avons essayé de les rendre attrayantes, de les vivifier, en faisant ressortir les contrastes énormes qui sont résultés pour ces établissements des événements dont ils ont été témoins, et en constatant les modifications que le temps y a apportées.

Quant au second et au troisième chapitre, ils étaient imprimés au commencement de l'automne de 1851 ; c'est dire le travail que nous a causé la seconde partie, puisqu'il a fallu la moitié d'une année pour l'achever.

Nous ne nous sommes point dissimulé les difficultés d'une pareille tâche; si nous en parlons ici, c'est moins pour commander à l'indulgence de nos lecteurs que pour faire comprendre pourquoi notre livre n'est point encore aussi complet qu'il pourrait l'être. Le but dans lequel les étrangers viennent à Paris est si complexe, si différent; les circonstances dans lesquelles ils s'y rendent sont si multiples, qu'il nous était sérieusement impossible d'écrire un livre qui les satisfît tous. Les uns visitent Paris dans le but d'y étudier une certaine spécialité; les autres, pour y compléter leursétudes au contact de l'immense matériel qui s'y trouve. Ceux-ci ne veulent que visiter les principaux établissements hospitaliers pour comparer leur partie administrative et pour faire profiter de leurs observations les établissements qu'ils dirigent dans leur pays, etc.

Satisfaire à toutes ces curiosités légitimes, à toutes ces exigences si naturelles, nous aurait imposé, on le comprend, l'obligation d'écrire de nombreux volumes. Nous avons donc dû nous borner à faire un faisceau de toutes les notices, de tous les travaux les plus consciencieux, épars dans les ouvrages que nous indiquerons tout à l'heure; à soulever un coin du voile qui cache la vieille cité de Jules César, pour faire voir l'avantage de le soulever tout entier; à épargner enfin à nos chers confrères le temps et l'argent, deux choses également précieuses à Paris, et que souvent on n'apprend à estimer à leur juste valeur qu'après le départ.

Dans le but d'aller aussi loin que possible dans l'accomplissement de cette tâche qui est devenue pour nous un devoir; pour mériter davantage encore les encouragements de nos lecteurs, nous avons fait dresser avec soin un plan qui, bien qu'un peu petit, complétera, par sa clarté et par ses indications exactes concernant le gisement des maisons hospitalières, le livre auquel il est annexé.

Ajoutons que nous nous proposons de donner des suppléments à nos souscripteurs à des époques déterminées par les changements survenus dans le personnel et le mouvement des hôpitaux.

Maintenant qu'il nous soit permis de remercier les personnes dont la bonne volonté et l'obligeance ont facilité nos recherches et concouru à l'édification de notre ouvrage. Nous inscrivons leurs noms connus à côté de notre nom obscur. Remercîments bien profonds et bien vifs, reconnaissance bien vraie à M. Legoyt, chef du bureau de la statistique générale de la France au ministère de l'intérieur; à M. *Trébuchet*, chef de bureau à la préfecture de police, secrétaire du conseil de salubrité; à MM. les membres de l'administration des hôpitaux; à MM. les directeurs des hôpitaux; à M. Raquin, premier employé du premier bureau de bienfaisance, et surtout à nos très estimés confrères et à tous ceux dont les écrits ou les conseils nous ont aidé à réaliser notre œuvre, et que nous avons inscrits en tête du second volume de notre *Paris médical* : M. Bouchardat professeur d'hygiène à la Faculté ; M. Boudin, médecin en chef de l'hôpital militaire du Roule ; M. Chenu, chirurgien-major à l'École d'application du Val-de-Grâce ; M. Chevallier, professeur à l'École de pharmacie, membre du conseil de salubrité.

Qu'il nous soit permis enfin d'en appeler à la bienveillance de nos lecteurs, et de leur demander leurs sympathies pour un travail que nous avons dépouillé de toute spéculation de théories et de personnes, et que nous avons entrepris dans le but humble, mais difficile, d'être utile à la cause que nous servons, la science, qui est la cause de l'humanité. Heureux si nous pouvons avoir réussi.

# TABLE DES MATIÈRES.

## TOME PREMIER.

# Liste des Ouvrages consultés.

---

**Ad. de Watteville**, inspecteur-général des établissements de bienfaisance.—Statistique des établissements et services de bienfaisance. — 1851.

**Legoyt.** — La France statistique, in-8°. —Paris, 1843.

*Compte* des recettes et des dépenses de l'administration générale de l'assistance publique, à Paris.— Années 1848-1849 et 1850.

*Rapport* sur les résultats généraux du dénombrement de la population, opéré, en 1846, dans la ville de Paris et les autres communes du département de la Seine.

*Rapports* généraux des travaux du conseil de salubrité. —Années 1840-1845

**Moreau Christophe.** — Du problème de la misère, 3 vol. — Paris, chez Guillaumin.

**Vée.** — Du Paupérisme et des secours publics dans la ville de Paris. — 1845.

**De Rambuteau.**—Statistique de Paris.— Année 1835.

**Maurice Block.** — Des charges de l'agriculture dans différents pays. — 1852.

**Lachaise.** — Topographie médicale de Paris. — J.-B. Baillière, 1822.

**Bayard (H.).**—Mémoire sur la topographie médicale du IV arrondissement; in-8° avec 3 cartes. — Paris, 1842.

**Bayard (H.).** — Mémoire sur la topographie des XE, XIe et XIIe arrondissements de Paris. — 1844, in-8°, avec cinq cartes.

**Boudin.** —Essai sur les lois pathologiques et la mortalité, 1848; et ses nombreux mémoires dans les *Annales d'hygiène publique et de médecine légale.*

**Trébuchet.** — Jurisprudence de la médecine, de la chirurgie et de la pharmacie en France. — 1834.

**Trébuchet.** — Code administratif des établissements dangereux, insalubres ou incommodes.— 1832.

**Trébuchet.** — Statistique des décès dans la ville de Paris, dans les Annales d'hygiène. — Années 1849-1852.

**A. Tardieu.** — Dictionnaire d'hygiène publique et de salubrité.—Paris, 1852.

**A. Tardieu.** Voiries et cimetières, Thèse pour le concours d'hygiène, 1852.

**M. A. Chevallier.** — Dictionnaire des altérations et falsifications des substances alimentaires médicamenteuses et commerciales, avec l'indication des moyens de les reconnaître, 2 vol. — Paris, 1850 et 1852. — Nombreux mémoires dans les Annales d'hygiène.

*Annales* d'hygiène publique et de médecine légale, chez J.-B. Baillière, rue Hautefeuille, 19.

**Guérard.** — Du choix et de la distribution des eaux dans une ville. — Thèse de concours. — 1852

**A. Bouchardat.** — Nouveau formulaire magistral, cinquième édition; Paris, 1852. — Germer Baillière.

**A. Bouchardat.** — De l'alimentation insuffisante. — Thèse de concours, 1852.

**Guibourt.** — Manuel légal des pharmaciens et des élèves en pharmacie. — Paris, 1852.

**Mialhe.** — Nouveau formulaire pratique des hôpitaux. — Paris, 1842.

**Raquin.** — Livret-manuel des établissements publics d'assistance et des institutions et œuvres de charité privées de Paris. — Paris, 1851.

*Annuaire* pour l'année 1852, publié par le bureau des longitudes. — Paris, Bachelier, quai des Augustins, 55.

*Annuaire* de l'Académie nationale de médecine.

*Annuaire* de l'Institut de France.

Dr **C. A. Wunderlich**, Prof., Wien und Paris, 1841.

Dr **Otterburg**, Das medizinische Paris, 1841.

Dr **Sonnenkalb.** Die medizinische Facultæt zu Paris, 1844.

**Chenu.** — Essai sur l'action thérapeutique des eaux ferrugineuses de Passy. — 1841

**Chenu.** — Essai pratique sur l'action thérapeutique des eaux minérales en général, suivi d'un dictionnaire des sources minéro-thermales. — Paris, 1841.

**Réveillé-Parise.** — Une saison aux eaux minérales d'Enghien, considérations hygiéniques et médicales sur cet établissement. — Paris, 1842.

**Henry.** — De l'eau d'Enghien, journ. de pharm., 1837, n° 9.

**E. Langlebert.** — Guide pratique scientifique et administratif de l'étudiant en médecine. — Paris, chez J.-B. Baillière — 1852.

**Amédée-Amette.** — Guide général de l'étudiant de médecine. — Paris, 1847.

*Code-Annuaire de pharmacie* pour 1852. (Législation, Économie pharmaceutique. Liste exacte des pharmaciens. Paris; chez M. Philippe, 3, rue Guénégaud.

**Félix Roubaud.** — Annuaire médical et pharmaceutique de la France. — Paris, chez Germer Baillière, rue de l'École-de-Médecine. — 1849-1851.

**Domange-Hubert.** — Almanach général de médecine pour la ville de Paris. — Chez Victor Masson. — 1851.

**Delamarre.** — Traité de la police.

**Dulaure.** — Histoire de Paris.

**Mercier.** — Tableau de Paris.

**Héricart de Thury.** — Rapport sur les catacombes.

# ERRATA

Page 42, ligne 4, *ajoutez :* Après d'autres 34,379,016 m.c.
Page 44, ligne 19, *au lieu de* 35,57, *lisez* 34,57.
Page 45, ligne dernière, *au lieu de* 116 mèt., *lisez* 146 m.
Page 47, ligne 7 d'en bas, *au lieu de* 33 m., *lisez* 33,83 m.
Page 71, ligne 23, *au lieu de* Casabisgi, *lisez* Casalbigi.
Page 96, ligne 22, *au lieu de* Stain, *lisez* Stains.
Page 104, ligne 9 d'en bas, *lisez* Moquin-Tandon.
*Id.*, ligne 22, *ôtez les mots* d'ailleurs *et* aussi.
Page, 110 ligne 12, *au lieu de* desruction, *lisez* destruction.
*Id.* ligne 5 d'en bas, *au lieu de* 6755, *lisez* 6756.
Page 121, ligne 13, *au lieu de* asaisonnés, *lisez* assaisonnés.
Page 138, le total des enfants naturels est de 67,791.
Page 139, lig. 8 d'en bas, *au lieu de* 12,972, *lisez* 12,971.
Page 140, ligne 2, *ajoutez* : fourni par la préfecture du département (Ann. du bur. des longitudes pour 1852).
Même page, ligne 6, *lisez* : en mariage, 18,643, hors mariage, 4,922.
P. 141, l. 2, *lisez* : Décès fém., 8,069, masc., Morgue, 257.
Page 148, ligne 19, *au lieu de* 5 h., *lisez* 6 h.
*Id.* en bas, *ajoutez :* Ann. du bur. des longit., 1852.
Page 150, ligne 12, après les mots statistiques universelles, *ajoutez* qui ont été publiées.
Page 160, ligne 11, *lisez* et de 493.
*Id.* ligne 13, *au lieu de* 2,861, *lisez* 2,851.
*Id.* ligne 2 d'en bas, *au lieu de* 3. *lisez* 2.
Page 175, ligne 33, *au lieu de* l'Oursine, *lisez* Lourcine.
Page 192, ligne 19, *au lieu de* forcé, *lisez* forcés.
Page 204, ligne 11, *après* d'Antin, *ajoutez* : Louis-le-Grand, et la rue Neuve-des-Petits-Champs.
Même page et même ligne, *au lieu du mot* la rue, *lisez* les rues Castiglione et St-Honoré, jusqu'au Louvre.
Page 217, ligne 8 d'en bas, *lisez* 22 janvier 1852.
Page 283, lig. 12, *au lieu de* 68,21 lit., *lisez* 268,21 lit.
Page 288, la ligne 11 doit prendre la place de la ligne 13 et *vice versâ*.
Page 313, en bas, *lisez* au n° 40.
Page 332, ligne 8, après peinte par, *ajoutez* : Mignard, ami de Molière, et premier peintre de Louis XIV; la coupole de la chapelle du Saint-Sacrament a été peinte par Philippe de Champaigne.
Page 334, ligne 3 d'en bas, *lisez* au n° 30.

# OBSERVATIONS GÉNÉRALES.

—

### De l'arrivée.

Quand on entre dans une grande ville comme Paris, que l'on n'y connaît point d'amis assez intimes ou assez serviables pour vous attendre au débarcadère ou dans la cour des Messageries, et pour vous servir de cicérone, on ressent une impression indéfinissable. Paris est un grand désert peuplé, on y est seul en compagnie. Et au premier pas que vous y faites, vous êtes sûr de vous heurter à des indifférents, ou, ce qui est pis, à des intéressés. A Paris l'hospitalité n'est point écossaise; elle prend patente à la préfecture de police, et s'exerce avec la permission des autorités. Ce sont les conséquences logiques de la civilisation, nous n'en doutons pas; mais il est permis d'ajouter qu'il est pénible, et surtout embarrassant pour un étranger d'avoir à compter sur le hasard pour découvrir, au sein de cette ville immense, un logement où il puisse travailler en paix, une table où il puisse s'asseoir sans crainte d'être exploité ou mal servi.

Et encore n'est-ce pas là sa seule préoccupation. Il est médecin, il vient à Paris pour observer des maladies dont la marche l'intéresse, pour étudier les méthodes diverses d'opérations. Il ne lui faut donc pas seulement un guide banal pour le conduire à l'hôtel garni ou à la table d'hôte, il faut encore que ce guide soit médecin comme lui, et qu'il le conduise, à coup sûr, sans une trop grande dépense de temps, de forces et d'argent, dans tous les établissements médicaux placés sur tous les points de Paris. Plus d'un, parmi nos confrères, s'en est allé après un séjour de plusieurs mois, sans avoir vu le quart de ce qu'il devait et voulait voir, et en regrettant de n'avoir rencontré personne qui le mît à même de combler en peu de temps cette lacune. Il faut une grande habitude des voyages pour s'orienter de suite, pour aller, dès l'arrivée, droit au but, et ne pas s'arrêter aux choses insignifiantes ou d'un intérêt secondaire; il faut un certain esprit d'investigation d'autant plus prononcé que les aspects des lieux à visiter sont grands et nouveaux.

Nous disons cela pour ceux qui n'ont pas eu le emps de voyager beaucoup. Les circonstances dans lesquelles s'exerce notre art sont telles, d'ailleurs, que plus on a acquis, par une pratique constante, les moyens d'entreprendre des voyages, moins on a le temps de voyager. Le public est un enfant gâté par nous. Ce n'est qu'à nous qu'il faut nous en prendre s'il est exigeant, s'il accapare pour lui un temps précieux que nous voudrions donner à des études périodiques indispensables pour nous mettre au courant des progrès de la science et des travaux de la médecine dans un pays où le nombre extraordinaire des malades fournit d'amples sujets d'observations et de méditations. Il nous enchaînerait volontiers, absorberait notre vie dans la sienne, afin que nous ne puissions laisser passer un simple rhume de cerveau sans en constater les développements, la période ascendante et la période descendante.

Quoi qu'il en soit, félicitons ceux de nos confrères qui, au milieu de leurs occupations, ont su se créer des vacances et se ménager des loisirs pour certaines études, ou qui, récemment promus aux fonctions sérieuses de médecins, ne veulent commencer à les exercer qu'après un voyage à Paris. C'est pour eux que nous avons écrit ce livre.

Nous allons au devant d'eux ; nous les attendons au débarcadère du chemin de fer ou dans la cour des Messageries, d'où nous les engageons à ne pas sortir avant que leurs bagages ne soient visités. Ce soin pris, ces bagages confiés à un commissionnaire ou à un facteur de l'administration, et chargés sur un fiacre, nous donnons nos conseils sur le choix d'une demeure, ce qui est l'important pour l'heure présente et les jours suivants; car il importe surtout aux étrangers de se loger dans le voisinage des relations qu'ils veulent commencer, ou à proximité des endroits qu'ils seront appelés spécialement à visiter et dont nous parlerons explicitement plus bas.

Le fiacre arrive à destination ; on donne au cocher le prix de la course d'abord : 1 fr. 25 c., puis un pour-boire de 25 cent., qui n'est pas obligatoire ordinairement, mais que les cochers parisiens savent demander sans parler.

Quelle destination? quel hôtel garni avez-vous choisi pour nous? demanderont les étrangers qui se seront servis de ce *guide* ou *vade-mecum*.

La question est sérieuse, d'autant plus sérieuse qu'encore une fois il ne s'agit pas seulement, pour les étrangers dépaysés, d'atteindre le but qu'ils se sont proposé, dans une grande ville parfaitement inconnue, véritable labyrinthe dont nous leur indiquons le fil, mais il s'agit encore d'atteindre plusieurs buts avec des moyens et dans un laps de temps souvent très différents.

Le moyen le plus simple que doive employer un étranger qui ne possède aucune adresse de confrère ou aucune indication d'hôtel garni, — dont il sera question plus tard,—pour ne pas rester perplexe au milieu de ses malles et des passants, le moyen le plus court est de prendre, à l'heure, un fiacre qui, à raison de 2 francs par heure, le conduit aussi longtemps qu'il veut, et de se faire conduire, surtout s'il ne parle que l'allemand ou l'anglais, rue Hautefeuille, 32. La *Société médicale allemande* a son siége dans cette maison, au deuxième étage, au fond de la cour. La Société médicale américaine, *American medical society in Paris*, a ses salons rue St-André-des-Arts, 47. La Société médicale anglaise, *Parisian medical society*, a sa résidence rue Monsieur-le-Prince, 44.

S'il n'y trouve aucun des membres de ces sociétés, il se fait donner, par une personne de service affectée au local, l'adresse de l'un des membres du comité allemand, américain ou anglais, qui seront heureux d'épargner à leurs compatriotes et collègues les embarras et les ennuis du noviciat.

## Du choix d'un logement.

Il est essentiel de s'installer dans le voisinage de ce que l'on veut visiter, pour éviter l'ennui et les fatigues des courses, et, pour procéder fructueusement au choix d'un logement, nous prions nos confrères de nous suivre dans une rapide exposition de la distribution des points médicaux essentiels dans Paris.

Les quatre points cardinaux de Paris sont, au levant, la barrière du Trône, chemin de Vincennes; au couchant, la barrière de l'Etoile, chemin de Neuilly; au nord, la barrière Rochechouart et la barrière des Martyrs, et au midi, la barrière Saint-Jacques ou d'Arcueil. A ceux de nos confrères qui voudraient se rendre un compte bien exact de la topographie de Paris, nous conseillerons ici de monter sur les tours de l'église Notre-Dame, d'où ils s'orienteront à merveille, à l'aide du plan qui se trouve à la fin du second tome.

Ces quatre points cardinaux forment les quatre branches d'une croix qui se soudent au milieu de la Cité, à deux pas de l'Hôtel-Dieu, de l'administration générale des hôpitaux, de la Morgue et du Palais-de-Justice. La plupart des hôpitaux et des établissements consacrés à la médecine se trouvent sur la branche méridionale de cette croix et entre elle et la Seine, jusqu'à la Salpétrière que désignent suffisamment la flèche de sa coupole et l'étendue de ses bâtiments, C'est là que se trouvent le Jardin-des-Plantes, l'hôpital de la Pitié, l'école de dissection, dite Clamart, les hôpitaux du Midi, Cochin, de Lourcine, l'hôpital militaire du Val-de-Grâce, l'institution des Sourds-et-Muets, la Sorbonne, le Collége de France, l'Ecole de médecine et une quantité d'établissements dont nous parlerons chacun à son tour.

Dans la partie opposée de Paris, au nord, se trouvent, outre la Maison nationale de santé, l'hospice des Incurables (hommes), le grand hôpital de la

République, à peine achevé, et l'un des hôpitaux les plus importants, c'est-à-dire l'hôpital St-Louis.

Sur le bras oriental de cette croix se trouvent les hôpitaux Saint-Antoine, Sainte-Marguerite et celui de Bon-Secours, ainsi que les Quinze-Vingts et plusieurs petits établissements de ce genre.

Le bras occidental contient l'hôpital Beaujon, l'institution de Sainte-Périne et l'hôpital militaire du Roule.

Entre ce bras et le bras méridional s'étend la rue de Sèvres, pourvue presqu'autant que la rue Saint-Jacques d'hospices et d'hôpitaux : les Enfants-Malades, Necker, l'hospice des Ménages, les Incurables (femmes), etc.

La Seine divise Paris en deux parties inégales. La rive gauche comprend le *quartier Latin*, qui n'est autre chose qu'une partie du quartier Saint-Jacques et une autre du faubourg Saint-Germain. Elle comprend encore, en outre du quartier du Gros-Caillou, le faubourg Saint-Jacques et le faubourg Saint-Marcel, en langue vulgaire *Saint-Marceau*, qui forment le douzième arrondissement et qui ont, le dernier surtout, la population la plus malheureuse de la métropole. On peut dire que ce côté gauche de la Seine est le Paris industriel, administratif, scientifique et aristocratique. La rive droite, avec son Marais d'une physionomie caractéristique et sa Bourse, ses boulevarts, ses promenades, son Palais-Royal, où tout est tumulte : c'est le Paris rentier, agioteur, commerçant, élégant, le Paris du luxe et de la bourgeoisie, des grands banquiers et des hauts barons de l'industrie et du plaisir.

Nous nous sommes engagé à servir de cicérone au néophyte parisien, à lui épargner, à son arrivée à Paris, tous les embarras et tous les ennuis des recherches à faire pour trouver une demeure convenable. Nous allons tenir notre promesse, bien qu'il soit difficile, pour ne pas dire impossible, de garantir un bon logement dans une ville comme Paris où les fluctuations et les revirements de fortune atteignent si rapidement les personnes.

Nous conseillerons à nos confrères de faire élection de domicile dans la circonscription du triangle indiqué dans notre *Itinéraire* et dont les coins sont formés par l'Hôtel-Dieu, l'École de médecine et la Charité, à moins qu'ils n'aient l'intention de fréquenter plus spécialement l'hôpital des Enfants-Malades ou celui consacré aux maladies cutanées ; dans ce cas il leur faudra choisir la rue de Sèvres ou le faubourg du Temple.

Les bureaux d'attente des chemins de fer et des messageries sont pourvus de pancartes sur lesquelles on peut lire les adresses d'un certain nombre d'hôtels garnis. Mais ces hôtels ne se trouvent peut-être pas dans la circonscription indiquée, et nous préférons nommer les maisons dont nous avons relevé les adresses dans le Catalogue de la Société médicale allemande, et dont nous ne voulons dire autre chose, sinon que plusieurs de nos confrères les ont habitées.

Parmi les maisons avoisinant l'Hôtel-Dieu, nous signalerons l'*Hôtel des trois Balances*, rue du Marché-Neuf, nº 48, en face la Morgue ; l'*Hôtel du Palais*, place du Palais-de-Justice, nº 4, qui fut habité jadis par Lavater, dont la propriétaire parle sans cesse avec enthousiasme :— sans doute pour empêcher ses locataires de se plaindre de la convenance douteuse de ses chambres. Ces deux maisons ont une vue assez agréable, mais l'entrée, l'aspect n'en est guère satisfaisant; il en est ainsi, d'ailleurs, de presque tous les hôtels garnis de fondation ancienne.

Il y a encore, l'***Hôtel Bisson***, quai des Grands-Augustins, et, quai Saint-Michel, 17, un hôtel très tranquille, l'***Hôtel de l'Etoile du Nord***, que tiennent deux respectables dames.

Quant aux maisons meublées des environs de l'École de médecine, nous signalerons l'***Hôtel Racine***, rue Racine, n° 2; l'hôtel du n° 7 de la rue Voltaire, et l'***Hôtel Corneille***, rue Corneille, derrière l'Odéon. C'est ce dernier qui a recueilli le plus grand nombre de médecins étrangers. Nous devons ajouter, pour être vrais, que peu d'entre eux y sont restés très longtemps. Dans la ***Cour du Commerce***, que le premier enfant venu vous indiquerait, il y a l'***Hôtel Molinier***, l'***Hôtel britannique*** et l'***Hôtel d'Amsterdam***, qui reçoivent également un assez fort contingent d'étrangers, et qui doivent leur vogue non à leur luxe, mais, comme l'***Hôtel des trois Balances***, à leur proximité des centres médicaux.

Les personnes qui aiment les belles vues donnant sur des jardins trouveront cet agrément dans l'hôtel de la rue de Fleurus, au n° 3, où le regard peut plonger sur les quinconces, les larges allées et les parterres du Jardin du Luxembourg. Il y a encore des hôtels dans la rue de Vaugirard, du côté de la rue Monsieur-le-Prince.

Pour celles qui veulent habiter aux environs de la Charité, de l'Institut et de l'Académie nationale de médecine, nous mentionnerons, comme ayant été habités par des confrères, les ***Hôtels d'Isly***, ***de Saxe*** et ***de Seine***, qui sont situés à l'embranchement de la rue Jacob avec la rue de Seine.

Que si, malgré les renseignements que nous donnons, malgré l'obligeance des Parisiens qui vousenseignent assez clairement votre chemin, il arrivait à quelques-uns de nos confrères de s'égarer dans le labyrinthe inextricable des rues de Paris, ils trouveraient aisément une Ariadne; cette Ariadne porte d'ordinaire un pantalon et une veste de velours foncé sur laquelle brille une médaille de cuivre. Elle a pour attribut une petite sellette de décrotteur et un crochet de portefaix : c'est un commissionnaire. On en trouve au coin de chaque rue.

### Séjour à l'hôtel.

Dans tous ces hôtels, les chambres se louent au mois. C'est là un des avantages des maisons meublées sur les maisons non meublées, qu'on ne peut quitter qu'au bout de trois mois, et encore faut-il avoir donné congé au demi-terme; si on l'oubliait, on s'exposerait à payer un trimestre de plus.

Les maisons garnies se reconnaissent d'abord à leur enseigne et à leurs écussons, ensuite aux petits écriteaux : *Chambres à louer*, qui sont jaunes, tandis que les écriteaux des maisons non meublées sont blancs.

Il est donc nécessaire que, pour un séjour de moins d'une année, l'on préfère les maisons meublées. On peut ainsi, après avoir demeuré un ou deux mois, une ou deux semaines dans le quartier Latin près de l'École de médecine, prendre pour un second ou un troisième mois, un logement près du

Jardin-des-Plantes, de l'hôpital de la Pitié et de Clamart, dans les rues Copeau ou Saint-Victor, et passer un quatrième mois dans les environs de l'hôpital Saint-Louis, qui, dès l'emménagement de l'hôpital de la République, réuniront probablement beaucoup de praticiens étrangers.

Nous le répétons donc, les chambres meublées se louent au mois. Le prix, qu'on n'acquitte pas d'avance puisqu'on a des malles, varie depuis 20 francs jusqu'à 40 et 50, selon qu'on désire une chambre seule ou deux chambres, dont une à coucher avec petit cabinet. On est rarement surfait, parce qu'on est libre de donner congé pour le mois suivant, en avertissant toutefois dans la première quinzaine du mois courant. Le meilleur moyen d'éviter ces débats d'argent, c'est d'avoir soin de s'informer, tout d'abord, si, dans le prix de la chambre que vous avez arrêtée, on a compris le prix du service. S'il n'était pas compris, vous auriez soin de le fixer : il ne dépasse jamais la somme de 5 francs.

En général, le service y est satisfaisant, bien que dans quelques-uns de ces hôtels le nombre des locataires dépasse quelquefois la centaine. En descendant, on remet la clef au concierge, et l'on peut sortir sans crainte. En votre absence on nettoie votre chambre, mais vous n'avez à redouter aucune soustraction, ni même aucune indiscrétion de la part des garçons de l'hôtel; les vols, les abus de confiance y sont très rares, plus rares que dans les maisons ordinaires. On est libre de rentrer n'importe à quelle heure du jour et de la nuit; personne ne s'occupe de vous, et vous n'avez à vous occuper de personne. Seulement, comme l'épiderme des gens employés au service des hôtels garnis est très sensible, il faut le ménager. Il est prudent, lorsqu'on veut obtenir une réponse, un renseignement, quoi que ce soit, de se servir de l'éternelle formule de la civilité puérile et honnête : *S'il vous plaît!* et de ne point oublier que les fonctionnaires de la loge s'honorent du titre de *concierges* et repoussent avec dédain celui de *portiers*. Le *s'il vous plaît* est obligatoire, c'est le *schiboleth* de la vie bourgeoise.

D'ordinaire la politesse des gens de service est plus froide qu'obséquieuse, et c'est tant mieux. A vos questions polies ils font des réponses polies, mais courtes. Ils vous remettent avec assez d'exactitude les lettres qui sont arrivées pour vous, et vous disent le nom des personnes qui sont venues en votre absence. Lorsqu'on déménage, il est bon et prudent aussi de donner une gratification quelconque au concierge pour qu'il communique fidèlement votre adresse nouvelle aux demandants.

## Entrée aux hôpitaux.

Nous ferons des recommandations analogues pour les visites aux hôpitaux, en ajoutant qu'il est utile, dès le commencement, de parcourir tous ces établissements consacrés à la science, et de se tracer un plan de ce que l'on se réserve d'étudier plus tard, comme de ce que l'on veut aborder immédiatement; cela pour ne pas faire des courses fatigantes à Saint-Louis, à Beaujon et dans le faubourg Saint-Antoine. On y entre ordinairement à huit heures, quelquefois plus tôt. En demandant au concierge : Le service de M. ***, s'il vous plaît? on recevra une réponse bien exacte. En attendant le médecin et l'heure de la visite, on se promène dans le jardin de l'hôpital et on lit le journal, dont un Parisien doit toujours avoir un exemplaire dans sa poche. Le médecin arrivé, on lui présente sa carte, si on ne le connaît pas encore, en lui demandant de vous autoriser à le suivre dans sa visite. C'est la règle dans les hôpitaux excentriques qui, un peu à cause de leur éloignement, n'ont pas beaucoup de visiteurs.

Mais dans les grands hôpitaux, ceux où il y a des cliniques universitaires officielles, par exemple à l'Hôtel-Dieu, à la Charité, à l'hôpital des Cliniques, on reçoit une carte sur la présentation de son passeport ou de son diplôme, comme on en reçoit une au secrétariat de la Faculté lorsqu'on veut suivre ses cours officiels et gratuits, et cette carte vous affranchit de toutes les formalités fastidieuses possibles. On la présente la première et la seconde fois seulement au concierge de l'hôpital, qui, grâce à une méthode de mnémotechnie remarquable et particulière aux concierges de Paris, vous reconnaît et ne l'exige plus. Nous dirons tout à l'heure comment on doit s'y prendre pour obtenir, dans les hôpitaux, une bonne place qui, du reste, dans les cliniques officielles, est bien due aux étudiants.

Quant à l'hôpital de Lourcine, destiné aux femmes atteintes de maladies syphilitiques, on a besoin, pour y entrer, d'une permission spéciale qu'on n'obtient qu'à l'administration, rue Neuve-Notre-Dame, 2, signée de M. Battel ou de M. le directeur général. On y délivre, sur justification d'un passeport ou d'un diplôme, une lettre qui sert d'introduction et qui ne peut servir plus d'une fois à la même personne, à moins que cette personne ne soit connue de l'un des médecins de cet établissement.

L'hôpital de la Maternité est inaccessible ; nous ne l'avons vu qu'en faisant partie d'une enquête entreprise au nom d'un gouvernement étranger.

Pour visiter Bicêtre et la Salpétrière, on fait adresser la demande au directeur par le concierge, si l'on ne préfère attendre les visites intéressantes de MM. Falret, Baillarger, Voisin ou Moreau.

*Dans* les établissements comme Larochefoucauld, la Reconnaissance, la Ferme-Ste-Anne, on s'adresse également au directeur, puisque le but médical de la visite n'est pas le seul qu'on remplit en les visitant, et c'est souvent la construction de la maison ou la distribution intérieure des différents services qui les rend remarquables.

Lorsque les visites sont suivies assidûment par un grand nombre d'élèves qui se pressent pour entendre mieux et de plus près les observations faites sur les maladies par les médecins, par ceux qu'on appelle, quelquefois à tort, les princes de la science, il est assez difficile, lorsqu'on est étranger, d'avoir une bonne place. Et à cette occasion, nous avons souvent admiré un de nos amis qui, à l'hôpital du Midi, savait toujours trouver la meilleure. Son secret, qu'il nous donna, et que nous vous donnons, était d'une simplicité extrême : il arrivait avant tout le monde et se plaçait devant les lits dont on avait enlevé la pancarte, qui contient d'ordinaire le nom et l'âge du malade. Cela signifiait toujours pour lui que ces lits étaient occupés par des individus sur la maladie desquels les explications du médecin seraient plus curieuses et plus longues. On voit qu'il ne faut rien négliger et qu'il est bon de faire certaines remarques qui procurent souvent des avantages précieux.

### Manière de vivre.

La vie n'est pas à Paris ce qu'elle est sous d'autres latitudes, dans d'autres pays. On ne peut pas toujours y acclimater les habitudes de bien-être et de confort intime contractées sur le sol natal, bien que l'homme ait, en général, des dispositions au cosmopolitisme.

Ainsi, à Paris, peu de personnes mangent en se levant, si l'on en excepte toutefois MM. les concierges qui mangent le traditionnel café au lait. On ne déjeune ordinairement qu'à dix ou onze heures. Cela tient, sans doute, à ce qu'à Paris personne, à l'exception des ouvriers, n'aime à *voir lever l'aurore*.

Beaucoup d'arrivants se feront difficilement à cela et croiront qu'il est impossible de rompre leur estomac et leurs goûts aux habitudes de la vie parisienne. Mais ils seront bien vite détrompés et ils imiteront leurs confrères que nous avons vus, au bout de quelques jours, complétement résignés, et de très bonne grâce. Il n'en est pas un même, de ceux que nous citons, qui n'ait, au bout d'un certain temps, trouvé cette façon de vivre très commode et très agréable.

Il leur serait facile, néanmoins, en désespoir de

cause, d'aller demander à un restaurant des environs, et même à leur propre maître-d'hôtel, la réfection à laquelle les traditions de leur pays les ont accoutumés. Mais comme presque tous les hôtels dont nous avons donné la liste sont pourvus de tables d'hôte à heures fixes, le mieux, encore une fois, est de se résigner. En tous cas, nous les prévenons que dans les alentours de leurs demeures sont des restaurants où l'on mange à la carte ou à prix fixe. Parmi les premiers, il y a le restaurant Magny, rue Contrescarpe-Dauphine, le Véfour du quartier Latin, et le restaurant Pinson, rue de l'Ancienne-Comédie. Dans les autres restaurants, le prix du dîner est de 20 sous, comme dans celui des Ecoles, rue des Mathurins-St-Jacques, ou de 32 sous comme chez Risbec, place de l'Odéon. Il y a d'autres restaurants à 20, 25, 32 et 40 sous. On n'aura que l'embarras du choix. Il est bien entendu que si nous répondons de l'exactitude de nos indications, nous ne répondons pas le moins du monde de la bonne *qualité des mets et du vin qu'on sert* dans ces différents établissements culinaires.

Le dîner a lieu communément à cinq heures. Lorsqu'il est terminé, votre temps appartient forcément, au travail du cabinet, et aux promenades aux théâtres, car, à part quelques cours dans l'École pratique, quelques cours intéressants du Conservatoire des Arts et Métiers, en hiver, puis les séances de la Société médicale allemande (lundi); celles de la Société médicale anglaise (vendredi); celles de la Société philomatique et de la Société médicale américaine (samedi), et quelques cours microscopiques qui se font le soir, vous n'avez plus, à partir de cette heure, d'établissements scientifiques à visiter.

## Choix des services à suivre.

Le but de cet ouvrage, on le comprendra, n'est pas d'être un guide du néophyte en médecine. Notre ambition n'a pas été de donner à nos chers confrères des conseils ayant trait à la direction de leurs études dans la métropole de la médecine française. Non. Mais il est des conseils dont le médecin étranger ne saurait se passer sans s'exposer à une perte de temps considérable, et sans manquer, sinon entièrement, du moins en partie, le but qu'il s'est proposé.

On verra bientôt qu'en général l'enseignement officiel est plus assidûment suivi par les étudiants et les aspirants au doctorat que par les étrangers.

Sans vouloir amoindrir les réputations illustres et les renommées glorieuses conquises laborieusement et soutenues avec éclat et dignité, nous constaterons que les talents médicaux qui se révèlent et se développent avec ardeur sont, à quelques exceptions près, beaucoup plus encouragés et plus chaudement prônés par les étrangers que les héros de la science.

La cause du peu de fréquence des visites aux cliniques officielles, de la part de nos confrères, vient de l'encombrement des salles et surtout de la répétition de choses très nécessaires aux étudiants, assurément, mais déjà sues des praticiens. Ces derniers vont alors dans les salles moins fréquentées dont le soin est confié à des professeurs ou chefs de service qui ont le temps de traiter, en petit comité, avec les visiteurs, les questions importantes qui peuvent les intéresser. Et c'est ici l'occasion de rendre hommage à l'esprit français, car c'est ici qu'il se montre digne de toutes les sympathies. Il n'est pas un médecin français à l'obligeance duquel un confrère étranger se soit adressé en vain ; pas un qui n'ait prouvé, par sa politesse exquise et par des prévenances aimables, qu'en France la bienveillance et l'affabilité vont de pair avec la science. Il n'est pas, à Paris, un médecin chargé d'un service dans les hôpitaux qui, après quelques visites réitérées, et sur une demande émanée d'un certain nombre de praticiens étrangers, n'ait pris et tenu l'engagement de leur faire connaître les cas importants et curieux, et de leur démontrer, dans une revue rapide et synoptique, sa méthode et ses procédés particuliers.

C'est dans ces visites-là que souvent on découvre des trésors de faits bien assemblés, d'opinions, de méthodes et de procédés bien fondés et cependant trop peu connus. Il y a là quelquefois de la modestie coupable comme on en trouve chez les fervents disciples de *notre art, éloignés des* centres médicaux.

Nous conseillons à nos confrères de visiter ***tous les hôpitaux*** et de ne point se borner à l'admiration, souvent bien méritée, des grandes étoiles du firmament médical. Ceci fait, nous leur conseillons de choisir les médecins et les services hospitaliers selon les spécialités qu'ils veulent étudier, dont ils se sont occupés spécialement ou qu'ils ont l'intention de traiter de préférence.

Après avoir jeté un coup d'œil sur ce que les médecins qu'on va visiter ont écrit (1), on ne perdra

---

(1) On aura ces ouvrages sous la main si l'on visite la bibliothèque de la Faculté, au premier étage de l'Ecole

pas de temps à l'explication de traitement suivi, mais on en gagnera pour des études comparatives sur les différentes méthodes de guérison dans les pays dont on a visité les établissements.

Il est en général de beaucoup d'importance de procéder aux recherches cliniques en société de plusieurs, et de se faire recevoir à ce but dans un cercle scientifique quelconque. Il suffit, pour comprendre l'avantage d'études en commun, de rappeler qu'après la rentrée en pratique, on est et reste seul à observer, à juger et à ordonner très souvent pendant tout le reste de sa vie.

Et maintenant que ces observations préliminaires sont faites, maintenant que nos confrères sont installés à leur guise, qu'ils savent où ils sont et d'où ils partent, nous allons leur dire où ils vont.

Entrons en matière.

---

de médecine, sous le péristyle à gauche, de 11 à 4 heures et de 7 à 10 heures du soir. Tout ce qu'on n'aura pas trouvé dans celle-là, on le demandera à la Bibliothèque Nationale, rue Richelieu, 58, ouverte de 10 à 3 heures, vacances du premier au quinze septembre et quinzaine de Pâques. — On a soin de se procurer un catalogue de livres, chez J.-B. Baillière ou Victor Masson pour se compléter la littérature.

# TOPOGRAPHIE MÉDICALE.

## INTRODUCTION HISTORIQUE.

Autant que nous le pourrons, nous ferons cette introduction indispensable extrêmement restreinte. On ne s'attend pas, sans doute, à trouver dans un guide médical de Paris, dans un livre de renseignements, une topographie médicale complète, un traité *in extenso* des éléments constitutifs de cette grande ville. Les limites de notre cadre nous interdisent, en outre, tout empiétement sur le terrain des historiographes qui viennent à la suite des pères Lobineau et Félibien, comme Sauval, Dulaure, Mercier. Nous avons à envisager Paris au point de vue médical, et si nous entrons dans quelques digressions, c'est qu'elles sont nécessaires à l'intelligence de notre livre que nous voulons rendre aussi complet que possible, sans en augmenter toutefois le volume au point de le rendre non portatif. L'Histoire politique de la vieille Lutèce, son histoire morale même, nous préoccupent peu; elles ne sont pas du ressort immédiat de la médecine; son histoire physique est tout.

Si l'île fangeuse de six cents mètres de longueur, entourée de marais et de collines, que les *Parisii* durent à la tolérance de la puissante nation des *Senones*, — si l'humble bourgade composée de chétives cabanes de pêcheurs d'il y a dix-neuf cents ans, a fait place au Paris superbe et luxueux que nous sommes venus visiter, cela n'a pas été sans de gigantesques commotions. Le — *Paris ne s'est pas fait en un jour* — des braves bourgeois d'aujourd'hui est un proverbe judicieux qui prouve, au moins, que ces bourgeois connaissent quelques bribes de leur histoire, bien qu'un certain nombre d'entre eux soit assez disposé à donner à leur bonne ville une origine fabuleuse qu'elle n'a jamais eue, et à faire remonter leurs aïeux jusqu'à Samothès, petit-fils de Noé, ou jusqu'à *Francus*, fils d'Hector.

Cette île, moins grande d'un cinquième environ qu'elle n'est, — et qui s'étendait du chevet de Notre-Dame à la rue du Harlay, — avait reçu le nom de Lutèce ou de Lucotèce, puis celui de la Cité. C'était la plus importante des cinq îles existant alors dans l'endroit du Paris d'aujourd'hui.

Depuis Camulogène, le souverain magistrat de Lutèce, jusqu'au dernier le préfet de Paris, — depuis Esus, le premier Dieu gaulois, jusqu'à l'abbé Châtel, le dernier prophète parisien, bien des générations ont passé, chacune d'elles labourant, creusant, édifiant pour les générations à venir.

Au temps de la domination romaine, et pendant les trois premiers siècles qui suivirent sa fondation, toute la partie septentrionale de Paris, — c'est-à-dire la rive droite, l'un de ses faubourgs, était couverte de marais, de bois, de forêts où les druides avaient coutume d'aller cueillir le gui. Mais peu à peu, la population s'accroissant et s'étendant, et le temps y aidant, les forêts s'étaient déboisées, des faubourgs avaient pris leur place, une enceinte de murs avait été construite.

C'est ainsi que, brûlée par un lieutenant de Jules César, puis rebâtie au sortir de ses luttes avec les légions romaines, Lutèce s'était constituée comme ville et comme nation. Car à l'autel dédié à Jupiter avait succédé un temple dédié à saint Etienne. Le christianisme, luttant avec le paganisme, l'avait vaincu. Le Code Théodosien avait succédé au Code primitif des Gaulois; les leudes avaient succédé aux centurions. Après Clovis, roi barbare encore, était venu Philippe-Auguste, roi presque lettré. Le courant civilisateur s'établit et, bien qu'arrêté dans sa marche par dix siècles de guerres sanglantes, il la reprit vers la fin du siècle dernier, lentement d'abord, irrésistiblement ensuite.

Les dispositions topographiques de la partie méridionale de Lutèce, les pentes rapides du mont Lucotitius qui s'y trouvait situé, ne permettaient guère d'y établir des aménagements propres au commerce et à son développement. Aussi la rive droite, avec ses marais et ses grandes campagnes, fut-elle choisie par les Parisiens, trop à l'étroit dans leur île, pour l'établissement de leurs marchés et de leurs halles. La rive gauche, au contraire, avec ses mamelons et ses accidents de terrain, vit s'élever des abbayes, des monastères, et, lors de leur sécularisation, des hôpitaux trouvèrent convenable de s'y édifier. Plus tard, vers le XIIIe siècle surtout, des colléges s'établirent sur ces terrains vagues et y attirèrent une population qui, de nomade, y devint sédentaire. C'est de cette transformation de prairies et de collines en bourgs, qu'est née la partie méridionale de Paris qu'on a appelée l'Université et qui, sous Louis VII, en 1180, ne contenait qu'un nombre très restreint de maisons et d'habitants. Cette rive gauche qui nous intéresse le plus, à cause de ses nombreux établissements médicaux, était alors sous la protection de l'église Saint-Séverin. C'étaient les bourgs Saint-Marcel-lez-Paris, Saint-Victor, Saint-Germain, et les paroisses Saint-Sulpice, Saint-Benoît, Notre-Dame-des-Champs, les *Carmélites* et l'hôtel de Vauvert.

C'est au XIIIe siècle que Philippe-Auguste fit à Paris une ceinture de fortifications commençant sur les bords de la Seine, auprès du pont de la Tournelle, allant dans la direction de Sainte-Geneviève, par la rue des Fossés-Saint-Victor, et se contournant pour regagner la Seine, en face le *Louvre*, à l'endroit même où se trouvaient la tour et la porte de Nesle.

C'est au XIIIe siècle, sous saint Louis, que Robert Sorbon, son confesseur, établit des *écoles* et un collége qui porta son nom; et bientôt cet exemple fut suivi par les Bernardins, les Prémontrés et les Bénédictins. Les colléges de Calvi et d'Harcourt furent établis sous Philippe-le-Hardi; ceux de Navarre, de Bayeux, de Montaigu, de Narbonne, etc., ne le furent que sous Philippe-le-Bel.

On le voit, les successeurs de Philippe-Auguste n'avaient pas laissé son ouvrage inachevé. Paris s'était peuplé, agrandi. Depuis longtemps ce n'était plus une île. La Cité existait toujours, elle existe encore, mais elle n'était plus que partie au lieu d'être le tout. Paris avait ses faubourgs et sa ville; celle-ci sur la rive droite, les faubourgs sur la rive gauche.

Bientôt les fortunes s'accroissant, les maisons s'étaient élevées plus nombreuses, des rues nombreuses s'étaient ouvertes, et le Pont-Neuf, achevé en 1604, avait contribué à porter une partie de la population vers le faubourg Saint-Germain. — Les fortifications de Paris disparurent ; on démolit les portes de Bussy, Dauphine, Saint-Michel, Saint-Jacques, et déjà en 1702 on distinguait cinq quartiers sur la rive *gauche* de la Seine.

Les règnes suivants apportèrent encore des modifications à l'ancienne préfecture des Gaules, et Paris devint enfin ce qu'il est aujourd'hui, c'est-à-dire, la capitale de la France, la résidence du chef de l'Etat, des ministres et des ambassadeurs ; le siége de l'Assemblée nationale, des différentes branches de l'administration, de la Cour des comptes, de la Cour de cassation, d'une Cour d'appel, d'un tribunal de commerce, d'un tribunal de première instance, d'un archevêché — qui a pour suffragants les évê*chés de Chartres, Meaux, Orléans*, Blois et Versailles, — d'un Hôtel-de-Ville et d'une Préfecture de police. C'est-à-dire le rendez-vous de toutes les nations, « le salon de la France, » la ville par excellence des arts, des sciences et de l'industrie, la ville qui possède un Institut, une Université, des Académies de droit, de médecine, des lettres, des sciences et de théologie ; des lycées, des écoles spéciales des ponts-et-chaussées, des beaux-arts, des mines, etc. ; un Conservatoire de musique, et celui des arts-et-métiers, la Bourse, la Banque, l'Hôtel des Monnaies, le Bureau des longitudes, etc., etc. ; enfin une agglomération d'établissements importants qu'on rencontre difficilement sur aucun autre point du globe.

## POSITION, PROFIL ET ÉTENDUE DE PARIS.

Nous avons à nous occuper des rapports intimes de l'homme avec les milieux dans lesquels il vit, — à décrire les liens qui rapprochent le monde moral du monde physique, — à dire les mœurs, les goûts qui naissent de certains contacts, sous l'influence de certains climats. Les fonctions du cœur humain sont ralenties *ou exagérées, troublées* ou soutenues par mille causes qui tiennent au sol que l'homme habite, à l'air qu'il respire, aux aliments dont il se nourrit. Du choix du climat *dépend la* vie *d'une* nation.

Devons-nous féliciter les premiers habitants de Paris de la situation climatérique qu'ils ont choisie? Nous le dirons tout à l'heure.

Paris, dont la position est, du reste, prouvée par les descriptions qu'en donne César dans ses Commentaires, par le témoignage de Strabon et de l'empereur Julien, par les monuments historiques qui nous sont parvenus, *et surtout par les mesures* de l'Itinéraire d'Antonin et de la Table de Peutinger, — Paris est situé dans le huitième climat, à 19 degrés 51 minutes 30 secondes de longitude orientale, et 48 degrés 50 minutes 10 secondes de latitude septentrionale, prises à l'Observatoire.

Il est éloigné de 200 lieues de la Méditerranée; de 50 lieues de l'Océan; 145 des Alpes; 200 des Pyrénées; 98 sud-est de Londres; 270 nord-ouest de Vienne; 280 nord-est de Madrid; 277 nord-est de Rome; 500 nord-ouest de Constantinople; 600 sud-ouest de Moscou; 380 sud-ouest de Stockholm.

Paris occupe avec ses faubourgs, sur les deux rives de la Seine qui le traverse de l'est à l'ouest, une superficie de 3,439 hectares 68 ares, ou 34,396,800 mètres carrés; 1,500 hectares environ sont consacrés aux rues, places, jardins, quais, boulevarts, rivières, marchés, avenues, etc. Sa superficie, renfermée par l'enceinte continue bastionnée, est de 267,558,000 mètres carrés. La méridienne de l'Observatoire donne 5,505 mètres de longueur d'un point de la clôture méridionale à un point de la clôture septentrionale; la perpendiculaire à cette méridienne a, de la barrière de Passy à l'ouest à celle de Fontarabie à l'est, une étendue de 7,809 mètres. Son circuit est d'un peu plus de 24,000 mètres. La hauteur moyenne de son sol est évaluée à 40 mètres au-dessus du niveau de la mer.

Voici, d'ailleurs, les coordonnées géographiques du département de la Seine :

| COORDONNÉES géographiques. | latitude. | longitude. | Elévation au-dessus de la mer. | |
|---|---|---|---|---|
| | | | des points de mire. | des sols. |
| PREMIER ORDRE. | | | | |
| Sommet de la lanterne du Panthéon. — Pavé inférieur. | 48°50'49" | 0°0'35" E. | 143,9 m. | 60, 6 m. |
| SECOND ORDRE. | | | | |
| Saint-Denis. — Boule de la flèche. — Pavé de l'église. | 48°56'11" | 0°1'21" E. | 119,5 m. | 33,1 m. |
| TROISIÈME ORDRE. | | | | |
| Sceaux. — Sommet du clocher. — Seuil de la grande porte de l'église. | 48°46'39" | 0°2'25" O. | 118,0 m. | 97, 7 m. |

Ceci posé, nous mentionnons quelques hauteurs pour préciser le profil de Paris.

**Hauteur de quelques endroits de Paris au-dessus du niveau de l'Océan.**

| | Mètres. |
|---|---|
| Zéro de l'étiage du pont de la Tournelle *, | 25,00 |
| Sommet du mont Valérien, | 161,00 |
| Sommet au-dessus du sol de la porte du cimetière Montmartre, | 130,00 |
| Cuvette du baromètre de l'Observatoire, | 65,00 |
| Seuil de la porte de l'Observatoire, | 58,00 |
| Labyrinthe du Jardin-des-Plantes, | 59,29 |
| Sol du Panthéon, | 56,00 |
| Val-de-Grâce, | 52,79 |
| Sommet du jardin du Luxembourg, | 48,02 |
| Pont-National (sommet), | 37,59 |
| Pont-Neuf (sommet), | 37,46 |
| Pont de la Concorde (sommet), | 35,90 |
| Sol du pont, | 33,23 |
| Pont-des-Arts, | 35,57 |
| Pont Saint-Michel, | 35,04 |
| Pont de la Tournelle, | 33,79 |
| Carrefour de l'île Saint-Louis, | 34,86 |
| Parvis Notre-Dame, | 34,11 |
| Place des Victoires, | 36,91 |
| — Innocents, | 34,73 |
| — Vosges, | 33,76 |
| Place de l'École-de-Médecine, | 33,62 |
| — de la Bastille, | 33,36 |
| — de l'Hôtel-de-Ville, | 31,45 |
| Champ-de-Mars, | 34,77 |
| Cour du Louvre, | 34,42 |

* Ancien chiffre 33 m., nivellement de la ville 26,25 m.; notre chiffre est celui de l'Observatoire.

| | mètres. |
|---|---|
| Intérieur du Palais-National, | 33,48 |
| Jardin des Tuileries, | 33,29 |
| Sommet du boulevart Montmartre, | 37,12 |
| — Saint-Antoine, | 38,04 |
| — de la Madeleine, | 34,61 |
| Carrefour du boulevart et de la rue Montmartre, | 35,26 |
| Porte Saint-Denis, | 35,29 |
| — Saint-Martin, | 34,62 |
| Vallon de la rivière de Bièvre, | 38,20 |

Les rues les plus basses sont celles de Provence, Richer, des Petites-Écuries, Neuve-Saint-Nicolas, etc., etc.

Les plus élevées sont celles de la Montagne-Sainte-Geneviève, Soufflot, d'Enfer, des Martyrs, Rochechouart, du faubourg Saint-Martin et Saint-Denis, du faubourg du Temple, etc., etc.

Nous donnons également le tableau comparatif de la hauteur de quelques montagnes et édifices.

**Hauteur prise du-dessus du niveau de l'Océan.**

*Montagnes.*

| | Mètres. |
|---|---|
| Mont-Roland (Corse), | 2,672 |
| Mont-d'Or, | 1,886 |
| Cantal, | 1,837 |
| Le Ballon (Vosges), | 1,429 |
| Mont-Perdu (Pyrénées), | 3,351 |
| Pic du Midi, — | 2,877 |

**Édifices, hauteur prise au-dessus de leur emplacement.**

| | Mètres. |
|---|---|
| La plus haute des pyramides d'Égypte, | 146 |

| | mètres. |
|---|---|
| Tour du Munster, de Strasbourg, | 142 |
| — de Saint-Étienne, à Vienne, | 138 |
| Coupole de Saint-Pierre, à Rome, | 132 |
| La tour de Saint-Michel, à Hambourg, | 130 |
| Flèche de l'église, à Anvers, | 120 |
| Tour de Saint-Paul, à Londres, | 110 |
| Dôme de Milan, | 109 |
| Tour des Asinelli, à Bologne, | 107 |
| Flèche des Invalides, | 105 |
| Sommet du Panthéon, | 79 |
| Balustrade de la tour de Notre-Dame, | 66 |
| Colonne Vendôme; | 43 |
| Plate-forme de l'Observatoire national, | 27 |
| La mâture d'un vaisseau français de 120 canons au-dessus de la quille, | 73 |

—

## GÉOGRAPHIE PHYSIQUE.

Paris est une *vallée encaissée* entre des collines qui la dominent et l'abritent, les unes à deux pas d'elle, les autres à deux ou trois lieues de là ; les unes et les autres très propres à modifier la direction des vents, ce qui est très salutaire ; mais, — ce qui ne l'est plus, — très propres aussi à former les brouillards et les pluies.

Le plus haut de ces monticules est, sans contredit, celui de Meudon, situé à deux lieues de Paris, dont il est séparé par Grenelle, Vaugirard et le second bras de la Seine, après sa sortie de la ville. Sa hauteur, prise au pied du château qui le couronne, est de 181 mètres au-dessus du niveau de la Seine, et de 196 au-dessus du niveau de l'Océan. A deux pas de là est le viaduc de Meudon, construction hardie et élégante, jetée sur le val Fleury, et reliant les deux voies du chemin de fer de Paris à Versailles (rive gauche).

Sur la même rive de la Seine, on aperçoit le mont Valérien, plus communément appelé le Calvaire, sur le point culminant duquel on a placé un fort dépendant des fortifications votées par les Chambres en 1840. Sa hauteur est d'environ 136 mètres au-dessus de la Seine.

Sur la rive droite de ce fleuve est la butte Montmartre, que décore un télégraphe et que sa position élevée recommande à ceux qui veulent jouir d'une vue admirable et à ceux qui veulent étudier les richesses minéralogiques de son terrain gypseux. Il y avait là, autrefois, un temple consacré au dieu Mars, comme l'indique son nom. Aujourd'hui il y a une commune dont la population est assez nombreuse. Sa hauteur est de 132 mètres au-dessus du niveau de la Seine.

Les ondulations du terrain de la ville présentent des éminences qui modifient en quelque sorte la salubrité des quartiers avoisinants. Ces éminences sont au-dessus du niveau de la Seine :

| | |
|---|---|
| La butte de l'Estrapade | 35 mèt. |
| — Saint-Hyacinthe. | 33 |
| Les buttes des Copeaux. | 24 et 19 |
| La butte Bonne-Nouvelle. | 21 |
| — Saint-Roch. | 14 |
| Celle qui se trouve entre la Banque et le quartier du Mail. | 12 |
| La butte des Invalides. | 12 |

Voilà les collines, monticules et buttes autour et au-dedans de la ville de Paris qui caractérisent les différentes ondulations de son terrain. Pourquoi les premiers habitants l'avaient-ils choisie pour séjour? Sa position, sans être désavantageuse, n'offrait pas des avantages bien grands; la fertilité de son sol était illusoire, on l'a bien compris depuis, puisqu'au lieu de semer du blé sur ce sol ingrat, on y a semé des maisons. Il faut avouer que les raisons de salubrité et de convenance ne furent pas les raisons déterminantes des premiers occupants de la vieille Lutèce. Ils s'étaient trouvés jetés par le hasard sur ce coin du monde; ils s'y réunirent et s'associèrent pour vivre. La Seine était poissonneuse, *ils furent* pêcheurs. De là vient le navire qui constitue les armes de la ville de Paris; de là vient aussi le temple consacré à Isis, déesse de la navigation, dont le nom est resté, un peu estropié par parenthèse, au lieu où était le collége de ses prêtres et où est aujourd'hui un autre collége de prêtres, le séminaire d'Issy.

La Seine, en outre, leur assurait une sorte d'indépendance, en leur offrant des ressources pour se défendre en cas d'attaque et d'invasion. Elle entourait alors Paris; aujourd'hui elle le divise en deux ou trois parties.

*La Seine.* — Ce fleuve prend sa source dans le département de la Côte-d'Or, entre Saint-Seine et Chanceux, au bas d'un coteau qui fait partie du plateau de Langres, et commence à n'être flottable qu'au village d'Oigny, et navigable qu'au village de Marcilly, après avoir reçu l'Aube. Il traverse le département, auquel il donne son nom du sud-est au nord-ouest. A une lieue de l'endroit où il entre dans Paris, à Conflans, il reçoit les eaux de la Marne, et en face de Bercy, il reçoit également les eaux de la Bièvre, communément appelée rivière des Gobelins. Il se divisait autrefois à la hauteur du pont d'Austerlitz pour former cinq îlots. Aujourd'hui il n'en forme que deux : l'île Saint-Louis et la Cité. L'île Louviers qui n'était occupée que par des chantiers de bois, et les deux autres ont disparu.

La pente de ce fleuve est peu rapide ; elle est de 434 mètres depuis sa source jusqu'à son embouchure.

Dans la hauteur moyenne de ses eaux il a, par 100 mètres, de Paris à Mantes, 2 millimètres de pente ; de Mantes à Rouen $1\frac{1}{2}$ millimètre, et de Rouen jusqu'au Hâvre, $\frac{2}{3}$ millimètre. Il a, de Paris à la mer, 42 lieues de chemin droit, et 83 avec des sinuosités ; son cours total est de 181 lieues.

On a prétendu que le voisinage de la Seine était insalubre, et qu'elle donnait lieu à de nombreuses maladies chroniques et affections aiguës. On s'est *trompé. Dans les conditions ordinaires,* le voisinage des rivières est plutôt nuisible que salubre, assurément ; mais c'est lorsque le lit de ces rivières est très superficiel, lorsque leur cours est lent, parce qu'alors il en résulte une très grande évaporation dont l'influence est pernicieuse. La pente de la Seine est, selon Picard, de 1 mètre sur 6,000 mètres de distance. Sa vitesse est, dans les basses eaux, à Paris, de 0,6 m. par seconde : celle d'un vent à peine sensible ; tandis que celle d'un homme qui se promène est de 1,3 m., et celle d'un cheval de cabriolet de 4 m. par seconde.

Ses eaux sont assez pures. Lorsqu'on en a fait l'analyse en 1816, il est résulté des opérations auxquelles on s'est livré qu'une quantité de

15 litres d'eau n'a donné, par l'évaporation, qu'un résidu de moins de 3 grammes, dont la plus grande partie se compose de carbonate de chaux. Le sulfate de chaux, les sels et la matière végétale y sont en petite quantité.

Nous devons ajouter qu'on se trompe à Paris lorsqu'on croit que l'eau du canal de l'Ourcq est inférieure à celle d'Arcueil. Cette dernière est quatre fois plus chargée que la première. Les eaux de Belleville et de Ménilmontant sont également plus lourdes et plus impures; leur résidu est de 27 grammes.

Le lit de la Seine est profond dans presque tous les endroits, surtout depuis la canalisation qu'on a faite de certaines parties où l'été les bateaux s'exposaient à attérir. Son bassin est découvert, ses eaux roulent avec assez de rapidité, et entraînent continuelement les masses d'air dont sa surface est recouverte. Des canaux souterrains où se dégorgent les égouts de la ville, la bordent maintenant. Les inconvénients qu'on a attribués au voisinage de cette rivière ne doivent donc pas lui être sérieusement attribués. L'hygromètre, d'ailleurs, ne signale pas plus d'humidité sur les bords de la Seine qu'aux extrémités de Paris.

Les causes de mortalité et de maladies proviennent donc d'ailleurs. Nous les examinerons bientôt.

# MÉTÉOROLOGIE.

Nous n'avons pas à produire des idées théoriques et pratiques sur la météorologie. Cette chimie générale de la nature, épineuse à traiter, surtout dans un espace restreint, demande des développements que nous ne pouvons guère lui donner ici. L'appréciation des phénomènes atmosphériques, l'analyse des actions et des réactions qui ont lieu entre des substances gazeuses, échappant, par leur état d'agrégation, à la plupart de nos sens, cette analyse sort de notre cadre.

Le *climat de Paris* est en général doux et tempéré, mais assez humide. On remarque que les beaux jours ne dépassent guère le nombre de 120, tandis que les couverts s'élèvent à 150, et les jours de pluie à 136. Ajoutons 63 jours de brouillard et nous avons déroulé les prospectus moyens du ciel parisien.

On a beaucoup parlé de l'influence qu'ont eue sur le climat de la France, et en particulier de Paris, les abattis des forêts, le dessèchement des marais et des étangs, et les changements dans les cultures; cette question a vivement préoccupé tous les savants, tous les esprits observateurs.

Il faut admettre que l'équilibre de la couche gazeuse sphérique qui entoure la terre a été ébranlé périodiquement et que les parties supérieures ne sont plus aussi constamment à la même hauteur. Cet équilibre qui ne peut se rétablir, comme on sait, que par un mouvement de translation de la matière gazeuse d'un point à un autre, ne s'est pas complètement rétabli. L'ordre des saisons a été, pour ainsi dire, interverti, et bien des spéculations et des calculs ont été faits pour arriver à constater ces variations et ces perturbations.

Ce qu'on ne peut nier, non plus, c'est que le climat de Paris a été considérablement et désavantageusement modifié depuis que cette ville a vu disparaître la large zône de bois et de forêts qui lui formaient une ceinture sanitaire en arrêtant les vents, en retenant les brouillards que leurs feuilles absorbaient pour les rendre à la terre. Il l'a été également depuis le défrichement et la culture des terres, car on sait que les pays bien labourés sont plus chauds que les pays incultes; la terre suit une loi commune à tous les corps : plus elle est unie, moins elle absorbe de calorique.

Ainsi découronnée, la grande ville a perdu les avantages que retiraient de sa situation ses premiers habitants, race d'hommes énergiques et sains. L'équilibre de l'atmosphère ainsi troublé, les alternatives de dilatation et de condensation ainsi modifiées, ont donné naissance à des courants, c'est-à-dire à des vents qui ont transporté des masses d'air à des distances plus ou moins considérables.

Les vents qui règnent le plus communément sur l'horizon de Paris sont : ceux du sud, du sud-ouest, de l'ouest, du nord et du nord-ouest.

D'après une année moyenne déduite d'observations faites pendant 21 ans, ces vents soufflent pendant 279 jours, c'est-à-dire pendant les trois quarts de l'année; ils chargent l'atmosphère de nuages épais, donnent des temps couverts, des jours sombres, des pluies, des brouillards, une température quelquefois molle et chaude, le plus souvent humide et froide.

Les vents d'est, de nord-est et de sud-est, au contraire, amènent constamment avec eux pendant les 86 jours de leur règne et dans l'été un air pur et de beaux jours, et dans l'hiver un froid vif et piquant. Les vents du nord-ouest, surtout, exercent une influence fâcheuse sur l'humidité froide de la température.

Les hivers en France ne sont pas rigoureux. La température de Paris semble presque avoir éprouvé depuis une succession de siècles une augmentation de chaleur. On croirait difficilement aujourd'hui qu'au temps de la domination romaine, la plupart *des rivières, au rapport de César, y gelaient chaque* hiver, et avec une force telle, qu'elles supportaient des armées entières avec les charriots et les équipages. On ne se rappelle même plus les 69 jours consécutifs de gelée de 1783, et les rudes hivers de 1744 où la Seine fut prise pendant 14 jours, et de 1677, où elle le fut pendant 35 jours...

L'état thermométrique de l'atmosphère observé à l'ombre pendant l'été ne s'élève guère aujourd'hui au-delà de + 26 Réaum. — En hiver il ne dépasse pas + 1 à — 8 degrés. La chaleur moyenne de l'année est de 10° 55. Du 3 au 22 janvier le thermomètre descend à 1° 70; du 10 au 20 juillet il monte à 19° 34. Vers le 23 avril et le 20 octobre prédomine la température moyenne. Avec cette augmentation de chaleur, ou pour mieux dire diminution de froids extrêmes, il y a une humidité considérable causée par la quantité d'eau qui tombe, la grandeur de la surface évaporable d'eau et de la superficie absorbante, peu ou beaucoup, computation faite avec la facilité ou difficulté de l'écoulement des eaux.

Il tombe annuellement 21 pouces d'eau; il s'en évapore 29-30. L'écoulement n'a été calculé que pour les eaux ménagères et les bornes-fontaines; il est de 44,620 mètres cubes.

La pluie est d'ordinaire plus abondante en été qu'en hiver, bien que les débordements des rivières ne soient jamais plus fréquents que pendant cette dernière saison; mais cela tient à ce que l'évaporation est infiniment plus énergique dans la première.

Mais, d'ordinaire aussi, la pluie qui tombe sous le climat de Paris pendant les mois de juin, juillet et août, équivaut à celle des neuf autres mois de l'année. Ajoutons qu'elle tombe en plus grande abondance le jour que la nuit.

On a fait bon nombre d'hypothèses pour expliquer la formation de la pluie et des orages. Les uns, Hutton entre autres, ont dit qu'elle résultait du mélange de deux masses d'air saturées d'humidité, mais d'inégale température. M. Rozet, dans un mémoire lu tout récemment à l'Académie des sciences, a prétendu qu'il n'a vu se former de véritable pluie que par le mélange des cirrus avec les cumulus, ou de la vapeur glacée avec la vapeur vésiculaire. Toujours est-il que jusqu'à présent, à défaut de preuves concluantes, on doit continuer et compléter les observations.

On a fait, de tout temps, des observations ombrométriques nombreuses. Depuis 1817, on obtient à l'Observatoire des chiffres précis à l'aide de deux récipients égaux placés, l'un sur la terrasse de cet établissement, l'autre dans la cour, ce qui présente une différence de 27 mètres. La quantité varie en 6 ans, dans le récipient supérieur de 68, 919 à 42, 542, centim. et dans celui de la cour de 61,524 à 38,128. Les moyennes sont, en haut 55,348 et en bas, 49,029, ce qui constitue une différence de 6,319 cent. par mètre, et de 0,234 cent. = 0,00234 par jour.

*Pour* juger de la quantité d'eau qui tombe à Paris, il faut la comparer avec celles des autres pays. Ainsi, il tombe, année commune, à Saint-Domingue, 308 centimètres d'eau ; aux Antilles, 284 ; à Calcutta, 205 ; à Kendal, en Angleterre, 156 ; à Naples, 95 ; à Lyon, 89 ; à Liverpool, 86 ; à Venise, 81 ; à Lille, 75 ; à Utrecht, dans les Pays-Bas, 73 ; à Saint-Pétersbourg, 46 ; à Upsala, en Suède, 43 ; à Gènes, 40 ; à Londres et à Paris, il *en tombe la même quantité : 53 centimètres.*

Cette quantité, à Paris, n'est pas précisément en rapport avec les jours de pluie, qui sont de 136. Il faut se rappeler que les pluies sont toujours plus abondantes dans les pays chauds que dans les pays froids, mais que le nombre des jours pluvieux est plus considérable dans ces derniers que dans les premiers où les circonstances physiques qui décident le passage à l'état liquide de l'eau vaporisée par la chaleur sont moins fréquentes. Cependant, de 1689 à 1822, il est arrivé trois fois seulement qu'un mois entier s'est écoulé sans pluie mesurable, en janvier 1691, février 1725 et janvier 1810.

Du reste, comme l'importance reconnue de la météorologie au point de vue de la prognose et du traitement des maladies; comme l'intérêt qu'offrent les pluies et surtout les vents sous le rapport des changements qu'ils suscitent brusquement dans l'air et qui déterminent souvent des maladies ou modifient la nature de celles qui existent; comme il importe, d'un autre côté, d'établir, d'une manière aussi certaine que possible, la température habituelle de Paris, et l'état habituel de l'air, nous allons enregistrer les observations météorologiques, toutes les données recueillies par l'Observatoire et par des observateurs particuliers.

Ainsi nous emprunterons au docteur Lachaise la table des températures (moyennes de 22 années), en mettant en regard, d'après les observations faites en quinze ans à l'Observatoire, les moyennes des températures mensuelles, de 5 en 5 jours.

### JANVIER.

| Observations thermométriq. de 22 ans (Réaumur). | | Observations thermométriques, de 5 à 5 jours, pendant 15 ans (centigrade). | |
|---|---|---|---|
| Au maxim. d'élév., | + 8° 7 | Du 1er au 5 janv. | 1,70 |
| Au minimum, | — 6° 8 | *Du 6 au 10* | 1,98 |
| Au médium, | + 1° 6 | Du 11 au 15 | 1,82 |
| Baromètre. | | Du 16 au 20 | 1,88 |
| Au maxim., | 28 p. 3,3 lig. | Du 21 au 25 | 1,70 |
| Au minim, | 27 p. 1,1 lig. | Du 26 au 30 | 3,08 |
| Au méd., | 27 p. 9, 8 lig. | | |

Il y a environ 6 jours beaux, 17 couverts, 8 de nuages, 6 de vent, 9 de pluie, 5 de neige, 1 de grêle, 0 de tonnerre, 10 de brouillards.

Il tombe 1 pouce 6 lignes de pluie, il s'évapore 8 lignes d'eau.

La température est froide et très humide.

## FÉVRIER.

| Observations thermométriq. de 22 ans (Réaumur). | | Observations thermométriques de 5 à 5 jours, pendant 15 ans (centigrade). | |
|---|---|---|---|
| Au maximum, | + 10° 9 | Du 31 j. au 4 fév. | 3,74 |
| Au minimum, | — 5° 0 | Du 5 au 9 | 5,10 |
| Au médium, | + 3° 0 | Du 10 au 14 | 5,00 |
| Baromètre. | | Du 15 au 19 | 4,88 |
| Au maxim., | 28 p. 3,4 lig. | Du 20 au 24 | 4,82 |
| Au minim., | 27 p. 3, 1 lig. | Du 25 au 1er m. | 5,27 |
| Au méd., | 27 p. 10,4 lig. | | |

Il y a environ 7 jours beaux, 17 couverts, 5 de nuages, 8 de vent, 10 de pluie, 2 de neige, 1 de grêle, 0 de tonnerre, 10 de brouillards.

Il tombe 1 pouce 1,8 ligne de pluie, il s'évapore 1 pouce 0,6 d'eau.

La température est froide et humide.

## MARS.

| Observations thermométriq. de 22 ans (Réaumur). | | Observations thermométriques, de 5 à 5 jours, pendant 15 ans (centigrade). | |
|---|---|---|---|
| Au maximum, | + 13 °9 | Du 2 au 6 mars | 5,72 |
| Au minimum, | + 2° 3 | Du 7 au 11 | 4,18 |
| Au médium, | + 5° 4 | Du 12 au 16 | 5,34 |
| Baromètre. | | Du 17 au 21 | 6,68 |
| Au maxim., | 28 p. 2,11 l. | Du 22 au 26 | 7,26 |
| Au minim., | 27 p. 3,4 lig. | Du 27 au 31 | 8,32 |
| Au méd., | 27 p. 10,4 lig. | | |

Il y a environ 10 jours beaux, 12 couverts, 9 de nuages, 9 de vent, 10 de pluie, 2 de neige, 1 de grêle, 1 de tonnerre, 5 de brouillards.

Il tombe 1 pouce 1,4 ligne de pluie, il s'évapore 2 pouces d'eau.

La température est froide et sèche.

## AVRIL.

| Observations thermométriq. de 22 ans (Réaumur). | | | Observations thermométriques, de 5 à 5 jours, pendant 15 ans (centigrade). | |
|---|---|---|---|---|
| Au maximum, | + | 18° 0 | Du 1er au 5 avril | 8,14 |
| Au minimum, | + | 0° 6 | Du 6 au 10 | 9,68 |
| Au médium, | + | 8° 3 | Du 11 au 15 | 6,30 |
| Baromètre. | | | Du 16 au 20 | 8,84 |
| Au maxim., 28 p. 2 lig. | | | Du 21 au 25 | 10,30 |
| Au minim., 27 p. 3,5 lig. | | | Du 26 au 30 | 10,98 |
| Au méd., 27 p. 9,11 lig. | | | | |

*Il y a environ 12 jours beaux, 9 couverts,* 8 de nuages, 9 de vent, 11 de pluie, 1 de neige, 3 de grêle, 2 de tonnerre, 3 de brouillards.

Il tombe 1 pouce 2,7 lignes de pluie, il s'évapore 3 pouces d'eau.

La température est assez froide, assez sèche.

## MAI.

| Observations thermométriq. de 22 ans (Réaumur). | | Observations thermométriques de 5 à 5 jours, pendant 15 ans (centigrade.) | |
|---|---|---|---|
| Au maximum, | 21° 2 | Du 1er au 5 mai | 13,54 |
| Au minimum, | 3° 0 | Du 6 au 10 | 14,00 |
| Au médium, | 11° 2 | Du 11 au 15 | 14,46 |
| Baromètre. | | Du 16 au 20 | 15,64 |
| Au maxim., 28 p. 1,7 lig. | | Du 21 au 25 | 15,00 |
| Au minim., 27 p. 5,6 lig. | | Du 26 au 30 | 15,70 |
| Au méd., 27 p. 10,3 lig. | | | |

Il y a environ 9 jours beaux, 12 couverts, 10 de nuages, 8 de vent, 10 de pluie, 0 de neige, 1 de grêle, 2 de tonnerre, 2 de brouillards.

Il tombe 1 pouce 10 lignes de pluie, il s'évapore 3 pouces 7 lignes d'eau.

La température est froide, assez humide.

JUIN.

Observations thermométriq. de 22 ans (Réaumur).

Au maximum, 25° 2
Au minimum, 8° 4
Au médium, 15° 7

Baromètre.

Au maxim., 28 p. 2,3 lig.
Au minim., 27 p. 6,7 lig.
Au *méd.*, 27 p. 10,9 lig.

Observations thermométriques, de 5 à 5 jours, pendant 15 ans (centigrade).

Du 31 m. au 4 j. 15,78
Du 5 juin au 9 15,80
Du 10 au 14 16,62
Du 15 au 19 16,12
Du 20 au 24 16,42
Du 25 au 29 17,52

Il y a 12 jours beaux, 8 couverts, 9 de nuages, 8 de vent, 13 de pluie, 0 de neige, 1 de grêle, 4 de tonnerre, 2 de brouillards.

Il tombe 2 pouces 2,6 lignes de pluie, il s'évapore 4 pouces d'eau.

La température est peu chaude, ou mieux douce et assez humide.

JUILLET.

Observations thermométriq. de 22 ans (Réaumur).

Au maximum, 26° 2
Au minim., 9° 7
Au médium, 16° 3

Baromètre.

Au maxim., 28 p. 2,1 l.
Au minim., 27 p. 7 lig.
Au méd., 27 p. 11 lig.

Observations thermométriques de 5 à 5 jours, pendant 15 ans (centigrade).

Du 30 j. au 4 juil. 17,62
Du 5 au 9 17,86
Du 10 au 14 19,36
Du 15 au 19 18,72
Du 20 au 24 18,52
Du 25 au 29 19,34

Il y a 12 jours beaux, 9 couverts, 10 de nuages, 9 de vent, 11 de pluie, 0 de neige, 0 de grêle, 4 de tonnerre, 2 de brouillards.

Il tombe 2 pouces 2,3 lignes de pluie, il s'évapore 4 pouces 8 lignes d'eau.

La température est chaude et sèche.

## AOUT.

| Observations thermométriq. de 22 ans (Réaumur). | | Observations thermométriques, de 5 à 5 jours, pendant 15 ans (centigrade). | |
|---|---|---|---|
| Au maximum, | 24° 5 | Du 30 j. au 3 août | 18,98 |
| Au minimum, | 8° 5 | Du 4 au 8 | 18,24 |
| Au médium, | 15° 6 | Du 9 au 13 | 17,80 |
| Baromètre. | | Du 14 au 18 | 17,86 |
| Au maxim., 28 p. 2 lig. | | Du 19 au 23 | 18,10 |
| Au minim., 27 p. 7,2 lig. | | Du 24 au 28 | 17,68 |
| Au méd., 27 p. 11,2 lig. | | *Du 29 au 2 sept.* | 16,47 |

Il y a environ 10 jours beaux, 5 couverts, 7 de nuages, 6 de vent, 8 de pluie, 0 de neige, 0 de grêle, 3 de tonnerre, 3 de brouillards.

Il tombe 1 pouce 3,4 lignes de pluie, il s'évapore 4 pouces 7 lignes d'eau.

La température est chaude, sèche.

## SEPTEMBRE.

| Observations thermométriq. de 22 ans (Réaumur). | | Observations thermométriques, de 5 à 5 jours, pendant 15 ans (centigrade). | |
|---|---|---|---|
| Au maximum, | 21° 7 | *Du 3 au 7 sept.* | 16,48 |
| Au minimum, | 3° 7 | Du 8 au 12 | 15,76 |
| Au médium, | 12° 8 | Du 13 au 17 | 15,50 |
| Baromètre. | | Du 18 au 20 | 14,74 |
| Au maxim., 28 p. 2,2 l. | | Du 23 au 27 | 14,76 |
| Au minim., 27 p. 5 lig. | | Du 28 au 2 oct. | 13,58 |
| Au méd., 27 p. 10,5 lig. | | | |

Il y a environ 16 jours beaux, 7 couverts, 9 de nuages, 8 de vent, 11 de pluie, 0 de neige, 1 de grêle, 2 de tonnerre, 5 de brouillards.

Il tombe 2 pouces 4,3 lignes de pluie, il s'évapore 2 pouces 10,4 lignes d'eau.

La température est chaude et humide.

### OCTOBRE.

| Observations thermométriq. de 22 ans (Réaumur). | | Observations thermométriques; de 5 à 5 jours, pendant 15 ans (centigrade). | |
|---|---|---|---|
| Au maximum, | 10° 6 | Du 3 au 7 oct. | 13,32 |
| Au minimum, | 1° 9 | Du 8 au 12 | 12,28 |
| Au médium, | 9° 2 | Du 13 au 17 | 11,31 |
| Baromètre. | | Du 18 au 22 | 10,36 |
| Au maxim., 28 p. | 2,10 l. | Du 23 au 27 | 9,22 |
| Au minim., 27 p. | 4 lig. | Du 28 au 1er nov. | 8,42 |
| Au méd., 27 p. | 10,3 lig. | | |

Il y a environ 8 jours beaux, 15 couverts, 9 de nuages, 9 de vent, 12 de pluie, 2 de neige, 1 de grêle, 1 de tonnerre, 10 de brouillards.

Il tombe 2 pouces 0,9 ligne de pluie, il s'évapore 1 pouce 7,1 lignes d'eau.

La température est douce, assez humide.

### NOVEMBRE.

| Observations thermométriq. de 22 ans (Réaumur). | | Observations thermométriques, de 5 à 5 jours, pendant 15 ans (centigrade) | |
|---|---|---|---|
| Au maximum, | 11° 7 | Du 2 au 6 nov. | 7,72 |
| Au minimum, | — 1° 5 | Du 7 au 11 | 7,58 |
| Au médium, | 5° | Du 12 au 16 | 7,14 |
| Baromètre. | | Du 17 au 21 | 6,16 |
| Au maximum, 28 p. | 2,1 l. | Du 22 au 26 | 4,56 |
| Au minim., 27 p. | 1,4 lig. | Du 27 au 1er déc. | 4,70 |
| Au méd., 27 p. | 8,1 l. | | |

Il y a environ 6 jours beaux, 18 couverts, 6 de nuages, 3 de vent, 13 de pluie, 1 de neige, 1 de grêle, 0 de tonnerre, 8 de brouillards.

Il tombe 2 pouces 8,2 lignes d'eau, il s'évapore 2 pouces 4,4 lignes d'eau.

La température est assez froide et humide.

DÉCEMBRE.

Observations thermométriq. de 22 ans (Réaumur).

Au maximum, 9° 5
Au minimum, — 4° 2
Au médium, 3° 0

Baromètre.

Au maxim., 28 p. 3, 1 lig.
Au minim., 27 p. 2, 6 lig.
Au médium, 27 p. 10 lig.

Observations thermométriques, de 5 à 5 jours, pendant 15 ans (centigrade).

Du 2 au 6 déc. 4,64
Du 7 au 11 3,34
Du 12 au 16 3,68
Du 17 au 21 4,08
Du 22 au 26 2,15
Du 27 au 31 2,20

Il y a environ 4 jours beaux, 23 couverts, 6 de nuages, 9 de vent, 12 de pluie, 2 de neige, 0 de grêle, 0 de tonnerre, 9 de brouillards.

Il tombe 1 pouce 8, 1 lignes de pluie, il s'évapore 9 lignes d'eau.

La température est plus douce que froide, mais très humide.

Nous empruntons également au même auteur le tableau suivant des vents :

| | Nord. | Nord-Est. | Nord-Ouest. | Sud. | Sud-Est. | Sud-Ouest. | Est. | Ouest. |
|---|---|---|---|---|---|---|---|---|
| Janvier. . . . | 6 | 5 | 3 | 2 | 2 | 5 | 4 | 4 |
| Février. . . . | 5 | 3 | 3 | 4 | 1 | 6 | 3 | 4 |
| Mars. . . . . | 6 | 6 | 3 | 4 | 1 | 5 | 4 | 3 |
| Avril. . . . | 6 | 5 | 4 | 2 | 1 | 4 | 3 | 4 |
| Mai. . . . . . | 6 | 7 | 4 | 3 | 5 | 5 | 3 | 4 |
| Juin. . . . . . | 6 | 5 | 5 | 2 | 1 | 4 | 2 | 6 |
| Juillet. . . . . | 6 | 4 | 5 | 2 | 1 | 5 | 2 | 6 |
| Août. . . . . . | 5 | 6 | 5 | 2 | 0 | 4 | 3 | 5 |
| Septembre. . . | 4 | 5 | 3 | 4 | 1 | 5 | 4 | 4 |
| Octobre. . . . | 4 | 3 | 4 | 5 | 1 | 7 | 2 | 5 |
| Novembre. . . | 4 | 4 | 4 | 3 | 1 | 6 | 3 | 4 |
| Décembre. . . | 4 | 4 | 3 | 5 | 1 | 5 | 3 | 5 |

Paris, comme toutes les grandes villes, est à l'ordinaire enveloppé d'un brouillard qui est plus épais au-dessus des quartiers nombreux, surtout ceux de la rive droite ; il est moins considérable dans les faubourgs situés à l'est et presque imperceptible au-dessus des beaux quartiers de l'ouest. Les exhalaisons des hommes et animaux, l'évaporation de l'eau et principalement les opérations culinaires et celles des usines fournissent leur contingent à ce grand nuage, compagnon inévitable de l'activité humaine et des grandes agglomérations d'hommes. On pourrait penser que cet air plus humide a une action sur le déchargement des orages; mais ils n'éclatent pas plus fréquemment dans Paris que dans les départements limitrophes.

—

## *DISPOSITIONS GÉOLOGIQUES.*

*Le bassin de Paris* est un des plus curieux et des plus dignes de l'attention des études et du médecin et du naturaliste. Avant Cuvier et Brongniart, on ne savait en France, pour ainsi dire; rien de précis, de vrai sur les origines du globe. Avec des débris de mastodontes et de mégalonis, avec des ossements d'espèces animales inconnues, Cuvier a reconstruit un monde antédiluvien dont on n'avait jamais soupçonné l'existence, et ses découvertes ont complété la géographie minérale.

Mille preuves irréfragables, mille témoignages incontestables établissent que la mer a recouvert primitivement le bassin de Paris et que son sol s'est abaissé uniformément et sans déplacement. Le sommet de Montmartre, de Belleville, de Montmorency. de Meudon, etc., était le niveau commun du pays; tout ce qui est inférieur a été excavé comme il l'est actuellement, pendant une longue succession de siècles, par le travail lent des ravines et des courants fluviatiles qui charrient sans cesse vers la mer. C'est donc à cette cause, et non à des tremblements de terre ni à des éruptions de volcans, qu'il faut attribuer les inégalités et les *irrégularités* qui distinguent *le sol de cette* contrée.

Cuvier et Brongniart comprennent dans onze classes les sortes de terrain qui le *constituent* : 1° la craie ; 2° l'argile plastique, 3° le calcaire grossier et son grès marin ; 4° le calcaire siliceux ; 5° le gypse à ossements et premier terrain d'eau douce ; 6° les marnes marines ; 7° les grès sans coquilles et le sable ; 8° le grès marin supérieur ; 9° les meulières sans coquilles et le sable ; 10° le second terrain d'eau douce, comprenant les meulières à coquilles d'eau douce ; 11° le limon d'attérissement, tant ancien que moderne, *comprenant les cailloux roulés, les poudingues*, les marnes argileuses noires et les tourbes.

MM. Constant Prévost et Charles d'Orbigny ont présenté de nouvelles divisions dans les terrains des environs de Paris. Nous suivrons particulièrement les divisions établies par M. Charles d'Orbigny, dont voici le tableau en commençant par les couches les plus anciennes et les plus inférieures.

1° *Le gault* ou grès verts inférieurs.

2° *La craie chloritée* ou grès verts supérieurs.

3° *La craie blanche.*

4° *Le calcaire pisolithique.*

5° *L'argile plastique.*

6° *Les sables quartzeux glauconifères.*

7° *Le calcaire grossier.*

8° *Les calcaires fragiles ou caillasses.*

9° *Les sables et grès dits de Beauchamp.*

10° *Le travertin inférieur.*

11° *Le gypse.*

12° *Le travertin moyen ou meulières et marnes supérieures au gypse.*

13° *Les sables et grès dits de Fontainebleau.*

14° *Le travertin supérieur ou meulières supérieures.*

— Faluns } manquent aux environs de Paris.
— Crag }

15° *Le diluvium ou alluvions anciennes.*

16° *Les alluvions modernes.*

Nous allons maintenant procéder à l'énumération des caractères de chacune de ces couches ou sous-étages.

*Le gault* est formé principalement de sables quartzeux glauconieux verdâtres; c'est dans cette couche que se trouve la nappe d'eau jaillissante du puits de Grenelle.

*La craie chloritée* est formée de craie verdâtre avec grains de chlorite.

Ces deux sous-étages ne nous sont connus dans les environs de Paris que par les sondages des puits artésiens.

*La craie blanche* est caractéristique par sa couleur, sa friabilité et sa puissance qui dépasse 60 mètres dans quelques localités. Elle est divisée en strates par de nombreuses couches de silex pyromaque, en rognons et en plaques. Les fossiles caractéristiques sont : le *belemnites mucronatus*, l'*ostrea vesicularis* et l'*ananchytes ovata*. Ces fossiles sont différents de ceux du calcaire grossier qui appartient à une autre formation géologique.

Les principales localités où l'on peut voir la craie sont : Meudon, Bougival, Montereau.

*Le calcaire pisolithique*, ainsi nommé par M. Charles d'Orbigny qui l'a découvert, recouvre la craie. Ce calcaire est formé par l'agglutination et les débris innombrables de coquilles et de polypiers. Sa place n'est pas encore bien déterminée ; car des géologues le placent, tantôt à la partie supérieure des terrains secondaires, *tantôt à la partie inférieure* des terrains tertiaires.

*L'argile plastique.* — Ce sous-étage renferme des argiles de diverses couleurs, des sables, des grès, du gypse, des poudingues, et du lignite pyritifère. L'argile plastique est onctueuse, tenace, contient de la silice, et très peu de chaux. Infusible au feu lorsqu'elle ne contient pas trop de fer, elle sert à la fabrication des creusets, des grès et de la faïence. Les fossiles marins ou terrestres y sont rares. Elle se montre rarement à la surface du sol ; mais on l'exploite dans tous les endroits où elle a des couches peu profondes, pures et continues. L'argile et la craie pures sont les deux seules sortes de terrain absolument impropres à la végétation.

*Sables quartzeux glauconieux.* — Composé de sables quartzeux mélangés de grains verts de silicate de fer appelés glauconie par les minéralogistes. On y trouve à Cuise-Lamotte près Compiègne de nombreux fossiles dont les plus caractéristiques sont : le *nummulites planulata* et le *nerita conoidea*.

*Calcaire grossier.* — Est caractérisé par des nummulites et de la chlorite dans les parties inférieures ;

la partie moyenne est très riche en fossiles (Grignon), et c'est elle qui fournit la plupart des pierres à bâtir des environs de Paris (Gentilly, Vaugirard, Meudon). La partie supérieure renferme des marnes, des lignites et quelques couches de formation fluvio-marine (Gentilly, Passy).

*Calcaires fragiles.* — Composé de calcaires compactes fendillés, très fragiles et coquilliers ; de marnes, de silex, de quartz et de calcaire cristallin. Les principales localités où on peut trouver une belle coupe de ces couches sont : Nanterre, Passy, Gentilly.

*Sables et grès dits de Beauchamp.* — Cet étage est formé de grès argilifères très coquilliers (Anvers, Beauchamp) ; les principaux fossiles sont : le *fusus bulbiformis*, le *cytherea elegans*, *lucina saxorum*.

*Travertin inférieur.* — Formé presque exclusivement de marnes et magnésite, de calcaire coquillier, lacustre et fluviatile (Monceau, et Saint-Ouen).

*Gypse.* — Il se divise en plusieurs masses séparées par des marnes à cassure généralement conchoïde, quelquefois à structure feuilletée. Ces couches sont fluvio-marines. C'est dans la première masse ou partie la plus récente de gypse, que Cuvier et les paléontologistes modernes ont trouvé ces nombreux ossements de mammifères, tels que : *palæotherium*, *anoplotherium* ; d'oiseaux, de reptiles, etc. Dans la colline de Belleville le gypse y est recouvert dans son milieu de sables argilo-ferrugineux, sans coquilles, surmontés de couches de sable agglutinées ou de grès renfermant des empreintes de coquilles marines. Montmartre offre l'exemple le plus intéressant de la formation gypseuse. Les rues qui l'avoisinent, comme les rues des Martyrs et Rochechouart, contiennent des marnes marines gypseuses. Dans le grand plateau gypseux qui forme Montmorency le plâtre est peu élevé au-dessus du niveau de la plaine. La rive gauche de la Seine présente une plus vaste étendue de terrain gypseux. Il y avait là les carrières de plâtre de Bagneux, de Châtillon, de Clamart, de Fontenay-aux-Roses, etc. ; elles ont été abandonnées et l'exploitation du plâtre a été transportée à Chaumont où elle se fait sur une vaste échelle, et, conformément à *un arrêté de police*, par *le haut et non par le bas*, pour éviter des accidents nombreux. Le gypse renferme, en grand nombre, des fossiles qui appartiennent à des animaux vivant actuellement dans les lacs, ce qui prouverait que ce terrain a été formé dans l'eau douce.

*Travertin moyen, meulières et marnes supérieures au gypse.* — Les marnes vertes recouvrent le gypse, on y trouve de nombreux fossiles. Le calcaire lacustre, les meulières de la Brie, de la Ferté-sous-Jouarre, viennent immédiatement au dessus.

*Sables et grès dits de Fontainebleau.* — Composé de grès, marnes et sables coquilliers, tels qu'à : Montmartre, Étampes, Fontainebleau. Ce terrain constitue, en très grande partie, le sommet de presque tous les plateaux, buttes et collines des environs de Paris, et y supporte presque tous les bois et toutes les forêts. Quelquefois aussi les grès sont imprégnés de chaux carbonatée qui les a pénétrés par infiltration, et qui forme de magnifiques cristaux tapissant la voûte de quelques grottes. Les plus remarquables se trouvent dans la forêt de Fontainebleau.

*Travertin supérieur et meulière.* — Ce sous-étage est à peu près du même aspect que le travertin de la Brie, à la seule différence qu'il est supérieur au grès de Fontainebleau.

Deux autres étages manquent aux environs de Paris. Ils sont représentés dans d'autres pays, savoir: 1° Les *Faluns*, en Touraine, à Bordeaux. 2° *Le Crag* formant les collines sub-apennines.

*Diluvium ou alluvions anciennes.* — Renfermant des débris de roches diverses, de corps organisés, des cailloux, des galets, des blocs erratiques, et le Lœs ou Lehm, qui est un excellent sol pour la végétation.

*Alluvions modernes.* — Les alluvions forment le lit des fleuves, les dépôts tourbeux (vallée d'Essonne), les formations contemporaines, comme les tufs sédimentaires, les éruptions volcaniques actuelles.

Nous ne terminerons pas cet aperçu sans dire que l'on exploite la pierre de taille aux carrières de Montrouge, Clamart, Saint-Maur, Charenton, Nanterre, Creteil (pierre de liais supérieure); le sable à mouler à Fontenay-aux-Roses, de l'argile plastique à Vanves et à Sèvres, et du plâtre à Villejuif. Quant à la craie on en exploite plusieurs bancs près de Meudon : elle contient 1/5e de sable siliceux qu'on dégage par le lavage pour obtenir la craie connue sous le nom de blanc d'Espagne.

—

# EAUX MINÉRALES.

Parmi les sources d'eaux minérales qui se trouvent dans les environs de Paris, celles de Passy et d'Enghien sont les plus remarquables. Il y a bien encore des sources aux environs; celles de Vaugirard, de Montmartre et du ruisseau de Villetaneuse qui contiennent des traces de soufre, mais elles n'ont presque pas de réputation.

## Passy.

Passy est aux portes de Paris, à quelques minutes du bois de Boulogne et d'Auteuil qu'ont illustré, par le séjour qu'ils y ont fait, Boileau, Molière, Lachapelle, Franklin, Condorcet, Helvétius, Rumfort et Gendron.

Ses eaux lui sont fournies par un terrain de sédiment supérieur sous le calcaire grossier, et viennent probablement des argiles plastiques. Froides + 3,88 c., limpides, inodores, légèrement styptiques; leur dépôt est ocreux et assez léger; la surface de l'eau irisée, le goût métallique un peu amer, mais pas acide.

Les deux anciennes sources de Passy paraissent avoir été découvertes vers 1650. On s'en servit jusqu'en 1719, où trois sources nouvelles à 100 mètres de distance leur enlevèrent pour quelque temps le prestige dont elles avaient joui. Mérat et Delens supposaient qu'elles ont varié à diverses époques. Le tout est maintenant propriété de MM. Delessert qui y font beaucoup d'améliorations.

La situation de Passy est du reste très agréable; c'est presqu'un jardin entre les Champs-Élysées, le bois de Boulogne et la Seine. Des points de vue sur les coteaux de Meudon, et sur les plaines de Vanves et de Grenelle, offrent surtout au coucher du soleil un magnifique spectacle.

L'entrée de l'établissement est sur le quai de Passy, n° 32. Les anciennes et nouvelles sources sont séparées par une belle allée de marronniers servant de promenade. Les anciennes sources se trouvent à droite, à l'extrémité d'une avenue et à 4 mètres au-dessous du sol. A gauche, et à l'autre bout de cette allée dans un souterrain coulent les eaux des trois nouvelles sources.

Une sixième source appelée Gasabisgi, de son ancien propriétaire, est sans importance.

Plusieurs terrasses et un pavillon de lecture sont à la disposition des buveurs; on dépose l'eau minérale sous une vaste galerie dans des jarres pour lui enlever une partie des principes ferrugineux, et pour modifier l'action selon tous les degrés d'énergie dont on a besoin.

Le dépôt à la source consiste en carbonate de fer contenant de l'acide carbonique.

*Analyse des sources nouvelles, par M. Barruel.*

Temp. + 3, 5 Réaum. Pesant. spécif. 1,0046.

*Eau 2 livres.*

| | |
|---|---|
| Sulfate de chaux, | 86,00 grains. |
| — acidule de fer, | 17,24 |
| — de magnésie, | 22,60 |
| Muriate de soude, | 6,66 |
| Sulfate d'alumine et de potasse, | 7,50 |
| Carbonate de fer, | 0,80 |
| Acide carbonique, | 0,36 |

Matière bitumineuse : quantité inappréciable.

*Eau 2 livres.*

| | |
|---|---|
| Sulfate de chaux, | 38,80 grains. |
| — de magnésie, | 45,40 |
| — d'alumine et de potasse, | 15,20 |
| — de fer au minimum d'oxygénation, | 2,41 |
| Muriate de soude, | 13,40 |

*Analyse d'un litre d'eau des sources nouvelles, par M. Henry* (1832).

| | No 1. | No 2. |
|---|---|---|
| Azote . . . . . . . . | Quantité indéterminée. | Quantité indéterminée. |
| Acide carbonique . . . | | |
| Sulfate de chaux (1) . . | 1,536 gr. | 2,774 gr. |
| — de magnésie (1) . . | 0,200 » | 0,300 » |
| — de soude. . . . . . | 0,280 » | 0,340 » |
| — d'alumine . . . . | 0,110 » | 0,248 » |
| — — et de potasse . . | Traces. | Traces. |

(1) Ces deux sels rendent quelquefois purgatives les eaux de Passy.

| | | |
|---|---|---|
| Sulfate de fer protoxydé. | Représentés par peroxyde de fer. | Représentés par peroxyde de fer. |
| — — peroxydé. | | |
| Sous-trito-sulfate de fer. | 0,045 gr. | 0,412 gr. |
| Carbonate de chaux (2) . | 0,000 » | 0,000 » |
| Chlorure de sodium . . | 0,260 » | 0,060 » |
| — de magnésium. . . | 0,080 » | 0,226 » |
| Silice . . . . . . . . | Quantité indéterminée. | Quantité indéterminée. |
| Matière org., ou glairine. | | |

*Analyse d'un litre d'eau des sources anciennes, par M. Henry* (1832).

| | No 1. | No 2. |
|---|---|---|
| Azote. . . . . . . . . | Quantité indéterminée. | Quantité indéterminée. |
| Acide carbonique. . . . | | |
| Sulfate de chaux . . . | 1,620 gr. | 2,800 gr. |
| — de magnésie. . . . | | |
| — de soude . . . . . | 0,170 » | 0,530 » |
| — d'alumine . . . . | Traces. | Traces. |
| — — et de potasse . . | Traces. | Traces. |
| Sulfate de fer protoxydé . | Représentés par peroxyde de fer. | Représentés par peroxyde de fer. |
| — — peroxydé . . . | | |
| Sous-trito-sulfate de fer . | 0,039 gr. | 0,077 gr. |
| Carbonate de chaux. . . | 0,000 » | 0,014 » |
| Chlorure de sodium . . | 0,053 » | 0,050 » |
| — de magnésium . . . | 0,153 » | 0,210 » |
| Silice . . . . . . . . | Quantité indéterminée. | Quantité indéterminée. |
| Matière org., ou glairine. | | |

Alibert, Bouillon-Lagrange, Is. Bourdon, Lachaise, Chenu, Chaussier ont préconisé les eaux de Passy en cas de leucorrhée, atonie surtout des intestins, chlorose. On les a employées avec succès pour faire disparaître des engorgements abdominaux, même de la rate. Alibert dit très bien: «Les leucorrhéiques feront avec avantage usage de ces eaux; il semble que la nature ait voulu mettre le remède à côté du mal, en plaçant à la porte de la capitale des eaux astringentes et toniques, si propres à re-

(2) Voir carbonate de chaux dans les anciennes sources.

médier à la débilité, à la laxité du tissu muqueux, sources des flueurs blanches dont sont si fréquemment atteintes les Parisiennes. » On pourrait ajouter : pour guérir les enfants mous et sans vigueur qu'elles produisent souvent, et pour empêcher la prédominance du système lymphatique qu'elles lèguent à leurs enfants.

On prend ces eaux à la dose d'un à six verres tous les matins, en commençant par les eaux épurées, et par conséquent légères, et l'on se *promène* immédiatement après *leur ingurgitation*. L'exercice est *nécessaire* pour faciliter leur digestion, et du reste : *Dulcius ex ipso fonte bibuntur aquæ*.

Leur action sur le tube digestif est tonique; elles provoquent les sécrétions *gastriques*. La *circulation* s'active par la *modification* chimique du sang, le pouls devient plus fort, la chaleur s'augmente, le réseau capillaire devient turgescent, et le système musculaire paraît gagner plus d'énergie. La respiration n'éprouve qu'un effet secondaire, tandis que la peau devient souvent sèche; les reins et l'*utérus* prennent part à l'énergie de l'organisation entière; *leurs forces sécrétoire et expulsive et la contractilité de la vessie s'augmentent*. L'appauvrissement du sang et les stases disparaissent; les urines donnent un précipité noir avec l'infusion de noix de Galle.

## Enghien-les-Bains.

C'est une charmante vallée entourée de collines et de bois, et peuplée d'élégantes villas. En haut, au nord, le plateau de Montmorency, chef-lieu d'un canton du département de Seine-et-Oise, et célèbre à plus d'un titre. Il y a là une pittoresque forêt qui retentit au printemps des éclats de rire sonores des nymphes du quartier latin et des chansons joyeuses de leurs cavaliers. Montmorency est doublement connu ; pour ces cerises d'abord, pour ses ânes ensuite. L'ombre de Jean-Jacques Rousseau plane sur cette forêt. La petite maison où il vécut quelque temps, et où Grétry mourut en 1813, se voit à peu de distance de Montmorency, mais cet *Hermitage* a perdu sa physionomie primitive; d'incorrect et de modeste qu'il était lorsque le philosophe génevois l'habitait, il est devenu, grâce aux embellissements de son propriétaire actuel, presque méconnaissable. On y montre bien le lit de Thérèse et la table de Jean-Jacques, mais le reste n'est plus exact pour les lecteurs des *Confessions*.

Le souvenir des Montmorency, *ces premiers barons de France*, comme ils s'appelaient eux-mêmes, plane également sur ce pays. Il ne reste plus aujourd'hui de traces de l'ancien château seigneurial, mais on voit encore l'église, qui est un monument gothique du XIV^e^ siècle, et d'une remarquable beauté.

Au sud, la vallée est bornée par les buttes d'Orgemont et de Sanois. Orgemont, Sanois et Eaubonne, qui sont à quelques kilomètres seulement d'Enghien, sont très pittoresquement situés; l'air est très doux dans cette vallée, qui est abritée contre les vents nord et sud-ouest, et exposée à ceux de l'est, si favorables au climat de Paris.

Quant à l'étang qu'on nomme lac, par euphémisme, il est encadré par des châlets et par de coquettes maisons de plaisance toujours habitées dans la belle saison. Sa longueur est de 1,000 mètres du sud au nord; sa largeur de 500 mètres; sa superficie de 35 hectares (104 arpents); sa profondeur varie de 1 à 4 mètres. Ses crues sont de 70 centimètres; trois petits ruisseaux l'alimentent.

Au milieu de ce lac se trouve une petite île inhabitée qui possède un petit pont et un pavillon abandonné; sa superficie est de 70 ares (deux arpents environ).

Sur les bords, à l'extrémité Est, on voit l'établissement *thermal qui fait une partie de la réputation de cette* localité; quatre sources l'alimentent : la source Cotte, ainsi nommée du curé qui la découvrit; la source de la Rotonde; la source du Roi et la source nouvelle. Ces eaux, conduites dans un réservoir, se distribuent de là à des cabinets particuliers où on les reçoit sous forme de bains, douches ou vapeur.

Comme leur température est trop basse pour bien servir aux bains, on a construit un ingénieux appareil pour les chauffer à cet usage. Il s'y trouve *également* une douche de 20 mètres de *hauteur*.

Ces eaux revêtent *les* parois des bassins et des réservoirs d'une couche sèche et jaunâtre, et à mesure qu'elles s'éloignent des sources, leur surface se couvre d'une pellicule grise terne qui, en se précipitant, enduit les pierres qui se trouvent au fond.

L'eau de ces diverses sources a 11 degrés Réaumur, 13-14 centigrades; elle est froide, limpide, et exhale une odeur assez prononcée d'hydrogène sulfuré désagréable mais non dangereuse. Fourcroy et Delaporte constatent qu'elle ne gèle pas pendant l'hiver. A l'air elle se décompose; l'odeur diminue et une saveur d'amertume et astringente reste encore longtemps. Préservée de l'action de l'air elle se conserve. Il faut 85, 90 à 100° centigrades pour décomposer promptement l'eau d'Enghien que Marquet, Fourcroy, Delaporte, Deyeux, Longchamp, Fremy, Henry, ont analysée. Les eaux de cinq autres sources dites de la Pêcherie découvertes en 1821, — 55 ans plus tard que les anciennes, — ont été analysées par MM. Henry et Dupasquier. Les différences sont minimes.

Voici les conclusions des travaux de M. Henry sur cette eau remarquable :

1° L'eau minérale naturelle d'Enghien, dont la base est un hydrosulfate de chaux mêlé de quelques traces d'hydrosulfate magnésien et d'acide hydrosulfurique libre, doit être considérée comme une eau *hydrosulfatée calcaire hydrosulfuriquée.*

2° La proportion de soufre que représente l'acide hydrosulfurique total qu'elle renferme surpasse, pour le même poids à une exception près et souvent de beaucoup, la quantité de ce principe contenu dans toutes les eaux sulfureuses connues de la chaîne des Pyrénées.

3° L'eau d'Enghien paraît se former sous l'influence de l'eau dans un banc de gypse par la décomposition réciproque de sulfate calcaire et des matières organiques qui l'accompagnent.

4° La température peu élevée de cette eau n'influe en rien sur ses propriétés bienfaisantes, car on peut l'élever aisément dans des appareils appropriés à une température de 60 à 65 degrés centigrades, sans qu'elle perde aucun de ses principes et qu'elle subisse la moindre altération.

5° La basse température permet, en outre, de la mettre en bouteille aussitôt la sortie de la source et sans qu'il faille la refroidir à l'air, ce qui contribue à assurer sa longue conservation et sa facile expédition au loin, lorsque les vases sont remplis entièrement et très exactement bouchés.

6° La nature de telle ou telle diverse saison n'influe en rien sur les quantités de soufre que l'eau d'Enghien peut contenir ; c'est ce qui permet de la puiser avec les mêmes avantages en hiver qu'en été.

7° Enfin les propriétés éminemment salutaires de l'eau d'Enghien dans une foule de cas la rendent très précieuse à la médecine par sa richesse *en soufre*, et d'après les bons effets qu'elle produit et que l'expérience démontre tous les jours.

Les conclusions du dernier rapport fait à l'Académie de médecine, le 13 octobre 1835, par MM. Cornac, Manry et Boullay, confirment les documents antérieurs, et surtout le fait que l'eau d'Enghien peut être rendue thermale artificiellement, puisqu'elle « peut être élevée à une forte température sans que sa composition en soit altérée ».

On emploie cette eau dans les *scrofules*, engorgements glandulaires, même des amygdales, dans les maladies de la peau, dartres, dans les gastralgies, suites d'anciens ulcères chroniques, dans la goutte, les rhumatismes, contractions tendineuses, même dans les bronchites.

Quand on l'emploie fréquemment aux degrés 35 à 40 c., il paraît une éruption cutanée (psydracia thermalis), qui cependant n'est pas si considérable que celle de la « poussée, » éruption pustuleuse que l'on produit à Louesche (Leuk en Suisse) au moyen d'une baignée de première semaine (1-8 bains par jour), de la haute baignée (seconde semaine : 3-4 heures le matin et autant le soir), et de là débaignée (troisième semaine où l'on redescend à une heure par jour).

Le mode d'action des eaux d'Enghien est d'augmenter l'énergie du système tégumentaire en remplaçant la sensibilité primitive par un surcroît de vigueur dans ce système. Chaudes, elles activent la circulation, de manière que des signes de pléthore ou d'irritation locale *ne* permettent de les prendre qu'à une *dose très faible ou coupées avec* du lait. On *s'en sert* avec avantage contre les ulcères *calleux*, fistuleux et invétérés, les engorgements chroniques des viscères abdominaux, la ménostasie, les leucorrhées et gonorrhées anciennes, les maladies cutanées, affections herpétiques, etc.

Enghien-les-Bains est la seconde station du chemin de fer du Nord, dont la troisième, *Ermont*, correspond au village de Montlignon, à une demi-lieue de Montmorency. Une source ferrugineuse acidule provient d'une montagne placée à l'est de ce village, mais on ne s'en sert pas. D'après l'analyse de MM. Beauchéry, Morelot, Sédillot et Bouillon-Lagrange (*Journal de médecine*, tom. XVIII, page 52), elle contient près de 2 grains de carbonate de fer et autant de muriate de chaux par pinte. Elle doit par conséquent être tonique, légèrement diurétique.

Depuis longtemps nos savants hydrologues soupçonnaient la présence d'une eau minérale sulfureuse sous le sol de Paris. En 1843, déjà on avait trouvé rue Vendôme, près du Temple, une source sulfureuse fournissant 12 à 1,500 litres d'eau par heure. D'après les travaux de MM. Pelouze, Bourières, Barruel, Rivière, O. Henry et A. Chevallier, elle contenait :

De l'acide hydrosulfurique libre;

Des hydrosulfates de chaux et d'ammoniaque;

Des sulfates de soude, de magnésie, de chaux;

Des carbonates de chaux et de magnésie;

Des chlorures de sodium, de magnésium et de calcium;

Du silice, de l'oxyde de fer et une matière organique.

Elle marquait 32 à 46° au sulfhydromètre.

Quant à l'origine de cette eau, M. Rivière a affirmé à l'Académie de *médecine qu'elle était sulfurée par l'action des matières organiques qui se trouvent en contact avec le gypse dissous dans ces eaux, et qu'elle n'était point de formation locale.*

M. Barruel a soutenu que l'eau de la rue de Vendôme était une *eau sulfureuse accidentelle;* qu'elle devait ses propriétés au sulfure de calcium; que cette eau provenait sans doute des environs de Belleville ou de Ménilmontant.

En 1851, à l'occasion d'un forage dans un *puits* déjà existant de 29,33 mètres de *profondeur*, à Belleville, impasse Saint-Laurent (usine de M. Lapostelet), on trouva à 46,66 mètres de profondeur une nappe d'eau sulfureuse qui s'éleva à 4 mètres au-dessus du niveau du puits.

L'examen de cette eau, par M. A. Chevallier, montrait qu'elle était beaucoup moins sulfureuse que celle de la rue Vendôme, et qu'elle ne fournissait que 35 litres par heure. Un autre forage aux environs amena une nappe d'eau non sulfureuse, et un percement fait postérieurement permit d'avoir d'un côté l'eau ordinaire, et de l'autre l'eau sulfureuse non mêlée d'eau étrangère. La note que M. Chevallier a lu à ce sujet, dans l'Académie de médecine (21 octobre 1851), démontre que cette eau du dernier forage pourrait être employée facilement et à peu de frais dans l'usage médical au profit de l'hôpital Saint-Louis.

La présence d'eau sulfureuse, sous le sol de Paris, a été constatée peu de jours après par la même corporation savante qui, sur l'invitation du ministre du commerce et de l'agriculture, a entendu et adopté les conclusions suivantes de sa commission des eaux minérales *sur une source aux Batignolles, réputée sulfureuse* :

Que l'eau de la source des Batignolles a toujours indiqué le même caractère sulfureux depuis cinq ou six ans qu'elle est découverte;

Que la formation paraît se rattacher à des causes naturelles;

Que les applications médicales qui en ont été faites sont très satisfaisantes, malgré son degré de sulfuration peu élevé;

*Enfin que la quantité* répond au moins à l'exigence d'un bon nombre de buveurs.

***Les eaux ferrugineuses acidules de Saint-Germain*** excellent plutôt par l'agréable séjour et le voisinage de la forêt et des jardins de cet endroit, que par la fréquence de l'usage qu'on en fait. Elles ne contiennent par litre que 0,034 grammes de carbonate de fer, mais elles ont un effet purgatif très marqué (0,25 grammes de sulfate de chaux) qui peut les rendre utiles dans beaucoup de cas où l'on ne veut que légèrement irriter le canal intestinal.

Des eaux légèrement sulfureuses ont été trouvées à Lhay et à Antony, près d'Arcueil, à l'occasion du forage de plusieurs puits artésiens destinés à alimenter la Bièvre.

## RÈGNE VÉGÉTAL.

Quant au règne *végétal*, la *France a moins le droit* de s'enorgueillir, sa flore n'est pas d'une richesse bien grande. Cela tient à la situation climatérique de ce pays, à sa température mixte qui ne permet pas aux plantes de prendre le développement qu'elles prennent ailleurs. L'homme vit presque impunément sous toutes les latitudes; la plante, qui n'a pas la même caloricité, ne saurait, comme lui, résister à des températures extrêmes. Les végétaux ont une existence toute particulière qui les lie au climat qui *leur est* propre, l'absence des moyens de *réaction* que possède l'homme ne leur *permettant* pas de se transplanter dans *tous les pays. Cette* susceptibilité des végétaux vient, pour employer l'expression de Hallé, de leur *loco-immobilité*, et elle les dispose à recevoir une empreinte significative des contrées où ils naissent.

Cependant la flore parisienne spéciale est assez riche et variée.

Le sol du département de la Seine, d'une superficie de 47,298 hectares, n'est pas très fertile. Néanmoins, grâce aux engrais artificiels et naturels que reçoivent les terres, et aux boues ferrugineuses que fournit la ville; grâce aux irrigations abondantes qui proviennent des saignées faites au canal Saint-Denis, on y cultive avec succès les plantes potagères de toute espèce. Si les Parisiens ne peuvent se procurer les plantes aromatiques et parfumées qui croissent sur les Alpes et dans la Suisse, en revanche ils se procurent une quantité indescriptible de choux, de salade, de carottes et de betteraves.

On cite avec éloge le haricot de Soissons, le navet de Freneuse, la carotte d'Amiens, l'artichaut de Laon, *mais la plupart* de ces légumes viennent tout *bonnement* des environs de Paris. Si la Touraine est le jardin de la France, Paris en est le potager...

Cependant aussi, malgré cette quasi-pénurie que nous avons signalée, malgré cette infertilité, la végétation du département de la Seine, à peu près analogue à celle des départements voisins, produit encore des résultats satisfaisants.

Ainsi il existe de nombreuses pépinières assez bien approvisionnées, les pépinières de Saint-Denis, de Belleville, de l'Ermitage, d'Arcueil, de Clamart, de Montrouge, de Fontenay-aux-Roses, de Vitry-sur-Seine et de Nanterre, qu'on pourrait appeler Nanterre-aux-Roses.

On connaît la réputation des pêches de Montreuil, des cerises de Montmorency, des mûriers de Nogent-sur-Marne, des asperges de Noisy-le-Sec, des fraises de Fontenay-aux-Roses.

Quant à la viticulture, elle occupe 3,000 hectares. Les coteaux vignobles ne sont pas très estimés; on aurait peine à admettre aujourd'hui que l'empereur Julien faisait servir sur ses tables du vin de Suresnes : ou il n'était pas bon dégustateur, et ses convives n'étaient pas de fins gourmets, ou le plant d'aujourd'hui ne descend pas en droite ligne de celui d'alors, car le vin de Suresnes est médiocrement estimé, et on le chansonne fort irrévérencieusement. Il ne peut servir que comme comestible, il ne supporterait pas même le droit d'entrée; d'ailleurs il n'en entre pas une goutte dans les 1,035,129 hectolitres de vin que consomme annuellement Paris. A propos de ce dernier chiffre, nous remarquons que c'est à peu près celui de la population parisienne, ce qui donnerait un demi-setier par jour à chaque habitant. En présence de ce fait officiellement constaté, on doit supposer que beaucoup de gens ne boivent jamais de vin, puisque les gens aisés en boivent ordinairement près d'une bouteille par jour.

Le chiffre des raisins importés, et dont la plupart viennent de Fontainebleau, est de 4 millions de kilogrammes.

Les bois, taillis, forêts du département, occupent un espace de 3,862 hectares; les arbres qui y viennent le plus communément sont les chênes. Les ormes bordent les routes, les marronniers, tilleuls et acacias décorent les jardins. D'un autre côté, les châtaigniers sont extrêmement nombreux sur certains points, comme à Aulnay, à Meudon, à Fleury et à Verrières.

Différentes autres espèces d'arbres ou d'arbrisseaux concourent à former ces bois, ces futaies, ces taillis; presque toutes appartiennent à l'ordre des amentacées; ce sont : le charme, le hêtre ou foyard, le bouleau, le marceau, l'aune ou verne, le frêne et le tremble. Le pommier et le poirier sauvages s'y rencontrent encore, mais en petit nombre. On trouve aussi en buissons et en arbustes les troënes, sureaux, aubépines, prunelliers, genévriers, buis, fusains, houx, épines-vinettes, etc., dont les noms systématiques suivent :

En médecine on n'emploie que le lierre (*hedera helix*), le nerprun, (*rhamnus catharticus*), le sureau (*sambucus nigra*), le tilleul sauvage (*tilia silvestris*) et le viorne cotonneux (*viburnum lantana*).

Le bouleau blanc (*betula alba*), le charme (*carpinus betulus*), le châtaignier (*castanea vesca*), le cornouiller sanguin (*cornus sanguinea*) , le coudrier (*corylus silvatica*), le fusain , (*evonymus europœus*), le frêne (*fraxinus excelsior*), le genêt des teinturiers et celui à balais (*genista tinctoria, g. scoparia*), le troëne (*ligustrum vulgare*), le chèvrefeuille des bois (*lonicera periclymenum*), le pommier (*malus communis*), le peuplier blanc et le tremble (*populus alba*, *p. tremula*), le prunellier (*prunus spinosa*), le poirier (*pyrus communis*), le chêne pédonculé et rouvre (*quercus pedunculata, qu. robur*), la bourdaine (*rhamnus frangula*), le saule auriculé et marceau (*salix aurita, s. caprea*), l'ajonc (*ulex europœus*), l'orme (*ulmus campestris*), le viorne obier (*viburnum populus*).

Dans les terrains humides croissent :

L'aune commun, le peuplier noir, les saules blanc, fragile, hélix, osier (*salix viminalis*), et osier jaune (*s. vitellina*).

On cultive le peuplier d'Italie (*p. fastigiata*), du Canada, de Virginie, le robinier faux-acacia, etc.

Dans les parcs on a naturalisé, mais cependant pas assez répandu :

L'érable rouge, à sucre et à fruit cotonneux (*acer rubrum*, *a. saccharinum*, *a. eriocarpum*), le charme de Virginie (*carpinus virginiana*), les frênes d'Amérique à feuilles de noyer, à feuilles de sureau, quadrangulaire et à fruit large (*fraxinus americana, f. juglandifolia, f. sambucifolia, f. quadrangulata, f. platicarpa*), le noyer noir de Virginie et le noyer pacanier (*juglans nigra, j. cylindrica*), le bouleau à canot (*betula nigra*), les micocouliers de Provence et de l'Amérique (*celtis australis, c. occidentalis*), le cèdre blanc et le cyprès chauve (*cupressus virginiana, c. disticha*), le genévrier de Virginie, le mélèze des Alpes (*larix europæa*), le mûrier rouge, le pin d'Ecosse (*pinus genevensis*), le pin laricio de Corse (*p. laricio*); le pin de lord Weymouth (*p. strobus*), et le chêne quercitron (*quercus tinctoria*).

Les arbres fruitiers de toute sorte ne croissent point spontanément dans le département de la Seine.

Les bois, taillis, prairies, etc., contiennent une grande quantité de plantes dont l'énumération, on le comprend, serait oiseuse ici. Nous nous contenterons de citer celles qui ont été ou sont encore employées en médecine.

Ainsi parmi les plantes herbacées des bois : l'asclépias dompte-venin (*a. vincetoxicum*), la fougère femelle et mâle (*aspidium filix mas et femina*), le capillaire noir (*asplenium adiantum nigr.*), la bétoine officinale (*betonica off.*), le cynoglosse officinal, l'alliaire (*erysimum alliaria*), l'euphraise officinale, le fraisier des bois (*fragaria vesca*), le mille-pertuis officinal (*hypericum off.*), l'origan commun, (*orig. vulg.*), la pulmonaire officinale, la sanicle vulgaire (*sanicula europæa*), la scabieuse tronquée (*sc. succisa*), la scrophulaire des bois (*scr. nodosa*), la joubarbe orpin (*sedum telephium*), la germandrée botrys, chamaedrys, scorodonia (*teucrium b., ch.*

*et t. sauge des bois*), la valériane et la véronique officinales, la grande pervenche (*vinca major*), la violette odorante.

Les prairies qui couvrent un espace de 5,021 hectares sont riches en graminées et en plantes herbacées de tout genre. On rencontre les officinales suivantes : la mille-feuilles sternutatoire (*achillea ptarmica*), le souchet odorant (*cyperus longus*), la berce (*heracleum sphondylium*), le lin purgatif (*linum catharticum*), la lysimachie nummulaire, l'oseille des prés et crêpue (*rumex acetosa et crispus*), la sauge des prés (*salvia pratensis*), la grande consoude (*symphytum off.*), la valériane dioïque.

Parmi les plantes herbacées des eaux et des terrains humides :

Le céleri sauvage (*apium graveolens*), la petite centaurée (*chironia centaurium*), l'eupatoire à feuilles de chanvre (*eup. cannabinum*), la gratiole off., l'iris des marais (*i. pseudacorus*), la cardiaque officinale (*leonurus cardiaca*), la lysimachie commune (*l. vulgaris*), la salicaire commune (*lythrum salicaria*), les menthes aquatique, velue, pouliot, à feuilles rondes (*mentha aquatica, hirsuta, pulegium, rotundifolia*), le nénuphar et le nymphéa jaune (*nymphæa alba et lutea*), le pédiculaire des marais (*pedic. palustris*), la phellandrie et la scrophulaire aquatiques, le cresson de fontaine (*sisymbrium nasturtium*), la tanaisie commune (*tanacetum vulgare*), la véronique anagallis et beccabunga.

Dans les moissons et terrains cultivés, on trouve : La guimauve (*althæa off.*), la bourrache (*borrago off.*), le bluet (*centaurea cyanus*), le cram de Bretagne (*cochlearia armoracia*) l'euphorbe épurge (*euphorbia lathyris*), la fumeterre (*fumaria off.*), l'herbe aux verrues (*heliotropium europœum*), le lin cultivé (*linum usitat.*), la matricaire camomille, la mélisse calamenthe (*m. calamintha*), l'oxalis cornu (*o. corniculata*), les pavots douteux et coquelicot (*papaver dubium et rhœas*) , la scabieuse et la moutarde des champs (*sc. et sinapis arvensis*), le chiendent (*triticum repens*), la violette tricolore (*viola tricolor*).

Dans les terrains incultes on trouve :

La mille-feuilles (*achillea millefolium*), l'aigremoine (*agrimonia eupatoria*), la buglosse officinale (*anchusa italica*), les camomilles puante et romaine (*anthemis cotula, a. nobilis*), l'anthyllis vulnéraire, la bardane officinale (*arctium lappa*), l'aristoloche clématite, l'absinthe, l'armoise champêtre et officinale (*artemisia absinthium, a. campestris, a. vulgaris*), l'asplenium, rue des murailles, le scolopendre, le trichomanes (*asplenium ruta muraria, a. scolopendrium, a. trichomanes*), le marrube puant (*ballota nigra*), l'épine-vinette (*berberis vulgaris*), la bryone officinale (*bryonia dioica*), la carline commune (*carl. vulgaris*), la centaurée chausse-trappe (*c. calcitrapa*), le céterach officinal, la grande chélidoine (*chelidonium majus*), l'ansérine bon-Henri (*chenopodium bonus Henricus*), la clématite herbe-aux-gueux (*clematis vitalba*) , la grande ciguë (*conium maculatum*), la pomme épineuse (*datura stramonium*), le chardon roland (*eryngium campestre*), le vélar officinal (*erysimum off.*) le caille-lait jaune (*galium verum*), la benoîte officinale (*geum urbanum*), le lierre terrestre (*glecoma hederacea*), l'hellébore pied de griffon (*helleborus fœtidus*), la herniole (*herniaria glabra*), l'épervière des murailles (*hieracium murorum*), la jusquiame noire (*hyoscyamus niger*), le lamier blanc (*lamium album*), le pissenlit (*leontodon taraxacum*), le lepidium passe-rage (*l. trifolium*), la linaire cymbalaire, les mauves à feuilles rondes et sauvage (*malva rotundifolia, silvestris*), le marrube blanc (*m. vulgare*), la matricaire (*m. parthenium*), le mélilot, la mélisse et la mercuriale officinales, les ononis des champs et épineux (*o. arvensis et spinosa*), le panis chiendent (*panicum dactylon*), la pariétaire officinale, les plantains herbe-aux-puces, lancéolé, moyen et commun (*plantago arenaria, lanceolata, media, major*), la renouée (*polygonum aviculare*), la ronce des haies et le framboisier (*rubus fruticosus, r. idæus*), la rue puante (*ruta graveolens*), la sauge orvale (*salvia sclarea*), l'hièble (*sambucus ebulus*), la saponaire officinale, la joubarbe brûlante et celle des toits (*sedum acre, s. sempervivum*), le cresson sophia (*sisymbrium sophia*), la morelle noire (*solanum nigrum*), le thlaspi bourse à pasteur, la croisette velue (*valantia cruciata*), le bouillon blanc molène (*verbascum thapsus*), le gui (*viscum album*).

Parmi les *acotylédones* il se trouve les boletus luridus, lividus, piperatus, douze sortes d'agaricus vénéneuses, et le phallus impudicus.

Parmi les cryptogames mangeables le champignon (*agaricus campestris*), le mousseron (*agaricus prunulus*) et la morille (*morchella esculenta*) sont les plus communs et les plus estimés, on les trouve sur tous les marchés où ils sont visités avec le plus grand soin par des préposés de l'administration de la police. Le ceps (*boletus edulis*) et la gyrole (*cantharellus cibarius*), se mangent également dans les environs de Paris.

Les plantes potagères qui, à cause de la prodigieuse consommation qui s'en fait dans le département de la Seine, sont dignes de l'attention du médecin, sont : l'ail cultivé, l'ognon, l'échalotte, la civette, le poireau (*allium sativum*, *cepa*, *ascalonicum*, *schœnoprasum*, *porrum*), le céleri et le persil (*apium sativa et petroselinum*), l'asperge (*asparagus off.*), la betterave (*beta vulgaris*), le chou, la rave, le navet, le chou-fleur (*brassica oleracea*, *rapa*, *napus*, *botrytis*), la chicorée sauvage (*cichorium intybus*), l'artichaut et le cardon (*cinara scolymus et carduncululs*), les concombres, cornichons, melons (*cucumis sativus*, *minor*, *melo*), le courge-pepon (*cucurbita pepo*), la carotte (*daucus carota*), le topinambour (*helianthus tuberosus*), la laitue (*lactuca sativa*), l'escarole, la mâche (*valerianella locusta*), la barbe de capucin (*ichorium intybus var. étiolée*), le salsifi (*tragopogon pratense*), la tomate (*lycopersicum esculentum*), le panais (*pastinaca sativa*), la pimprenelle (*poterium sanguisorba*), le radis et le radis noir (*raphanus sativus et niger*), le cerfeuil (*scandix cerefolium*), la scorsonère (*scorsonera hispanica*), les pommes de terre (*solanum tuberosum*), l'épinard (*spinacia oleracea*).

C'est dans ce qu'on nomme les prairies artificielles que viennent le sainfoin (*onobrychis sativa*), la gesse-chiche (*lathyrus cicer*), le ray-gras (*solinus perenne*), la luzerne (*medicago sativa*), et les deux trèfles (*trifolium pratense* et *trifolium incarnatum*). Le fourrage qui provient de ces prairies est d'aussi bonne qualité que celui des prairies naturelles; mais il doit être mangé sec : mangé vert en trop grande quantité il produit chez les animaux météorisation ou tympanite des voies digestives.

Les menus grains et légumes secs les plus en usage sont : le pois-chiche cultivé (*cicer arietinum*), la lentille (*ervum lens*), la féverolle (*faba equina*), la gesse commune (*lathyrus sativus*), le haricot (*phaseolus vulgaris*), le pois cultivé (*pisum sativum*), le sarrasin (*polygonum fagopyrum*), la moutarde blanche (*sinapis alba*), la vesce commune (*vicia sativa*), le blé de Turquie (*zea mais*).

La production des légumes secs monte annuellement à environ 774 hectolitres.

Quant aux céréales, le froment, le seigle, l'orge et l'avoine, elles sont cultivées avec succès. Ainsi dans l'une de ces dernières années, on a récolté 5,490 hectolitres de froment, 3,308 hectolitres de seigle, 1,546 hectolitres d'orge et 5,331 hectolitres d'avoine.

La culture des terres labourables n'offre rien de particulier sous le rapport des labours, engrais, ensemencements, moissons. L'engrais liquide commence à être employé préférablement à celui employé jusqu'ici.

L'espèce de froment la plus cultivée est la variété d'hiver (*triticum sativum hibernum*).

Le blé de carême (*triticum æstivum*) est plus petit, fournit plus de son à la mouture, et donne un pain moins beau.

Le seigle (*secale cereale*) est cultivé dans les terrains maigres et pierreux, où sa germination conserve un peu de l'humidité qui lui est nécessaire. En semant, on mêle souvent le seigle avec le froment, et ce mélange, connu sous le nom de *conceau* ou *méteil*, fournit un pain commun, moins cher, dit *pain bis*.

Les trois genres d'orge sont l'orge commune, à deux rangs et à six rangs (*hordeum, vulgare, distichon, hexastichon*), on les sème avant ou après l'hiver, d'où les distinctions en *orge d'hiver* et *de carême*.

Les deux genres d'avoine sont la cultivée et la nue (*avena sativa* et *nuda*).

La culture des pommes de terre est un article important dont nous ne devons pas négliger de parler. Cette plante fournit un contingent considérable à la nourriture de l'homme, depuis son introduction par Parmentier, pharmacien à l'hôpital des Invalides du temps de Louis XV. C'est pour ainsi dire le pain du pauvre. Il semble même que la nature ait voulu qu'il ne puisse jamais manquer de ce pain-là en faisant réussir la pomme de terre dans les terrains même les plus arides.

La culture a fourni un grand nombre de variétés dans la forme plus ou moins ronde de ce tubercule, et dans la couleur du parenchyme blanc, rouge, jaune ou violet, telles que la vitelotte, la hollande, etc.

Le topinambour (*helianthus tuberosus*) est moins cultivé et moins consommé que la pomme de terre. La truffe, cette autre racine tuberculeuse, que l'on voit beaucoup sur les tables riches à Paris vient, comme on sait, du Périgord.

Du reste, le Parisien qui tient à jouir des richesses du règne végétal le peut aisément. Flore et Pomone ont des représentants partout. Outre les jardins des Plantes, du Luxembourg, des Tuileries,

— où se trouvent réunies les plus éblouissantes variétés de fleurs odorantes ou inodores, il y a à Paris quatre marchés où ces variétés se retrouvent et où l'on peut se les procurer; ce sont les marchés du quai aux Fleurs, du Château-d'Eau, de la Madeleine et de Saint-Sulpice.

—

## RÈGNE ANIMAL.

La faune de Paris n'est pas non plus d'une richesse très grande, et nous n'en donnerons, conséquemment, qu'un résumé fort succinct; car, à part les chiens, les chats, les souris, les rats, les puces, *etc., qui s'y multiplient d'une façon affligeante, pour obéir sans doute à une loi de leur code génésiaque*, les animaux produits dans le département de la Seine sont très rares. Ceux qu'on y voit sont, pour la plupart, originaires d'une autre contrée.

Il est bien entendu que cette pénurie n'est pas la même quant aux animaux qui naissent et vivent dans un autre milieu, dans l'air ou dans l'eau. Aussi nous proposons-nous de leur consacrer spécialement quelques lignes, après avoir parlé des mammifères principalement en rapport avec l'homme.

Paris ne produit pas de chevaux; ceux qu'on élève dans ses environs sont en général de petite taille, et en cela ils ressemblent beaucoup à l'homme qui naît dans cette capitale. Ceux qu'on y voit sont de grosse et de moyenne race; leur nombre est de 36,271. Les départements limitrophes en contiennent davantage; ainsi le département de Seine-et-Oise en a 51,934, celui de Seine-et-Marne en a 40,047.

Les richesses chevalines de la France sont contestables à un point de vue. Ce n'est pas le nombre qui fait défaut, c'est la qualité. Quant au nombre, elle a 2,900,000 têtes, ce qui fait 535 chevaux par myriamètre carré, et ce chiffre est plus fort qu'en Prusse, où il n'y en a que 518; — que dans le Wurtemberg, où il n'y en a que 502; — que dans la Bavière, où il n'y en a que 454. La Saxe est la seule où il y en ait un peu plus : 558 chevaux.

Quant à la qualité, c'est autre chose. En dépit des 21 haras ou dépôts d'étalons, et des 50,000 fr. annuels dépensés par la ville de Paris, par celle de Versailles, par l'administration des haras, par la société d'encouragement, en prix distribués aux courses du Champ-de-Mars, de Chantilly, de Satory, pour l'amélioration des races chevalines; en dépit de cela, la race indigène ne prospère guère; il y a des témoignages graves, officiels, de cet état de choses. Une grande partie des éleveurs a cessé de produire, et le reste menace d'en faire autant. Ensuite on importe tous les ans plus de 16,000 chevaux étrangers qui fournissent aux usages de luxe et à une partie de la remonte. Qu'est donc devenue la vieille réputation des Percherons, des Normands, des Bretons? Pourquoi leur préfère-t-on les chevaux du Danemark, du Holstein, de l'Angleterre?

Cela tient sans doute à des principes généraux d'amélioration mal compris; à une négligence impardonnable de la part des éleveurs. Cette préférence donnée aux étrangers tient aussi à l'inaptitude des chevaux français à l'emploi qu'on veut leur donner aujourd'hui. Ils sont énergiques, vigoureux, d'une sobriété extrême, c'est vrai; mais ils sont pour la plupart peu rapides, et c'est précisément la rapidité qu'on exige chez eux, aujourd'hui que les messageries, les chemins de fer, les bateaux à vapeur *font* le service auquel les chevaux de trait étaient affectés autrefois. Il ne reste plus aux Percherons, aux Normands, etc., *que* les omnibus, le hallage, le camionage, le train, l'artillerie et la grosse cavalerie. Quant au reste, ils sont remplacés par des rivaux étrangers qui remplissent mieux qu'eux les conditions de rapidité. Ce qu'il faut aujourd'hui, ce qu'on doit tendre à obtenir par tous les moyens possibles, c'est la race des chevaux à deux fins qui peuvent servir comme chevaux de selle ou de voiture.

Les ânes, eux aussi, ont dégénéré. Les seuls qu'on estime encore aujourd'hui sont ceux du département *de la Vienne* ou *ceux du Poitou*, qui fournissent des étalons destinés à saillir des juments pour mulets.

Les *races bovines* ne sont pas non plus extrêmement riches. Les bœufs des environs de Paris ne valent pas, à beaucoup près, ceux de la Belgique et du Devonshire. C'est sans doute même à cause de cela qu'on emploie les chevaux pour les travaux du labourage.

Paris consomme annuellement 60,000,000 kilogrammes de viande de toute espèce, parmi lesquels il n'y a que 5 millions de kil. de viande de porcs. On abat près de 900,000 bestiaux; mais presque tous sont des provenances des départements limitrophes.

Toutefois l'infériorité de la France, bien que

constatée, n'est pas encore très appréciable. Car les grands marchés de Sceaux et de Poissy regorgent d'animaux, et les nombreux concours annuels pour lesquels on dépense, en prix et en encouragements, une somme de 26,600 francs, ont un certain résultat. Au concours de Poissy, un prix de 7,200 fr. pour les moutons, de 700 fr. pour les veaux et de 1,600 fr. pour les porcs, a été pareillement institué. Il est vrai que sur 100 habitants il n'y a que 29 bœufs, tandis que le Danemark en possède 100 sur 100, la Suisse 85, l'Autriche 53, la Hollande 45, la Bade 39, la Prusse 34 et l'Angleterre 33.

*Il y a, en France*, d'après le dernier recensement de la population bovine fait en 1830, 391,151 taureaux, 2,032,990 bœufs, 4,628,317 vaches et 2,078,174 veaux. Puis 20,130,231 *moutons, brebis* et agneaux, 1,206,093 boucs, chèvres et chevreaux, et 13 millions et demi de porcs.

Quant au département de la Seine, il possède 15,000 bœufs, 800 chèvres et 25,000 moutons. *De* ces derniers il y a, à Bondy, un troupeau *espagnol*, et à Stain un troupeau mérinos.

Les moutons *sont assez gros* et portent une *laine* assez *recherchée*. La proximité de l'Espagne facilite le croisement avec les belles races que différents propriétaires font venir et entretiennent dans les autres départements.

Les vaches ne donnent qu'un lait très clair et peu sucré ; des gens compétents avancent que la plupart sont atteintes de maladies pulmonaires, par suite du traitement qu'elles subissent pour décupler leur production lactifère.

Quant aux veaux, ils sont tués beaucoup plus tard

qu'ailleurs, ce qui, certes, concourt à fournir une viande plus succulente et plus substantielle.

Le nombre et la qualité des animaux sauvages, dans les forêts, taillis et garennes du département, ne présentent aucune différence extraordinaire avec le nombre et la qualité des animaux sauvages de l'Europe centrale.

Les plus communs des environs sont le *chevreuil*, le *lièvre*, le *lapin*, *l'écureuil à poil roux* (*sciurus vulgaris*). Mais, d'un autre côté, le *cerf*, le *daim* (*cervus dama*), le *blaireau* (*meles*), le *renard*, le *sanglier*, sont très rares.

L'abondance des *surmulots* (*mus decumanus*, Pallas), venus en **1730** de l'Inde, a presque détruit et remplacé les petits rats et peuplé les égouts et les voiries.

Les animaux qui se trouvent partout comme la *loutre* (*mustela lutra*, L.), qui habite les étangs, le campagnol amphibie (*arvicola campestris*), le *mulot* (*mus rattus*, L ), la *taupe* (*talpa europæa*), le *hérisson* *erinaceus*), la *fouine* (*mustela foina*), se trouvent également ici.

Les *oiseaux* ne diffèrent guère de ceux qui vivent dans les autres départements. Ce sont les mêmes espèces, les mêmes genres. Ainsi l'on voit beaucoup de pigeons, pigeon-bizet (*columba livia*), pigeon blond (*columba risoria*), pigeon colombain (*columba œnas*); la tourterelle, beaucoup de grives (*turdus musicus et viscivorus*), de rouge-gorge (*rubeculo silvia*), de mésanges (*parus major*, *cœruleus*), de linottes et de chardonnerets (*fringilla cannabina*, *fr. carduelis*), de bouvreuils (*pyrrhula vulgaris*), d'étourneaux ou sansonnets (*sturnus vulgaris*), de vanneaux (*vanellus melanogaster*), etc. ; beaucoup d'ortolans (*emberiza hortulanus*), de bec-figues (*ficedula*, Brisson), de macreuses-pluviers (*oidemia*) qui ne sont indigènes que sur la table des riches ; beaucoup de perdrix, par exemple la perdrix bartavelle (*perdix rufa*), la perdrix grise (*perdix cinerea*), qui est l'espèce la plus commune non-seulement dans le nord de l'Europe et de la France, mais encore dans les environs de Paris ; les gelinottes, les cailles (*coturnix*); puis parmi les autres gallinacés, les poules, les coqs domestiques (*gallus domesticus*), les dindons, les sarcelles (*anas crecca*, L.), les oies, les canards, etc. ; puis encore dans l'ordre des *gralles*, les bécasses, la bécasse ordinaire (*scolopax rusticola*), qui est presque de tous les pays, la petite bécassine (*scolopax gallinula*), le bécasseau (*tringa*); puis enfin, en dernière ligne, les omnivores comme les corbeaux (*corvus*), les corneilles mantelées, les frayonnes, *les* geais (*corvus glaudarius*), qui sont considérés, dans certaines localités, comme des bienfaiteurs sans cesse occupés à faire la guerre aux vers et aux insectes ; les rapaces lucifuges et autres comme la chouette-hibou (*strixotus*), la chouette chat-huant (*strix stridula*); la chouette effraie (*strix flammea*), etc... ; puis enfin les oiseaux chanteurs et siffleurs qui font retentir les bois et les campagnes de leurs concerts, comme le rossignol et les fauvettes (*silvia luscinia, atricapilla et cinerea*), le merle (*turdus merula*), les alouettes (*alauda arvensis et cristata*), le roitelet-troglodyte (*troglodytes vulg.*), le hoche-queue (*motacilla alba*), le pinson et le moineau franc (*fringilla cœlebs, fr. domestica*), etc , etc...

De tous ces oiseaux, nous parlons bien entendu de ceux qui se mangent, on consomme annuellement à Paris, en comptant ceux qu'on importe, pour la somme de 10 millions de francs. On consomme également pour plus de cinq millions et demi d'œufs.

Parmi les *reptiles* on compte la couleuvre lisse, la couleuvre jaune et verte (*coluber viridi-flavus*), le lézard (*lacerta agilis*), le crapaud sonnant (*rana bombina*), le crapaud accoucheur (*bufo obstetricans*), le crapaud vert, la salamandre aquatique. Les tortues y sont en grand nombre, mais elles viennent toutes du midi.

Quant aux *poissons*, la Seine en est assez bien approvisionnée quant à la quantité, mais non quant à la qualité. Les poissons qu'on y pêche le plus communément sont:

La carpe, l'ablette (*leuciscus*, Ag.), le gardon (*leuciscus idus*, Bl.), le goujon (*c. gobio*), la tanche (*c. tinea*), et autres du genre cyprin ; l'anguille, l'éperlan (*salmo eperlanus*), le brochet (*esox lucius*) quelquefois, etc.

De tous ces poissons d'eau douce dont ils font de préférence des matelottes et des fritures, les Parisiens en consomment annuellement pour plus d'un demi-million de francs; et c'est beaucoup dire, car ce sont les poissons qui coûtent le moins cher. On en mange même plus, comparativement, que de poissons de mer, bien que de ces derniers on consomme annuellement pour cinq millions et demi de francs, et en ajoutant un million et demi pour les huîtres, on aura une somme assez ronde.

L'Océan et la Manche fournissent aux marchés le turbot (*rhombus* ou *pleuronectes*), la raie (*raia bates*), la sole (*pleuronectos solea*), le saumon (*salmo*), le merlan (*gadus merlangus*), le maquereau (*scomber scombrus*), la morue (*gadus morrhua*), le mulet (*mugil cephalus*), le hareng, la sardine (*clupea encrasicholus*) dont la Bretagne expédie 80 mille barils par an; la Méditerranée fournit le thon (*scomber thynnus*) et l'anchois.

De tous les *coquillages* connus, de tous les mollusques mangeables, l'*huître* est celui dont on fait à Paris la plus grande consommation. Il est de tous les repas et de toutes les fêtes, et aujourd'hui surtout que les voies ferrées sont ouvertes de Paris à la mer, les plus pauvres ménages s'en régalent souvent.

On mange le plus communément à Paris : l'huître comestible, ou commune (*ostrea edulis*), espèce ovale dont les bords des deux valves ne sont point plissés; l'huître pied-de-cheval (*ostrea hippopus*), dont la coquille est arrondie, très grande, très épaisse, à talon large, presque aussi long sur une valve que sur l'autre, présentant celui de la valve intérieure deux bourrelets et une gouttière au milieu, et celui de la valve supérieure trois gouttières peu profondes.

Le homard (*astacus marinus*) et la langouste commune (*palinurus vulgaris*) sont d'un usage alimentaire également recherché et fréquent.

Mais si ces deux crustacés ne sont point à la portée de toutes les bourses, en revanche les crevettes, la crevette marine (*gammarus marinus*) et l'écrevisse des ruisseaux (*astacus fluviatilis*) et la moule (*mytilus edulis*) sont en abondance telle qu'on n'a pas grand'peine à en avoir une grande quantité pour peu d'argent. Ces crustacés et ces bivalves arrivent chaque matin maintenant de presque tous les ports de mer du nord de la France.

Voilà pour les produits de la mer.

Parmi les *hélices* (escargots), il y a trois espèces : vigneronne, chagrinée, némorale. La première est la plus estimée et la plus consommée.

Les abeilles, dont l'éducation est plutôt une affaire de curiosité que de spéculation, car tout le miel, et le meilleur, arrive à Paris du midi de la France, de Narbonne, principalement, sont assez nombreuses dans le département de la Seine. Et par abeilles nous entendons toute la tribu des apiaires (*apiariæ*), c'est-à-dire les bourdons, les englosses, les mellipones, les trigones et les abeilles communes, et toute la tribu des guépaires (*vespariæ*), c'est-à-dire, les guêpes, les frelons, les polystes ou guêpes françaises (*vespa gallica*), etc., etc.

Outre que ces insectes hyménoptères ne sont pas d'un grand revenu pour le département, il faut ajouter qu'elles sont ainsi que les cousins (*culex*), les tipules (*tipula*) et les tanypes (*tanypus*), un juste sujet d'effroi pour les Parisiennes et pour les Parisiens qui vont jouir, l'été, des plaisirs de la villégiature. La piqûre d'un seul cousin, surtout des espèces de France, n'est rien en elle-même ; il n'en résulte guère qu'une tumeur plus ou moins rouge et plus ou moins cuisante qui est due au liquide irritant que l'insecte dépose dans la plaie. Mais, dans les derniers jours de l'été, lorsqu'ils fondent en tourbillons sur les animaux et sur les hommes, leurs piqûres prennent un caractère extrêmement désagréable.

Nous indiquerons ici le cours intéressant d'apiculture fait par M. Debeauvays, et en son absence, par M. Regnier, dans les pépinières du Luxembourg. Il a lieu tous les mardis, mercredis, jeudis et vendredis à 8 heures du matin.

Quant aux autres insectes dont l'énumération et

la description seraient trop longues, nous nous contenterons de citer parmi les lépidoptères, le papillon grand porte-queue (*papilio machaon*) dont la chenille vit solitairement sur la carotte et sur le fenouil, les phalènes, le sphinx, le vulcain, le paon de jour et le paon de nuit, l'alucite céréalette (*alucita, cerealetta*), etc, etc.; parmi les coléoptères, les hannetons, dont les gamins de Paris font un si grand commerce, les calandres, la calandre raccourcie (*calandra abbreviata*), les charançons (*curculio granatius*), qui font un si grand tort aux plantes dont ils se nourrissent, entre autres le charançon de la Livèche (*curculio ligustici*), qui est très commun aux environs de Paris et cause de grands dégâts au printemps dans les vignes, dans les plants d'asperges, en mangeant les premières pousses; les bruches, dont un grand nombre est exotique, mais dont un grand nombre aussi se trouve en France et dans les environs de Paris, entre autres la bruche du pois (*bruchus pisi*), qui vit à l'état de larve dans les pois, les fèves et les lentilles.

Les cantharides (*lytta vesicatoria*, Fabr.), dont la plus grande partie est livrée au commerce par l'Italie, la Sicile et l'Allemagne, se trouvent en assez grand nombre dans le département de la Seine. Il existe une thèse importante de Victor Audouin à ce sujet

Parmi les orthoptères et les hémiptères, les grillons, le grillon domestique (*gryllus domesticus*), le grillon champêtre (*g. campestris*), les sauterelles, les criquets (*acridium*), les cigales (*cicada*), les cicadelles (*cercopis*), etc., etc.; parmi les néréoptères, les libellules, les éphémères, les panorpes, etc.

Quant aux vers à soie (*phalæna bombyx*) cultivés surtout depuis Louis XI, qui fit les premières plantations de mûriers, ils ne sont cultivés dans le département de la Seine qu'à titre d'essai ; le Dauphiné est le seul lieu de la France qui en produise en grande quantité, 5,200,000 kilogrammes environ par an.

Le *cynips gallarum*, qui produit les noix de galles, dites galles de France légères, se trouve beaucoup dans les forêts de chênes des environs. Ces galles sont inférieures à celles de la Turquie qui forment les deux tiers de la consommation française.

Parlons en terminant d'un animal fréquemment employé en médecine, de la sangsue (*hirudo medicinalis*). Les principales espèces sont :

La sangsue officinale (*sanguisuga off.*, Savigny ; *hirudo provincialis*, de Carena).

La sangsue verte ou grise (*sanguisuga medicinalis*).

Dans le temps c'était le département d'Indre-et-Loire qui fournissait les sangsues de France. Mais leur nombre ne suffit plus au besoin qu'on en éprouve et la France est devenue tributaire de la Hongrie, de la Russie et surtout de la Turquie et de l'Égypte, même de l'Algérie. Elles arrivent à l'ordinaire par Genève, Strasbourg et surtout par Lyon. Les sangsues se transportent dans des sacs de toile contenant 4 à 5 kilogr. chargés sur de la mousse ou de la paille, dans des fourgons suspendus, traînés par des chevaux de poste. On les lave et on nettoie les sacs tous les deux jours ou en été tous les jours, à des endroits distants, environ 80 lieues.

Celles du levant arrivent par Marseille dans des baquets remplis d'argile humectée.

Les *grosses* pèsent 2,75 à 3,25 kilogr. par mille, le prix varie entre 100 et 200 fr.

Les *moyennes* 1,25 à 1,45 kilogr. — 70 à 150 fr.

Les *petites-moyennes* pèsent de 0,628 à 0,750 kilogr. — 20 à 50 fr.

Les *filets*, quatrième choix, se vendent à la *livre*.

Quelquefois les sangsues grosses contiennent des sangsues appelées *vaches*, qui pèsent jusqu'à 10 kil. le mille. Les prix n'ont aucun cours, ils varient selon les circonstances, et on ne traite qu'au comptant. Paris approvisionne toute la France, exporte beaucoup en Belgique et en Angleterre. L'Espagne, le Brésil, le Chili, le Pérou, la Martinique, la Guadeloupe, les États-Unis reçoivent de considérables quantités de sangsues par l'intermédiaire de la France. La moyenne d'importation est de 21 millions. La valeur des importations a varié, depuis 1832, de 46,700 fr. (1837) à 1,724,730 fr. (1832). Chaque sangsue est estimée par la douane 3 centimes.

La société de l'encouragement d'industrie nationale a proposé un prix de 1,500 fr. pour celui qui indiquerait des moyens pratiques de conserver et multiplier ces animaux.

Les principaux auteurs français sur les sangsues sont : Savigny, Achard, Gallois, Guyon, Carena, Derheims, Moquin-Fandon et Huzard.

Nous ne pouvons clore le règne animal sans parler de l'homme et du Parisien ; après ce qui est consommé vient ce qui consomme.

Quant à l'habitant de la France, nous laissons parler Malte-Brun :

« La population de la France, dit-il, tom. 2, p. 68, appartient sous le rapport physique à deux espèces et à trois races principales. Ces deux espèces sont originaires d'Asie. L'espèce sémitique comprend trois races : la race celtique, la race pélasgienne et la race arabe ; l'espèce scythique nous offre la race germanique.

« D'après M. Amédée Thierry, la race celtique se divise en deux grandes familles : la *branche gallique* comprenant les anciens Galli ou les Gals et la *branche kimrique* ou les Kimri, divisée elle-même en deux rameaux : les *Kimri* de la première invasion mélangés en grande partie avec les *Galli* (*Gallo-Kimri*) et les Galli de la seconde invasion ou Belges (*Belgæ*). La famille ibérienne se partage en deux branches : les *Aquitani* et les *Ligures*, qui habitent les pentes des Pyrénées, les bords de la Garonne et les bords de la Méditerranée.

« La race *pélasgienne* comprend aussi deux familles : la famille *grecque-ionienne* qui habite une partie de l'ancienne Provence, et la *græco-latine* qui occupe la Corse.

« La race arabe est représentée par la population juive répandue dans toute la France et très nombreuse à Paris. »

Voilà pour les races étrangères qui se mêlent à la race française. Mais, malgré les greffes nombreuses que l'on tente sur lui, il y a un type qui reste original et qui fait, pour ainsi dire, race à part ; nous voulons parler du Parisien.

Son portrait physique est plus facile à faire que son portrait moral. Il est assez communément d'une taille inférieure à la moyenne ; Buffon l'a évaluée à 1 m. 68 cent. La longueur moyenne de son pied est de 25 centimètres. Il n'a les cheveux et la barbe ni blonds, ni bruns, mais d'une nuance toute particulière ; son visage n'est pas correct, le nez est tantôt aquilin, tantôt recourbé comme celui d'un oiseau de proie; la bouche n'est pas épaisse et cependant elle n'est pas fine, mais elle laisse *sortir* un bon rire, une bonne et spirituelle gaîté *qui frise* quelquefois l'insolence et qui est souvent de l'ironie. Sa peau est blanche et douce ; cela tient à ce qu'il est moins exposé qu'un autre aux intempéries atmosphériques et à l'action de la lumière et du soleil. Le système musculaire est peu développé chez lui, sa force c'est l'adresse et l'agilité. Tout cela porte un cachet, une estampille, et il est impossible de ne *pas dire, lorsqu'un* Parisien est au milieu de cent Français : Voilà un *Parisien.*

Nous parlons ici, bien entendu, du Parisien riche, ou seulement aisé. Quant à l'ouvrier, c'est le même type, mais plus accentué. Chez l'homme du monde, les défauts sont habilement dissimulés sous un vernis d'élégance et de politesse ; chez l'ouvrier les défauts font saillie, ils sont même largement accusés. L'un et l'autre ont le même esprit *loustic,* aventureux, léger. Mais l'ouvrier, plus que l'autre, a cette vertu, l'audace, le *mépris du danger,* la philosophie de la vie. On se bat à Paris en fredonnant une ariette, un couplet de vaudeville ou une chanson grivoise.

L'habitude d'un travail manuel et pénible donne plus de vigueur et d'apparence musculaire à l'ouvrier. Son tempérament n'est pas tout-à-fait celui du Parisien oisif. Néanmoins tous les deux ont des points de contact. Si les ouvriers présentent des exceptions, elles sont peu nombreuses ; si les différents systèmes du corps sont chez eux plus développés, ils ne le sont pas d'une façon beaucoup plus régulière. Le tempérament du Parisien est peu prononcé ; sa constitution la plus commune n'est ni bilieuse, ni lymphatique, ni sanguine, elle est un peu tout cela à la fois, mais elle est surtout nerveuse. Nous devons ajouter qu'il n'est pas rare de rencontrer à Paris, parmi les individus qui y sont nés, des constitutions présentant les extrêmes, des Hercules et des nains, des gens pléthoriques à force de santé et des gens complètement rachitiques et tout-à-fait phthisiques.

Quant à la Parisienne, son portrait est plus difficile à faire ; on l'a essayé vingt fois, on l'a rarement réussi. Nous n'espérons pas être plus heureux.

La Parisienne a, beaucoup plus que le Parisien, le tempérament nerveux. On prétend même qu'elle abuse de la délicatesse de ses nerfs dans des occasions importantes, solennelles, comme dans un succès manqué, une sollicitation repoussée, un caprice non satisfait. Il n'est personne qui n'ait été témoin d'une ou plusieurs attaques de nerfs d'une Parisienne. Mais puisque c'est là une des forces dont elle se sert pour régner, nous nous bornerons à lui rappeler que cet usage trop répété de sa constitution nerveuse a des inconvénients au point de vue médical.

La Parisienne n'a ni la longue chevelure noire des Espagnoles, ni le teint mordoré des Italiennes, ni l'éblouissante beauté des Géorgiennes. Elle n'a rien de tout cela, et ce qu'elle a doit mieux valoir encore, à ce qu'il paraît, puisqu'elle a partout le sceptre, puisque partout elle est fêtée, préférée, aimée.

Son visage n'est pas d'un ovale bien pur, mais il a de la grâce ; il a une sorte de langueur enjouée, s'il est permis d'accoupler ces deux mots, une teinte légère de la morbidezza des femmes du midi. Ses cheveux ont une nuance charmante; ses yeux ne sont pas aussi fendus, aussi voilés, aussi noirs que ceux qui fascinent sous d'autres climats, mais ils ont une douceur toute particulière. Ses dents sont une merveilleuse chose; petites, serrées et blanches, on dirait qu'elles sont faites pour marteler et adoucir au passage tous les mots un peu trop rugueux du vieux langage gaulois.

Nous laissons de côté les attaches délicates du col, la ténuité élégante des doigts, la désinvolture de la taille, le *brio* de la démarche; toutes ces choses ont été vantées. La Parisienne est plus *jolie que belle, et elle plaît ainsi, parce que* sa grâce et son esprit lui tiennent lieu de beauté. Les Gauloises, *robustes femmes aux yeux bleus, secondaient* leurs maris et leurs frères dans les batailles. Les femmes romaines mettaient au monde des enfants dont elles faisaient des homme. Les Parisiennes, elles, ne paraissent pas être créées pour concevoir; leur rôle n'est pas celui des mères de famille. Souvent les unions qu'elles contractent ne sont pas dictées par l'amour, par la sympathie d'ailleurs; aussi elles sont d'ordinaire sujettes à des pertes *utérines et vaginales, suivies* de stérilité précoce et d'avortements fréquents. A Paris les femmes paraissent avoir plutôt une mission de plaisirs, de fêtes, d'enivrements de toutes sortes, et elles la remplissent. Leur esprit et leur coquetterie les font reines, et elles sont faites pour conserver le plus longtemps possible cette royauté enviée qui dure si peu. Si nous osions, nous dirions que la Parisienne est une courtisane honnête femme; mais ces choses ne se disent pas.

Avec cet instinct de plaisir, avec cette soif de coquetterie, on comprend qu'elle aime les fêtes et qu'elle coure les bals, les concerts, les soirées; on comprend également qu'elle meure poitrinaire.

Voilà la Parisienne, voilà le Parisien.

---

## SALUBRITÉ DE LA VILLE.

Nous avons dit sous quelles influences climatériques Paris est situé, ce que ses habitants peuvent attendre, en bien-être et en santé, de sa situation géographique, des productions de son sol, toutes choses sur lesquelles l'homme n'a presque aucune puissance de direction, toutes causes de santé ou de maladie auxquelles il est étranger. Nous avons à dire maintenant quelle part le Parisien peut revendiquer dans les maladies auxquelles il est sujet; dans quelles circonstances choisies par lui, et sous quelles influences volontaires ou subies sans contrôle il naît, vit et meurt.

Parmi les causes d'insalubrité et de maladies que les Parisiens peuvent hardiment s'attribuer, on doit compter en premier lieu l'agglomération d'un trop grand nombre d'individus et d'un nombre trop grand d'habitations dans un espace qui, rigoureusement, n'en admettrait que le tiers.

Il est convenu qu'il n'y a qu'un Paris au monde; le provincial croit que là seulement il peut trouver la fortune et le bonheur, ce qui n'est nullement démontré; et, sous ce prétexte frivole, il se jette de gaîté de cœur dans la grande fournaise parisienne ; il s'abandonne corps et âme à ce redoutable minotaure qui engloutit tant d'hommes et de choses, et qui est fatigué, mais non rassasié. La mortalité de Paris est plus grande que celle de la plupart des villes de second ordre. Placée dans des conditions normales, satisfaisantes, une ville ordinaire ne voit toujours son appoint d'accroissement de population dévoré que par les famines, les épidémies et les guerres. Paris, ville exceptionnelle, est placée dans des conditions si défavorables, elle renferme tant de motifs de desruction que, malgré l'affluence énorme d'étrangers et de provinciaux qui *la choisissent* pour séjour, son accroissement successif de population est fortement amoindri par le chiffre de mortalité ; *les famines, les épidémies et les guerres n'exigeraient pas d'elle un tribut plus exagéré que celui que la condition mauvaise, dans laquelle elle s'est volontairement placée, la force de payer.*

Les statistiques constatent que dans cinq ans (1841-1846) Paris s'est accru de 118,636, et le département de la Seine de 170,330 habitants ; et que dans le même espace de temps, 148,760 décès ont eu lieu. Elles constatent aussi *que la moyenne de mortalité des derniers dix ans* est de 29,917, dont 18,897 décèdent à domicile, 10,123 dans les hôpitaux et hospices civils, et 896 dans les hôpitaux militaires. Ajoutons que les naissances dans le département et dans le même temps excèdent les décès de 3,701 à 6,755 et même 8,944, et l'on verra quel nombre immense de provinciaux doit venir participer aux chances de la vie parisienne.

Au lieu de greffer sur la nature, de venir en aide à ses opérations, desquelles ils auraient eu le droit d'attendre des résultats favorables, les premiers habitants de Paris et les générations qui leur ont succédé ont préféré contrarier ces opérations et, en créant un centre industriel, se créer un milieu destructeur.

Où il y avait autrefois des champs, on a fait des faubourgs ; où il y avait de vastes étendues de terrains vagues inhabités, on a tracé des rues, et dans ces rues, on a édifié des maisons. Et encore n'a-t-on pas consulté les besoins de la santé. Le sol était bas, on ne l'a pas exhaussé ; on a construit au hasard. Dans ces rues tortueuses, étroites, humides, obscures et boueuses, par suite de la privation des rayons du soleil, on a accumulé des maisons construites avec des pierres d'une très mauvaise qualité, appartenant à la formation du calcaire grossier et de son grès coquillier marin, et offrant, par conséquent, l'aspect d'une craie dure, d'un blanc jaune. Ces pierres se délitent facilement en absorbant l'humidité de l'atmosphère, et, dans les mauvais temps, laissent suinter l'eau à travers leurs parois. De là beaucoup d'affections arthritiques et rhumatismales. Ces maisons, en dépit de l'ordonnance royale de 1783, qui fixe leur hauteur à 48 et 60 pieds, ont cinq, six, sept et même huit étages, comme au passage Radzivill.

Ces inconvénients tendent chaque jour à disparaître. La ville de Paris fait de louables efforts pour donner à cette capitale un aspect plus régulier, et pour anéantir les causes particulières qui tendent continuellement à infecter l'air atmosphérique ; mais les causes imminentes d'insalubrité qu'on trouve dans les habitations des quartiers populeux n'en subsistent pas moins nombreuses. Si nous exceptons la belle Cité Napoléon, dont il sera question dans la topographie du deuxième arrondissement, on ne construit pas précisément en vue des ouvriers et des pauvres à Paris; aussi continuent-ils à habiter des maisons où le manque d'air et l'air vicié sont une misère de plus à ajouter à celles qu'ils supportent déjà.

De 1816 à 1830 on a affecté à l'agrandissement de la voie publique, dans l'intérieur de Paris, 10,250,000 francs, de 1831 à 1840, 18,500,000 fr. Depuis lors la proportion annuelle a été plus forte encore, et les travaux d'alignement, en exécution aujourd'hui, peuvent dépasser la somme de 50 millions environ. Mais le prix du fonds est si différent, et parfois si haut, qu'un mètre carré, sur certains points, revient à 1,000 fr., tandis que près du chemin de ronde, il n'est que de 10 fr. Ce sont des circonstances qui expliquent les difficultés que rencontre souvent le travail de l'alignement dans l'intérieur de la ville.

On fait de louables efforts pour élargir la voie publique, mais pour que l'air et la lumière puissent circuler librement, il faudra de beaucoup encore diminuer la hauteur des maisons. La largeur des rues à Londres, selon le *Metropolitan buildings act*, du 9 août 1844, doit être à l'avenir de 40 pieds anglais (12,191 m.), et si les maisons ont plus de 40 pieds les rues doivent être élargies en conséquence. La grandeur des cours est fixée à 100 pieds carrés (92,842 m.) au moins.

En France on détermine la hauteur des maisons d'après la largeur des rues. Dans les rues de 29 pieds (9,42 m ) de largeur les maisons ne doivent avoir que 54 pieds (17,54 m.) de hauteur, et dans celles de 23 pieds (7,47 m.) elles ne doivent excéder 36 pieds de hauteur (11,69 m.). Il y a, cependant, des voies publiques qui, à ce degré de hauteur, ont moins de 7 mètres et demi de largeur, telles que les passages Saulnier et Violette, la cité d'Antin, etc.

Un éloquent écrivain, Rousseau, a dit :

« Les hommes ne sont pas faits pour être entassés en fourmilière ; plus ils se rassemblent, plus ils se corrompent.... L'haleine de l'homme tue l'homme... Les infirmités du corps, ainsi que les vices de l'âme, sont l'infaillible effet d'un concours trop nombreux. »

Et, en effet, la lumière, l'espace, l'air, sont les conditions indispensables de la vie, les aliments indispensables du corps ! L'air que la nature nous avait d'abord généreusement dispensé, et que la société, qui s'est substituée à la nature, nous a mesuré avec parcimonie, avec cruauté pour obéir aux exigences odieuses des intérêts ligués de l'égoïsme et de l'industrie.....

Répétons-le, la police de salubrité a beau rechercher, et les rapports annuels du conseil de salubrité ont beau constater les causes qui peuvent altérer la santé publique, pour les détruire ou les éloigner, les villes, — foyer des arts et de la civilisation, — n'en sont pas moins aussi un foyer de miasmes, de maladies et de corruption physique et morale.

### Enfants. — Education.

Paris est une ville de luxe et de misère, de travail et d'oisiveté. Tous les contrastes sociaux s'y trouvent; tous les vices s'y développent, le premier entre tous, l'envie surtout. Il y a là trente occasions de faire fortune, et cent pour perdre celle qu'on a amassée.

A Paris il y a des bals, des maisons de jeu, des lupanars, où l'on perd son argent et sa santé. Cette ville souveraine est comme un immense clavier dont toutes les touches résonnent, mais sans harmonie, et qui contient toutes les gammes des passions humaines.

Il y a là une rivalité incessante entre toutes les classes, une irritation perpétuelle, un perpétuel froissement d'amours-propres; des désirs insensés, des aspirations ambitieuses, des appétitions irréfléchies : un combat, enfin, à armes mauvaises, des uns contre la société, des uns contre les autres, un combat de tous contre tous. Aussi les crimes et les suicides y sont-ils plus fréquents que partout ailleurs.

*Des enfants.*—Les enfants, principalement, souffrent des exigences tyranniques de la civilisation.

L'influence des localités est des plus désastreuses pour eux. L'énergique stimulus du soleil et d'une locomotion saine et variée leur manque souvent. A Paris les enfants s'étiolent comme les plantes placées dans les mêmes conditions, ils sont en très grand nombre atteints du rachitis, des tumeurs blanches et scrofuleuses qui donnent une physionomie si maladive aux indigènes, qu'une figure rose et fraîche est presque un titre pour être regardé comme étranger ou, au moins, comme non-Parisien.

Voilà ce que sont les enfants à Paris; ils vivent, mais le plus souvent ils n'ont rien de ce qui fait vivre. Ils ont les membres grêles, la poitrine plate, les chairs molles, le ventre ballonné et le teint pâle.

*Mortalité.* — On constate pour les enfants d'un an une mortalité de 31,803 sur 43,415 naissances et 36,639 décès en général. L'hospice des enfants-trouvés et orphelins ne présente qu'une mortalité de 848 sur 6,035 qui ont séjourné à la maison, et de 1,549 sur 13,559 en tutelle le 31 octobre 1850.

Nous parlons surtout des enfants des familles pauvres ou laborieuses, des fils d'ouvriers ou de filles publiques. Ce sont tout naturellement les plus intéressants pour les médecins, ce sont les plus à plaindre pour tout le monde.

Les enfants sont pourtant la richesse première d'une nation, puisqu'ils deviennent des hommes, et cette richesse on la gaspille, comme les autres, plus que les autres, parce qu'on la sait inépuisable, éternelle. L'État les prend à vingt ans pour les faire tuer sur les champs de bataille en l'honneur de son pavillon tricolore et dans l'intérêt de sa vieille renommée de gloire et de triomphes. L'industrie, plus impitoyable encore, les prend à dix ans, à huit ans, pour les faire tuer sur cet autre champ de bataille, cent fois plus meurtrier que le premier et qu'on appelle la fabrique ou la manufacture.

*Travail des enfants.* — Ce n'est pas le travail ordinaire, avec ses conséquences douces et moralisatrices ; mais le travail sans repos ni trêve, sans frein ni règle, qui abrutit le corps en même temps que l'intelligence, qui carie les os en même temps qu'il carie l'âme. Lyon, Rouen, Lille, Paris, Paris surtout, répondront éloquemment à ceux qui les interrogeront là-dessus. Ils diront, par des séries de faits, par des listes de maladies et de mortalité, ce que la loi inexorable de l'industrie a fait de l'homme qui est bien organisé pour un rude labeur, mais non pour un labeur surhumain.

Peu de personnes savent combien de milliers d'enfants obéissent, brisés et flétris, à cette impérieuse et inassouvissable loi du travail qui les jette à huit ans, à dix ans, dans les fabriques et les manufactures qui siégent ironiquement à deux pas du paradis des riches. Les statistiques sont là qu'on peut consulter. *Les chiffres sont accablants.*

Dans le district compris entre les quartiers Popincourt, Saint-Antoine et des Quinze-Vingts, foisonnent les usines et les fabriques auxquelles, cependant, on a dispensé intelligemment l'espace et l'air, tandis qu'il est excessivement restreint pour les ouvriers. Aux machines d'acier, de fer et de bois, l'air pur, le grand air, l'espace ; aux machines humaines, l'air vicié, méphitique des logements obscurs et humides.

Dans ces usines et dans ces fabriques on occupe six cents enfants sur deux mille ouvriers, et, comme ceux-ci, on les astreint à un travail de douze heures au moins et de seize heures au plus. Ils grandissent là, mais ils ne s'y développent pas. La nature a des lois, elles sont inexorables, on ne les méconnaît pas en vain.

Dans les quartiers de la Monnaie, du Temple, Sainte-Avoie, où il y a une multitude de fabricants en chambre, âpres au gain, âpres au travail, il y a plus de vingt mille apprentis forcés à une activité et à une production sans limites. Les parents ignorent souvent les mauvais traitements et les mauvais exemples que reçoivent leurs enfants, occupés qu'ils sont eux-mêmes à gagner un salaire souvent insuffisant. D'ailleurs un grand nombre de ces apprentis sort de l'hospice des enfants-trouvés qui, grâce à l'influence de la misère et de la débauche, fournit un état annuel de plus de treize mille enfants abandonnés. Qui croirait que le nombre de ces infortunés qui vivent au milieu de nous privés d'état civil et de famille, dépasse le chiffre formidable d'un million? Ainsi élevés, ces enfants-là, on le comprend, sont à quatorze ans, bien que l'Etat exerce une tutelle très active, privés de toute éducation de famille. Beaucoup d'entre eux ne connaissent que le travail et le châtiment qui en est, pour eux, la récompense habituelle. — Leur premier bonheur est le vagabondage, le premier essai de leur liberté est le vol, leur première école de morale est la prison.

Avant de parler des adultes, disons ici un mot des enfants qui suivent leur instruction religieuse dans les deux grandes caves de l'église Saint-Sulpice. Ces souterrains, à peine en communication avec l'air extérieur par des soupiraux étroits et mal placés, sont dans des conditions de la plus grande insalubrité. Le conseil de salubrité s'est prononcé plusieurs fois sur ce sujet : l'enfance est faible, débile, elle appelle les soins et les précautions. Nous espérons donc que les réclamations, qui ont été souvent adressées à ce sujet à la fabrique, seront entendues, et que bientôt l'on ne verra plus, dans ces caves froides et sans ventilation, des centaines d'enfants obligés d'y faire leur catéchisme, sans compter ceux qui, le dimanche, sont également forcés d'y passer une partie de la journée.

Quant aux enfants des classes aisées de la société, leur éducation est singulièrement entendue, il faut l'avouer. Si les familles pauvres élèvent leurs enfants dans un travail au-dessus de leur âge, et conséquemment de leurs forces, qui les énerve et aboutit à l'abrutissement et à l'hôpital, les familles riches élèvent leurs enfants dans une oisiveté qui les tue, qui produit une excitation prématurée à toutes les jouissances, et qui aboutit à l'onanisme.

A Paris l'esprit s'ouvre de bonne heure aux conceptions des arts et aux découvertes de la science. L'intelligence mûrit trop vite dans cette serre-chaude du savoir. Jean-Jacques Rousseau, qui avait admirablement compris cela et qui a laissé un monument (*Emile*) que l'on ne saurait se lasser de consulter, Jean-Jacques a dit, dans sa préface de *Narcisse* : « L'étude use la machine, épuise les esprits, détruit les forces, énerve le courage, rend pusillanime, incapable de résister également à la peine et aux passions.:. » L'inaction du système locomoteur, l'inaptitude pour les exercices violents mais salutaires, mille causes encore amènent des résultats désastreux et provoquent des maladies dont les plus communes sont l'hypocondrie et la céphalalgie que suivent, souvent, des affections mentales.

Cette précocité de l'intelligence, cet état prématuré de la compréhension, suscitent une perturbation grave chez les jeunes gens et les jeunes filles. L'esprit est déjà formé que le corps l'est à peine, et cependant des désirs qui ne sont pas de leur âge les conduisent les uns et les autres à la volupté solitaire, dont les conséquences sont connues. Les filles publiques, que l'on est forcé de tolérer, allument chez les jeunes garçons des désirs précoces.

Chez les jeunes filles, c'est la lecture de certains romans, et leur contact, dans les bals, avec les jeunes roués qui leur parlent d'amour, c'est cela qui amène le même résultat. Nous ne demandons donc point pourquoi cette jeune fille est pâle quand elle devrait être rose et fraîche ; pourquoi ce jeune homme a le regard idiotisé et le visage blême aussi, nous le savons d'avance.

Ce qui hâte chez les jeunes filles les progrès du mal, ce sont les habitudes de coquetterie qu'elles contractent de bonne heure. La Vénus de Milo leur paraît avoir la taille d'une cuisinière, et elles veulent avoir une taille aristocratique. Les corsets sont là ; leur pression sur les vaisseaux axillaires, leur compression des glandes mammaires produisent des effets funestes. Les engorgements squirreux, une gêne habituelle de la respiration, une toux menaçante, des hémoptysies, et enfin une phthisie pulmonaire au premier degré, voilà ce qui résulte d'un trop grand désir de plaire, de briller, d'être citée pour sa taille fine.

Ces jeunes filles se trompent et, malheureusement, cette erreur est souvent irréparable : une taille fine ne constitue pas la beauté.

Avec cette éducation physique et morale, les jeunes Parisiennes ressemblent à des fleurs venues en serre chaude ; elles viennent vite mais mal. Leur système nerveux acquiert une sensibilité portée à l'excès, et comme il réagit principalement sur l'utérus, il le développe prématurément, y provoque l'éruption menstruelle et fait de cet organe le siége et la cause d'un grand nombre de maladies. Il y a perturbation dans toutes les autres fonctions de l'économie, et avec les ménorrhagies, les leucorrhées et la chlorose, viennent les anomalies des fonctions cérébro-spinales comme l'hystérie et la nymphomanie. Voilà les conséquences d'une puberté anticipée.

Ce qui favorise chez les jeunes gens le développement prématuré de certaines fonctions, de celles de l'organe de la génération, c'est le défaut de surveillance des parents sur cet éveil de la nature, c'est, plutôt, l'absence de la vie de famille, à Paris. Les jeunes gens s'envolent de bonne heure du nid paternel, et, lorsqu'ils y reviennent malades et traînant l'aile, on s'aperçoit à peine qu'ils en sont sortis.

A l'âge de vingt-cinq ans, sur 4,733 personnes qui succombent annuellement à des affections pulmonaires, il y a 800 jeunes gens de 25 à 30 ans ; voilà pour la phthisie, et nous ne comptons pas les ravages que font sur une vaste échelle les autres maladies qui sont la conséquence des émanations délétères de certaines localités, de l'air vicié de certains quartiers, et aussi, bien entendu, des vices de l'éducation parisienne.

### Vie parisienne.

Si nous consultons les tables de mortalité relativement à l'homme, nous y voyons qu'il ne peut, pas plus que l'enfant et l'adolescent, se soustraire aux influences de la civilisation, aux conséquences des lois qui en découlent fatalement, aux effets du milieu social dans lequel il vit.

L'homme riche, par exemple, ne sait guère profiter des avantages de santé et de bonheur que devrait lui procurer sa fortune.

Il est souvent l'artisan de sa ruine morale et physique en gaspillant son temps et sa santé dans les théâtres, dans les soirées, dans les concerts, dans les fêtes, sans que toute cette agitation lui procure l'exercice auquel il devrait se livrer, pour conserver l'équilibre de ses fonctions.

Il est vrai qu'il prend une heure ou deux d'équitation, qu'il fait un peu d'escrime, qu'il se promène un peu à pied ou en voiture. Mais ces exercices suffisent à peine à donner à son estomac, et à tous les organes de l'appareil gastrique, l'activité et la vigueur indispensables pour digérer les aliments nombreux et fortement asaisonnés dont il les surcharge. Aussi est-il assez souvent exposé à des indigestions et sujet à des anorexies fâcheuses. C'est à cette absence d'une locomotion bien entendue, c'est à ce parti pris d'inaction du corps et de l'esprit qu'il doit certaines affections chroniques des viscères abdominaux; c'est à cela qu'il doit la goutte et l'apoplexie, l'hypocondrie, les affections cérébro-spinales. Son existence se passe dans un semblant de satisfactions de semblants de désirs, qui en vérité, n'est que de l'ennui. Heureux les riches qui savent imiter les pauvres.

Viennent les individus qui appartiennent à ces *classes intermédiaires* dont les positions ont des nuances très difficiles à saisir quoique bien tranchées. A Paris les fortunes subissent des fluctuations inattendues, des revirements soudains qui déplacent continuellement des masses d'individus et les transportent dans des habitudes auxquelles ils ne sont pas faits. A Paris il y a encombrement d'hommes sans position et de jeunes gens sans avenir. Et pourtant, comme le fait très bien remarquer M. Michel Chevalier (*Des intérêts matériels*, p. 15), il y a « pénurie d'hommes capables d'accomplir les choses à faire dans l'industrie et dans l'administration. Vis-à-vis d'un nombre infini de cases vides dans l'échiquier social, il y a cohue de personnes déclassées, cause flagrante de perturbation sans cesse renaissante, source inépuisable de malheurs publics et de souffrances privées. » Beaucoup de gens, par exemple, qui sortent des rangs de la grande ou de la petite bourgeoisie, sont forcés, pour vivre, de se faire une trouée dans le monde, de se frayer un passage à travers les foules compactes de gens à pourvoir qui encombrent toutes les avenues. Ce sont des luttes sans fin, des peines continues, des privations que l'on dérobe à toutes les investigations, même à toutes les sollicitudes. On veut arriver quand même, parce que, après tout, il faut résoudre le double problème de l'existence quotidienne et de l'apparence de luxe qui est un besoin inhérent à la constitution de l'habitant de Paris. Seulement, lorsqu'on est arrivé, lorsqu'on a acquis une position, gagné un emploi, on a souvent perdu la santé. C'est ainsi qu'est expliquée la fréquence des névroses.

Parmi les positions parisiennes dont les conditions hygiéniques sont les moins favorables, après celles des classes ouvrières, il y a les positions d'employés, de commis, les professions sédentaires, celles des artistes, des gens de lettres, de tous ceux qui se condamnent volontairement à une vie inactive en apparence et à une contention trop prolongée de l'esprit. Ce n'est qu'à Paris qu'on peut observer en grand des disproportions semblables.

Pour les commis, les employés de bureau, les maladies ordinaires sont celles qui affectent l'organe au désavantage duquel se fait tout l'exercice; une maigreur extrême, la goutte, des lésions des voies urinaires, les hémorrhoïdes, les déviations de la taille, des engorgements abdominaux. Leur système tégumentaire devient d'une sensibilité extrême qui prédispose à des rhumatismes et à des névralgies.

Pour les artistes et les hommes de lettres, outre ces dernières maladies, outre les altérations profondes des organes de la vie assimilatrice, il y a l'hypochondrie, la mélancolie, des céphalalgies, ou une insomnie continuelle, des atteintes d'apoplexie, et parfois même l'aliénation mentale. Voilà ce que coûte le travail du cabinet, ce que coûtent les veilles passées à des études, à des travaux pour lesquels souvent le monde reste ingrat...

Cette position sédentaire est également celle des femmes, à quelque rang de la société qu'elles appartiennent. Les femmes riches sont encore les moins agissantes; leur existence est un peu la répétition de celle des hommes riches. Elle se passe dans la recherche de plaisirs, contestables au point de vue de la santé, et de satisfactions de vanité et de coquetterie. Les soirées, le boudoir, le théâtre, sont des distractions auxquelles l'exercice n'a pour ainsi dire aucune part, puisque dans les soirées, dans leur boudoir et au spectacle, elles restent presque toujours assises, et qu'elles en reviennent fort rarement à pied. Ajoutons à cette absence de mouvement, l'air souvent vicié des appartements par suite de l'affluence des visiteurs ou des invités, par suite de la fumée des lampes et des bougies, et du mélange du parfum des fleurs et de celui des essences qui font partie de la toilette parisienne. Ajoutons aussi qu'en sortant de ces appartements où la température est élevée, elles s'exposent à une atmosphère plus froide, et l'on aura la raison des affections catarrhales répétées, dont les suites sont connues.

Les femmes de condition inférieure ont d'autres maladies à redouter. Nous parlons des femmes qui sont condamnées à rester dans les boutiques, dans les comptoirs, dans les ateliers, « ces foyers de corruption dont on doit déplorer les pernicieux effets, tout en admirant les produits qu'ils fournissent. »

Les femmes sont mal partagées dans l'ordre social ; la société est loin de faire pour les malheureuses ouvrières tout ce qu'elle devrait faire.

La faim ne pousse pas les femmes à la révolte, mais à la prostitution ; voilà pourquoi l'on a négligé d'améliorer le sort des femmes, condamnées à un travail non pas dangereux comme celui des hommes, mais pénible souvent, et, en tout cas, mal salarié. A Paris, le salaire des travaux féminins n'est point assez élevé pour permettre à celles qui les accomplissent de vivre même modestement. En se levant à l'aube et en veillant fort avant dans la nuit, beaucoup d'entre elles ne peuvent parvenir à gagner plus de 50 ou 75 centimes par jour. Pour celles qui sont occupées dans les grands ateliers, dans les manufactures, il faut ajouter à cette insuffisance de gain les mortes saisons, les chômages, etc.; aussi faut-il qu'elles grossissent parfois leur budget exigu de recettes extraordinaires, constatées par les registres du *bureau des mœurs*.

C'est là un des commencements de la prostitution, de ce mal de société qui ne peut être réprimé ni par aucune loi ni par aucun réglement; elle ne doit pas être livrée à elle-même, mais mise sous la surveillance de la police. Du reste, la tolérance des maisons de prostitution est le plus sûr moyen d'en contenir l'excès. Parmi la multitude des causes qui la font naître, on doit compter en premier lieu une éducation qui tend plus à former l'esprit que le caractère et qui agit fâcheusement sur ces filles malheureuses dont le travail ne leur permet pas de pourvoir aux besoins les plus modestes. Le premier pas vers la prostitution est souvent le résultat de désordres dont ces filles sont les victimes. Beaucoup d'entre, elles sans état civil, trouvent dans la prostitution, qui est pour elles un état tout naturel, un moyen de pourvoir à leur existence.

Il faut mettre également en première ligne l'action de la paresse, de la vanité, de la gourmandise; puis viennent les chagrins domestiques, les mauvais traitements, les mauvais exemples donnés par les parents ou reçus dans les manufactures, l'expulsion de la maison paternelle, et enfin la misère. La misère surtout est la cause déterminante de la prostitution.

Les statistiques de la préfecture de police constatent que les couturières, lingères, costumières, culottières, giletières, gantières, modistes, brodeuses, fleuristes, plumassières, enlumineuses, brocheuses, marchandes des 4 saisons, saltimbanques, écaillères, potières, chiffonnières, cuisinières, jardinières, vachères, etc., fournissent le plus fort contingent. Après elles viennent les chapelières, casquettières, garnisseuses, cordonnières, éjarreuses, chamarreuses, cartonnières, blanchisseuses, rempailleuses, passementières, frangières, pelletières, trameuses, cotonnières, tisseuses, gazières, châlières, bonnetières, matelassières et ouvrières en soie. Le contingent le moins considérable est formé par la classe des bijoutières, émailleuses, polisseuses, brunisseuses, reperceuses, sertisseuses, batteuses d'or, doreuses, vernisseuses, clouttières, etc.

Toutes les professions, tous les métiers de femmes, on le voit, paient leur tribut à la prostitution. Nous pourrions dire tous les âges ; car, sans compter les filles publiques de 70 ans, et celles-là sont loin d'avoir conservé, comme Ninon de Lenclos, toute *la jeunesse de leurs* attraits, — il y en a d'inscrites sur les registres à l'âge de 14, 13, 12, et dans des cas exceptionnels même à 10 ans...

Si nous entrons dans quelques considérations physiologiques sur les prostituées, nous dirons qu'elles se distinguent presque toutes par un embonpoint qui leur donne les apparences de la santé, et qui est dû à la quantité de bains chauds qu'elles prennent, à la vie inactive qu'elles mènent, à la nourriture abondante qu'on leur sert. Elles ont l'embonpoint que donne la vie animale, et souvent un teint livide dû au mercure. On remarque chez beaucoup d'entre elles une raucité de la voix qui doit être attribuée à l'abus des liqueurs fortes, à l'habitude de l'ivrognerie, aux intempéries de l'air.

Quant à l'influence que peut avoir sur leur santé l'exercice de leur métier, elle est grande. De toutes les maladies auxquelles elles sont exposées, les plus fréquentes et les plus inévitables sont la syphilis et la gale. Ensuite les pertes abondantes et la suppression des menstrues, les tumeurs des lèvres, des ligaments utérins et de la matrice, les abcès et fistules de la cloison recto-vaginale, les déplacements, etc., etc.

Le règlement des filles publiques est assez bien entendu à Paris ; elles sont visitées au dispensaire de salubrité, à la préfecture de police. Les maisons publiques et leurs fenêtres sont fermées, la sortie et le *faire le trottoir* ne sont tolérés qu'à la nuit tombante jusqu'à une heure avant minuit. Celles qui sont atteintes de maladies vénériennes sont soignées à la prison St-Lazare, où l'on enferme aussi les récalcitrantes de ce métier.

Quant aux *ouvriers*, la plupart de leurs maladies sont déterminées, soit par l'exercice de métiers rudes et malsains, par des falsifications de tout genre, soit par les détériorations des substances destinées à l'alimentation, soit enfin par les irrégularités et les excès dans leur régime.

Si nous admettons une quantité d'honorables exceptions, il est toujours vrai que le gros de la classe ouvrière conserve des habitudes plus ou moins funestes à la santé. Il est de tradition chez elle, d'aller *se défatiguer* des labeurs de la semaine dans les fatigues de l'ébriété du dimanche, du lundi et même du mardi. L'ouvrier qui ne fait pas le dimanche et le lundi est un être à part, une anomalie rare. Il faut voir, les jours consacrés à ces bombances, ces caravanes d'ouvriers qui se dirigent vers les barrières. Ils emmènent avec eux femmes, mères, enfants et sœurs. Tout cela va manger et boire une bonne partie du salaire de la semaine, celle qui serait si bien employée dans le ménage. Il faut aussi assister au retour : il est affligeant souvent. C'est l'ivresse dans toute sa nudité, l'ivresse brutale, désordonnée, terrible parfois.

Nous savons bien que ces libations exagérées trouvent leur excuse dans le travail pénible, dans le labeur excessif de la semaine; les poumons qui se sont imprégnés de limaille, ou qui ont aspiré la poussière des laines et de la céruse, ont besoin d'un émollient, et on croit le trouver dans ces breuvages nauséabonds qu'on appelle le *vin bleu* et le *trois-six*. Ce sont précisément les causes les plus communes des gastrites, des entérites, des maladies des voies urinaires, des phlegmasies des principaux organes parenchymateux, des apoplexies et paralysies, des aliénations, des plaies plus ou moins graves occasionnées par les chutes et par les querelles de cabarets.

On a prétendu que l'habitant de la banlieue de Paris n'avait pas moins à se plaindre de son sort que l'habitant de la ville. Nous ne savons jusqu'à quel point cette assertion est fondée.

*L'habitant de la banlieue* est en partie campagnard. Il n'est pas mieux nourri que le citadin, cela peut être; mais il boit du cidre, du vin, des boissons qui ne sont pas aussi falsifiées dehors barrière qu'en dedans, et le travailleur de la ville, après une nourriture malsaine, détériorante, insuffisante aussi, n'a pour se désaltérer qu'une eau douteuse, ou qu'un vin plus douteux encore à cause du droit d'entrée.

En général les dispositions de salubrité sont un peu meilleures dans la banlieue que dans l'intérieur de Paris. Des 1,053,897 habitants de l'intérieur, 69,447 ont été traités dans les hôpitaux, tandis que des 311,036 habitants de la banlieue, n'ont cherché le secours hospitalier que 13,867, ce qui donne pour la ville une moyenne de 1 malade sur 11, et pour le reste du département 1 sur 22 habitants. Le cultivateur travaille sans relâche, courbé sur le sillon que trace sa charrue, sous le vent, sous la pluie, sous la neige, mais aussi à l'air libre dont s'emplissent ses poumons, mais aussi en face d'une végétation souvent plantureuse dont les émanations donnent une vigueur nouvelle à ses muscles fatigués.

Les habitants de la ville, au contraire, à toutes les chances défavorables de santé doivent ajouter celles auxquelles ils ne peuvent se dérober, c'est-à-dire les altérations, les falsifications et les détériorations des substances destinées à leurs aliments et boissons.

### Falsification et altération des substances alimentaires et des boissons.

Les falsifications, d'abord isolées, essayées seulement sur quelques substances, ont pris depuis longtemps des proportions épouvantables, puisqu'il est constaté qu'il est mis dans le commerce autant de produits fraudés qu'il en est mis de purs. Après les falsifications des drogues et des médicaments, ce qui était déjà chose grave, sont venues les falsifications sur les substances alimentaires. Cette sophistication des médicaments administrés aux malades déroutait les prévisions des médecins et annihilait l'effet de leurs prescriptions. Cette sophistication des substances alimentaires déroute les précautions hygiéniques et les rend inutiles.

La loi ne punit qu'à demi les auteurs de ces falsifications. Le commerce en souffre autant que la santé des consommateurs, puisque les fraudes introduites dans la fabrication de nos denrées leur ferment l'entrée de la plupart des marchés étrangers. L'impunité est presque acquise aux coupables, et ils continuent avec une sorte de sécurité leur désastreuse industrie.

Dans les liquides peu échappent aux altérations. L'*alcool*, par exemple, malgré l'épreuve de l'alcoomètre centésimal, contient un corps étranger qui augmente sa densité et diminue sa force : le *chlorure de calcium*.

Le *vin*, qu'on pourrait appeler la seconde nourriture de l'homme, subit des altérations plus nombreuses. Les vins de Provence, de la Bourgogne et du Mâconnais, avant d'entrer dans Paris, sont dénaturés ; *on ne les boit pas tels qu'ils ont été expédiés* ; leur caractère primitif *même disparaît*. On colore la plupart des vins débités à Paris, en mêlant des vins d'Orléans, par exemple, à des vins d'Argenteuil ou de Suresnes ; on ajoute le plus souvent à ces derniers une décoction de bois de campêche ou de baies d'hièble, de troëne, d'airelle, ou de mille autres matières colorantes. Ce n'est pas tout, quoique ce soit déjà beaucoup. Pour donner à ces vins une saveur plus astringente, on met à *contribution* des écorces de chêne, de saule, ou l'on emploie de l'eau-de-vie de pommes de terre. On a vu même certains industriels résoudre le problème, assez difficile pourtant, de faire du vin sans y faire entrer un seul grain de raisin, au moyen d'une mixture composée de cidre, de poiré, de l'eau-de-vie et d'une des matières colorantes ci-dessus indiquées.

Ces différentes altérations sont suffisantes pour porter un préjudice notable à la santé des consommateurs ; et pourtant l'âpreté au gain, le désir de s'enrichir vite pousse les industriels à faire davansage encore. Les mixtures dont nous venons de parler, ne causaient que des indispositions légères, comme des maux de tête ou des coliques; mais ils en fabriquent d'autres qui attentent plus sérieusement à la santé et à la vie de leurs concitoyens. Les fraudes prennent ici un caractère odieux. Le plus dangereux de tous les moyens mis en usage pour la sophistication des vins est l'emploi de l'acétate de plomb ou de son protoxyde, de la litharge. Le carbonate de chaux est encore employé pour détruire leur acidité. Le sulfate d'alumine et de potasse sert à donner de la force et une saveur astringente aux vins rouges; il n'est pas jusqu'à l'arsenic, aux sels de cuivre et d'antimoine qui n'aient été employés par ces industriels, et l'on comprend, dès lors, les funestes accidents qui sont résultés de ces falsifications nombreuses, trop impunies ou pas assez inquiétées. La police est vigilante, mais les gens qu'elle a charge de poursuivre sont habiles; et pour dix tonneaux de vins frelatés, dont elle ordonne l'effusion dans les ruisseaux, il y en a vingt que l'on débite audacieusement.

*La bière*, assez communément employée à Paris, à cause de son bon marché, est tout aussi frelatée que la précédente boisson.

Elle est moins riche en houblon que la bière de Flandre; mais, pas plus à Paris que dans le Nord, elle n'est propre à la digestion. Comme le vin, elle est sujette à la falsification. La bière ordinaire, celle que les fruitières vendent trois ou quatre sous, est assez ordinairement fabriquée avec une décoction de buis aiguisée avec un acide quelconque. Les conséquences n'en sont pas aussi désastreuses pour la santé que celles de la falsification du vin, mais elles sont assez graves, néanmoins, pour qu'on les signale. Il n'est pas rare de voir la bière occasionner des tranchées, des borborygmes et des coliques.

Le *cidre* vendu à Paris serait renié par les Normands, — car un liquide qui est une eau de lavage de marc de cassis, ou un mélange d'eau et de sucre, exprimé du marc de cassis, ou une mixture putride qui ne contient pas 1 p. 0/0 d'alcool et 3 1/2 p. 0/0 d'extrait de fruits, — ce liquide-là n'est pas du cidre.

Le *lait* est également sujet à des falsifications nuisibles à la santé de ceux qui en font leur nourriture quotidienne ; et c'est là une des plus importantes *questions* d'hygiène publique, car la consommation de lait, à *Paris, est très grande.* L'eau entre pour beaucoup dans la falsification *de ce liquide,* ainsi que le prouve cet aveu d'un laitier à M. Donné, à qui nous l'empruntons : « Ordinairement nous mettons de l'eau dans le lait, mais cette année nous mettons le lait dans l'eau. » Mais cette fraude n'est pas la seule. Elle appauvrit le liquide, mais elle ne l'altère pas à un point considérable ; elle varie seulement son opacité et change les proportions de ses globules grasses ou butyreuses avec le sérum du lait.

Pour *remédier* à ce dernier inconvénient, les marchands de lait emploient deux sortes de substances, celles qui augmentent sa densité, qui donnent de la viscosité, de l'onctueux au liquide, et celles qui augmentent son opacité. Dans les premières, on place la fécule, l'amidon, l'eau de son, l'eau de chaux, le sucre, le caramel, la gomme, etc. Dans les secondes, la seule substance qu'on pourrait employer, — et nous doutons qu'on l'emploie, à cause de son prix supérieur à celui du lait, — c'est l'huile dont les émulsions participent jusqu'à un certain point des propriétés optiques du lait. On a prétendu, cependant, que les laitiers fabriquaient des émulsions avec de la cervelle de mouton, ou avec de la cervelle de cheval, — qu'ils faisaient entrer dans leur lait des émulsions d'amandes, de chenevis, des jaunes d'œufs et des mucilages de racines de guimauve, etc. Il ne faut admettre de pareilles assertions qu'avec la plus grande réserve ; l'examen microscopique dévoilerait jusqu'à un certain point ces diverses préparations. La seule altération permise, c'est l'introduction du bi-carbonate de soude pour empêcher la coagulation ; on en tolère un gramme *par litre.*

Quoi qu'il en soit, il s'introduit tous les jours à Paris une grande quantité de lait dont la richesse en crême est très problématique et qui contient des mélanges propres à causer certaines indispositions, que l'analyse chimique est souvent impuissante à découvrir.

Quant à l'eau dont les classes pauvres de Paris font un usage forcé et leur boisson ordinaire, ses propriétés salubres ou insalubres ont été longtemps discutées. La chimie a employé tous ses moyens d'analyse pour arriver à conclure pour ou contre les eaux de la Seine. En les traitant par l'évaporation, on a trouvé très peu de matière étrangère, — néanmoins, ces eaux sont légèrement laxatives pour beaucoup de personnes qui arrivent à Paris et qui n'y sont pas habituées. C'est, à ce que nous croyons, le seul reproche sérieux qu'on ait à leur faire. Grâce aux divers procédés de clarification employés par plusieurs établissements de Paris, l'eau de la Seine est ordinairement très potable. Voici du reste l'excellent travail de M. Payen sur les eaux de Paris :

**Substances contenues dans un litre des eaux de Paris.**

| SUBSTANCES. | Eau de la Seine au pont d'Ivry. | Eau de la Seine, au pont N.-D. | Eau de la Seine, au Gros-Caill. | Eau de la Seine, à Chaillot. | Eau de la Marne au pt de Char. | Eau d'Arcueil. | Eau de Belleville | Eau des Prés-St-Gervais. | Eau du puits de Grenelle.* | Eau de la Bièvre | Eau du canal de l'Ourcq. |
|---|---|---|---|---|---|---|---|---|---|---|---|
| | Litres. | Litres. | Litres. | Litres. | Litres, | Litres. | Litres. | Litres. | Litres. | Litres. | Litres. |
| Acide carbonique. . . | 0,013 | 0,014 | 0,014 | 0,343 | 0,013 | 0,070 | q. ind. | q. ind. | q. ind | 0,020 | q. ind. |
| Air atmosphérique** . . | 0,003 | 0,003 | 0,004 | 0,003 | q. ind. | 0,004 | — | — | — | q. ind. | — |
| | gramm. | Gramm. | Gramm. | Gramm. | Gramm. | Gramm. | Gramm. | Gramm. | Gramm. | Gramm. | Gramm. |
| Carbonate de chaux. . | 0,132 | 0,174 | 0,229 | 0,230 | 0,301 | 0,158 | 0,400 | 0,032 | 0,0292 | 0,303 | 0,188 |
| Bicarbonate de magnés. | 0,060 | 0,062 | 0,076 | 0,075 | 0,120 | 0,060 | | 0,012 | 0,0092 | | 0,075 |
| — de potasse.. | — | — | — | — | — | — | — | — | 0,0100 | — | — |
| Sulfate de chaux. . . | 0,020 | 0,039 | 0,040 | 0,040 | 0,022 | 0,138 | 1,100 | 0,430 | — | 0,116 | 0,090 |
| — de magnésie. . | 0,010 | 0,017 | 0,027 | 0,030 | 0,018 | 0,072 | 0,520 | 0,100 | 0,0320 | 0,170 | 0,098 |
| — de soude. . . . | | | | | | | | | | | |
| — de potasse. . . | — | — | — | — | — | — | — | — | | — | — |
| — de strontiane. . | — | — | — | — | — | — | traces | traces. | — | — | — |
| Chlorure de sodium. . | 0,010 | 0,025 | 0,032 | 0,032 | 0,020 | 0,018 | 0,400 | 0,600 | — | 0,181 | 0,113 |
| — de potassium. | — | — | — | — | — | — | — | — | 0,0570 | — | — |
| Nitrate alcalin. . . . | indic. | indic. | in. t. s. | in t. s. | traces. | traces. | traces. | traces. | — | — | traces. |
| Silice, alumine, ox. de fer | 0,008 | 0,014 | 0,023 | 0,024 | 0,030 | 0,081 | 0,100 | 0,020 | 0,0120 | 0,034 | 0,027 |
| Matière organique. . .. | traces. | — | — | — | — | — | — | — | — | — | q. not. |
| Totaux. . . . | 0,240 | 0,331 | 0,426 | 0,432 | 0,811 | 0,527 | 2,520 | 1,144 | 0,1449 | 6,304 | 0,590 |

* On voit que la propriété alcaline et la somme des produits n'ont pas varié sensiblement depuis l'analyse que M. Payen a faite, dès l'origine, ci qui présentait 0,145 de rés du fixe.

** Le mélange d'oxygène et d'azote qui se dissout dans l'eau est plus riche en oxygène que l'air atmosphérique ; il contient en volume 0,32 d'oxygène au lieu de 0,209.

Le *pain*, qui fait la base de la nourriture de tout le monde, est ordinairement assez bon à Paris et, grâce aux visites réitérées des inspecteurs dans les fournils, il est assez difficile aux boulangers de mêler des substances nuisibles aux farines qu'ils emploient ; cependant, beaucoup d'entre eux y parviennent. La fécule de pommes de terre est quelquefois employée par eux, la farine de fèverolles également ; ils ne se font même aucun scrupule de se servir d'alun et de sous-carbonate d'ammoniaque pour blanchir leurs pains, et bien que l'innocuité de ces deux sels ait été reconnue, leur addition, en doses trop fortes, aux farines, peut exercer sur l'économie animale une influence nuisible.

Quant à la *viande de boucherie*, la surveillance que l'on exerce aux abattoirs et sur les marchés ne suffit pas toujours pour empêcher l'introduction et la vente de certains morceaux de viande provenant d'animaux malades. Les troupeaux de bœufs qui viennent de l'Ouest font des marches prolongées et douloureuses qui compromettent leurs pieds. L'espace interdigité devient souvent le siége d'une inflammation, souvent aussi un érysipèle intense frappe la peau de la partie postérieure du paturon. Le tissu réticulaire enflammé sécrète une sanie fétide qui détermine la séparation et la chute des ongles. Ces bœufs abattus, il n'est pas rare de découvrir des tumeurs charbonneuses qui communiquent une altération assez grande aux morceaux environnants.

Des autres substances alimentaires, le *sel* subit des altérations plus ou moins dangereuses pour la santé. Au sel blanc, par exemple, on ajoute fréquemment de la pierre à plâtre, de l'iode, des sels de potasse ou du sable ; sur 4,878 échantillons de sel, envoyés au conseil de salubrité par la préfecture de police, l'analyse en a donné 2,561 falsifiés; au sel gris on ajoute du sel marin mêlé avec du sel de varech.

On voit qu'en général, aucune de ces substances n'est pas plus à l'abri des fraudes que les liquides que nous venons d'énumérer. Il reste donc prouvé pour tout le monde que les falsifications de ces substances diverses entrent pour une bonne partie dans les maladies qui accablent la population parisienne et les classes pauvres *surtout*.

—

## POPULATION.—MALADIES.—MORTALITÉ.

Ayant envisagé l'homme sous ses différents rapports sociaux, il nous reste, en passant sur toutes ces inégalités du sort, à le considérer sous un point de vue abstrait et très concret à la fois, apparemment aride, mais cependant très instructif, nous voulons dire sous le rapport numérique. Le chiffre est muet et éloquent. Donnons d'abord quelques chiffres pour la population de la France, pour bien saisir les rapports du corps avec le cœur, pour pouvoir comparer la manière d'être de la partie dans le tout.

## France.

La population moyenne des trente-deux années, de 1817 à 1848, est de 32,805,000, en ayant égard à l'accroissement de la population, et en partant de la population observée en :

| | |
|---|---|
| 1820 de. . . . . . . | 30,451,187 |
| 1831 — . . . . . . | 22,560,934 |
| 1836 — . . . . . . | 33,540,910 |
| 1841 — . . . . . . | 34,230,178 |
| 1846 — . . . . . . | 35,401,761 |

### *Mouvement moyen annuel.*

| | | | |
|---|---|---|---|
| Naissances. . | Mascul. | 498364 | 967763 |
| | Fémin. | 469399 | |
| Décès. . . | Mascul. | 406997 | 808064 |
| | Fémin. | 401067 | |
| Accroissem. de la population. | Mascul. | 91368 | 159699 |
| | Fémin. | 68331 | |

Si *l'accroissement, qui est de* 1/250e *et auquel les garçons contribuent pour* 1/359e *et les filles seulement pour* 1/181e, se maintenait le même, la population augmenterait d'un dixième en 19 ans, de moitié en 82, et il faudrait 141 ans pour qu'elle devînt double de ce qu'elle est maintenant.

Comme la France possède une population de 35,401,761 hab. et une superficie de 527,686,195 kilomètres carr.=52,768, 619 hectares, et comme par conséquent les moyennes de la population départementale sont de 411,648 habitants et 6,135,89 hectares, on saura d'avance que le département de la Seine, le plus peuplé et le plus petit de tous, est

8*

tout-à-fait hors des conditions ordinaires. Sa population absolue est trois fois plus grande (1,364,933 indiv.) et sa superficie treize fois plus petite (475,48 hectares) que pour un département moyen. Si l'on considère séparément la ville de Paris, qui, sur une superficie de 34,396 kilom. carrés (3,439 hectares), renferme, y compris la population flottante, 1,053,897 habitants, ou les 8/10es du département, on trouve 30 habitants par kilomètre carré, ou 308 par hectare, c'est plus de 450 fois celle de France.

Les arrondissements de St-Denis et Sceaux sont encore dix fois plus peuplés que la France entière.

*Mouvement de la population de la France pendant l'année* 1848* *(bur. de statist. génér.).*

NAISSANCES.

| | | | | |
|---|---|---|---|---|
| Enfants lég. | Masc. | 452601 | 880957 | 948748 |
| | Fém. | 428356 | | |
| Enfants nat. | Masc. | 34831 | 34831 | |
| | Fém. | 32960 | | |
| Enfants morts-nés. | Masc. | 17347 | 29463 | |
| | Fém. | 12116 | | |
| Masculins, différence . . | | +5231. | | |

DÉCÈS.

| | | |
|---|---|---|
| Masculins. . | 422509 | 844,158 sans étrang. |
| Féminins. . | 421649 | |

| | |
|---|---|
| Excédant des naissances sur les décès. . | 111985 |
| Excédant des décès sur les naissances. . | 7395 |
| Accroissement de la population. . . . | 104590 |

* Nous avons choisi l'année 1848 ; les rapports de 1849 ayant été profondément troublés par le choléra ; quant à ceux de 1850 ils ne sont pas encore publiés.

### *Excédant des naissances et de la mortalité par sexe.*

| | Naissances. | | Mortalité. |
|---|---|---|---|
| Garçons. . | 487432 | Hommes. . | 422509 |
| Filles. . . | 461316 | Femmes. . | 421649 |
| Garçons. + | 26116 | Hommes. + | 860 |

Parmi les 86 départements de la France, il en est 10 où le nombre des décès a surpassé, en 1848, celui des naissances, dans les limites de 1,332 à 115, savoir :

Allier, 329,540; Hautes-Alpes, 133,100; Basses-Alpes, 156,675; Calvados, 498,385; Eure, 423,247; Gers, 314,885; Jura, 316,150; Lot-et-Garonne, 346,260; Tarn-et-Garonne, 242,498; Var, 349,859 (1,333,115). Les départements : Seine, 1,364,933 ; Var, 1,152,980 ; Moselle, 448,087; Côtes-du-Nord, 628,426 ; Haut-Rhin, 487,208 (6,137-3,110-144), sont ceux qui ont eu le surcroît le plus considérable d'augmentation de la population.

### *Rapports des éléments annuels de la population (1850).*

*Naissances.* — 17 garçons sur 16,014 filles; — 1 enfant naturel sur 12,972 enfants légitimes.

*Décès.* — 70 masc. sur 68,996 fém.

*Enfants légitimes par mariage* : 3,41.

On compte une naissance pour 33,96 habitants et pour 0,84 décès; — et un décès pour 40,48 habitants et pour 1,19 naissances ; ainsi qu'un mariage pour 127,91 habitants, et pour 3,76 naissances.

**Ville de Paris.**

## *Mouvement de la population de la ville de Paris pendant l'année* 1850.

NAISSANCES.

| | | | | |
|---|---|---|---|---|
| A domic. | En mariage. | Garçons. | 9484 | 18613 |
| | | Filles. . | 9159 | |
| | Horsmariage | Garçons. | 2493 | 4929 |
| | | Filles. . | 2429 | |
| Aux hôp. | En mariage. | Garçons. | 496 | 1006 |
| | | Filles. . | 510 | |
| | Horsmariage | Garçons. | 2549 | 5057 |
| | | Filles. . | 2508 | |
| | | | | 29628 |

| | | | | |
|---|---|---|---|---|
| A domicile. . | Garçons. | 11977 | 23565 | 29628 |
| | Filles. . | 11588 | | |
| Aux hôpitaux. | Garçons. | 3045 | 6063 | |
| | Filles. . | 3018 | | |
| En mariage. . | Garçons. | 9980 | 19649 | 29628 |
| | Filles. . | 9669 | | |
| Hors mariage. | Garçons. | 5,042 | 9979 | |
| | Filles. . | 4,937 | | |

ENFANTS MORTS-NÉS.

| | | |
|---|---|---|
| Masculins. . . . . . . | 1295 | 2350 |
| Féminins. . . . . . . . | 1055 | |

MARIAGES.

| | | |
|---|---|---|
| Garçons et filles. . . . | 8,444 | 10297 |
| Garçons et veuves. . . . | 512 | |
| Veufs et filles. . . . . | 989 | |
| Veufs et veuves. . . . . | 352 | |

DÉCÈS.

| | | | |
|---|---|---|---|
| A domicile. . . . | Masculins. . | 7075 | 15144 |
| | Féminins. . | 8067 | |
| Aux hôpitaux civils. | Masculins. . | 4099 | 8442 |
| | Féminins. . | 4343 | |
| Aux hôpitaux milit. | Masculins. . | 1103 | 1106 |
| | Féminins. . | 3 | |
| Dans les prisons. . | Masculins. . | 79 | 122 |
| | Féminins. . | 43 | |
| A la Morgue. . . | Masculins. . | 247 | 309 |
| | Féminins. . | 52 | |
| *Exécutés.* . . . . . . . . . . . | | | 3 |
| Total. . . . . . . . . . . | | | 25126 |
| Décès en général. . | Masculins. . | 12616 | 25126 |
| | Féminins. . | 12510 | |

*Différence entre les naissances et les décès.*

| | | | |
|---|---|---|---|
| Total des naissances. | Masculins. . | 15022 | 29628 |
| | Féminins. . | 14606 | |
| Total des décès. . | Masculins. . | 12616 | 25126 |
| | Féminins. . | 12510 | |
| Excès des naissances sur les décès. . . | Masculins. . | 2406 | 4502 |
| | Féminins. . | 2096 | |

Nous avons établi dans ce qui suit les moyennes d'une période décennale pour servir à la comparaison des chiffres de l'année 1850 avec la moyenne de dix ans.

*Mouvement moyen (maxima et minima) des naissances et décès de la ville de Paris, calculé sur la période* 1841-1850.

NAISSANCES.

*A domicile.*

| | Garçons. | | Filles. | |
|---|---|---|---|---|
| Moyenne. . . | 13055 | | 12634 | |
| Maximum. . . | 14054 | (1845) | 13372 | (1845) |
| Minimum. . . | 11977 | (1850) | 11588 | (1850) |
| *Différence.* . . | 2097 | | 1784 | |
| Année 1849. . | 12133 | | 11828 | |
| Différence avec la moyenne. . . | +922 | | —806 | |

| | En mariage. | | Hors mariage. | |
|---|---|---|---|---|
| Moyenne. . . | 20226 | | 5464 | |
| Maximum. . . | 21735 | (1846) | 5780 | (1845) |
| Minimum. . . | 18643 | (1850) | 4922 | (1850) |
| Différence. . . | 3092 | | 858 | |
| Année 1849. . | 18989 | | 4972 | |
| Différence avec la moyenne. . . | —1237 | | —492 | |

En mariage.

| | Garçons. | | Filles. | |
|---|---|---|---|---|
| Moyenne. . . | 10289 | | 9936 | |
| Maximum. . . | 11139 | (1846) | 10596 | (1846) |
| Minimum. . . | 9484 | (1850) | 9159 | (1850) |
| Différence. . . | 1655 | | 1437 | |
| Année 1849. . | 9630 | | 9359 | |
| Différence avec la moyenne. . | —659 | | —577 | |

Hors mariage.

| | Garçons. | Filles. |
|---|---|---|
| Moyenne. . . | 2766 | 2698 |
| Maximum. . . | 2984 (1845) | 2796 (1846) |
| Minimum. . . | 2493 (1850) | 2429 (1850) |
| Différence. . . | 491 | 367 |
| Année 1849. . | 2503 | 2469 |
| Différence avec la moyenne. . | —263 | —229 |

*Aux hôpitaux.*

| | Garçons. | Filles. |
|---|---|---|
| Moyenne. . . | 2977 | 2880 |
| Maximum. . . | 3645 (1848) | 3345 (1848) |
| Minimum. . . | 2459 (1841) | 2427 (1841) |
| Différence. . . | 1186 | 918 |
| Année 1849. . . | 3126 | 3054 |
| Différence avec la moyenne. . | + 149 | + 174 |

| | En mariage. | Hors mariage. |
|---|---|---|
| Moyenne. . . | 970 | 4388 |
| Maximum. . . | 1399 (1848) | 5591 (1848) |
| Minimum. . . | 714 (1841) | 4621 (1841) |
| Différence. . . | 685 | 970 |
| Année 1849. . . | 1211 | 4969 |
| Différence avec la moyenne. . . . | + 241 | + 581 |

En mariage.

| | Garçons. | Filles. |
|---|---|---|
| Moyenne. . | 495 | 474 |
| Maximum. . | 733 (1848) | 666 (1848) |
| Minimum. . | 387 (1843 et 1841) | 327 (1841) |

| | | |
|---|---|---|
| Différence. . | 346 | 339 |
| Année 1849 . | 614 | 597 |
| Différence avec la moyenne. | + 189 | + 123 |

Hors mariage.

| | Garçons. | Filles. |
|---|---|---|
| Moyenne. . | 2482 | 2406 |
| Maximum. . | 2912 (1848) | 2679 (1848) |
| Minimum. . | 2072 (1841) | 2100 (1841) |
| Différence. . | 840 | 579 |
| Année 1849 . | 2512 | 2457 |
| Différence avec la moyenne. | + 30 | + 51 |

## *Résumé.*

| | | | |
|---|---|---|---|
| Moyenne. . . . | 16033 | 15516 | 31550 |
| Maximum.. . . | 17099 (1846) | 16288 (1846) | 33387 (1846) |
| Minimum.. . . | 15022 (1850) | 14606 (1850) | 29628 (1850) |
| Différence. . . | 2077 | 1682 | 3759 |
| Année 1849. . | 15259 | 14882 | 30141 |
| Différence avec la moyenne. | -774 | -634 | -1409 |

ENFANTS MORTS-NÉS.

| | Garçons. | Filles. | Total. |
|---|---|---|---|
| Moyenne. . . . | 1203 | 1002 | 2205 |
| Maximum. . . . | 1416 (1841) | 1055 (1850) | 2421 (1841) |
| Minimum. . . . | 1020 (1842) | 934 (1847) | 2055 (1842) |
| Différence. . . | 396 | 121 | 366 |
| Année 1849. . | 1232 | 955 | 2187 |
| Différence avec la moyenne. | + 29 | — 47 | — 18 |

DÉCÈS.

| | A domicile. | Hôpit. civils. | Hôpit. milit. |
|---|---|---|---|
| Moyenne. . . | 18110 | 10161 | 1138 |
| Maximum. . . | 18637(1847) | 10758(1847) | 1383(1842) |
| Minimum. . . | 15144(1850) | 8442(1850) | 465 |
| Différence. . | 3493 | 2316 | 918 |
| Choléra 1849. | 29952 | 14834 | 2776 |
| Différence avec la moyenne | 11842 | 4673 | 1638 |

| | Prisons. | Morgue. | Exécutions. |
|---|---|---|---|
| Moyenne. . . . | 157 | 331 | 2 |
| Maximum. . . . | 186 (43) | 564 (48)<br>337 (47) | 4 (42) |
| Minimum. . . . | 111 (46) | 266 (45) | 0 (49) |
| Différence. . . . | 75 | 71 | 4 |
| Choléra 1849. . | 237 | 302 | » |
| Différence avec la moyenne. . . | 80 | » | » |

*Résumé.*

| | Masc. | Fém. | Total. |
|---|---|---|---|
| Moyenne. . . . . | 15048 | 14852 | 29901 |
| Maximum. . . . . | 15822 | 15567 | 30920 |
| Minimum. . . . . | 12616 | 12510 | 25126 |
| Différence. . . . . | 3206 | 3057 | 5794 |
| Choléra. 1849. . | 23896 | 24205 | 48101 |
| Différence avec la moyenne. . | 8848 | 9353 | 18200 |

La mortalité a diminué depuis une soixantaine d'années. Voltaire disait dans l'*Homme aux quarante écus :*

« La race humaine n'a en général que 22 ans à vivre en comptant ceux qui meurent sur le sein de leurs nourrices et ceux qui traînent jusqu'à 100 ans les restes d'une vie misérable et imbécile. »

Il y a du vrai dans cette assertion, bien que le chiffre soit un peu restreint. Duvillard a évalué la durée de la vie moyenne, en 1787, à 28 3/4 ans, aujourd'hui elle est de 34 ou 35 ans ; ce qui présente une diminution de 7 pour 100 dans 63 années.

A Paris, dans le siècle dernier, il mourait une personne sur 32, aujourd'hui il en meurt 1 sur 39.

La statistique générale de la France, de 1846, nous apprend la proportion des décès à la population, d'après Schnitzler :

Pour les années de 1770-1790, de 1 sur 30
en 1821, de 1 sur 40
en 1841, de 1 sur 42 1/4

Il est bien entendu que la propagation de la vaccination, avec les nombreuses améliorations dans le régime et la direction des hôpitaux, les connaissances hygiéniques répandues ont puissamment contribué à diminuer les chances de la mort.

Pendant les périodes de 1819-1828, 1829-1838, 1839-1848, la moyenne de la mortalité parisienne, calculée sur 10,000 habitants, est descendue de 341,7 à 337,5 et à 299,8.

La mortalité mensuelle en France a été l'objet de différentes recherches. L'ordre des mois est le suivant : Mars, avril, décembre, janvier, février, septembre, mai, octobre, août, juillet, juin, novembre, calculé sur 837,083 décès (1831-1840), de manière que d'après les études de M. Boudin, le maximum mensuel (mars) excède de 30,000 le minimum (novembre).

A Paris, l'ordre des mois, d'après les savantes recherches de M. Trébuch et auxquelles nous devons une grande partie de nos données statistiques, va en décroissant, selon la mortalité la plus grande, comme il suit :

| Domiciles. | | Hôpit. et hospices. | |
|---|---|---|---|
| Mars . . . | 60. | Mars. . . . | 36. |
| Avril. . . | 59. | Avril. . . . | 35. |
| Janvier, févr. | 56. | Février. . . . | 34. |
| Mai . . . | 54. | Janv., mai. . | 33. |
| Juin, déc. . . | 50. | Juin, déc. . . . | 29. |
| Juillet, août. | 47. | Juillet . . . | 27. |
| Sept., nov. . | 45. | Août, oct., nov. . | 25. |
| Octobre. . | 43. | Sptembre. . . | 24. |

Domiciles et hôpitaux réunis.

| | | | |
|---|---|---|---|
| Mars. . . | 96. | Avril. . . . . | 94. |
| Févr., . . | 90. | Janv. . . . . | 89. |
| Mai. . . . | 87. | Juin. déc. . . . | 79. |
| Juil. . . . | 74. | Août. . . . . | 72. |
| Novembre. . | 70. | Septembre. . . | 69. |
| Octobre. . | 68. | » | |

L'administration ayant eu besoin de connaître chaque jour la marche de la mortalité à Paris, a fait établir une moyenne journalière calculée sur le chiffre général des décès pendant dix ans (1839 à 1848).

Elle est, à domicile, de 51 ; dans les hôpitaux et hospices civils de 27, dans les hôpitaux militaires de 2,5, enfin, pour Paris, de 80,5.

On a même calculé les moyennes journalières des décès causés à domicile par certaines maladies dont l'observation offre quelque intérêt, à savoir :

| | | | |
|---|---|---|---|
| Apoplexies. . . . . | 2,0 | Fièvres typhoïdes. . | 1,3 |
| Catarrhes pulmon. . | 4,9 | Gastrites. . . . . . | 0,7 |
| Convulsions.. . . . | 2,6 | Petites véroles. . . | 0,5 |
| Croup. . . . . . . . | 0,7 | Phthisies pulmon. . | 5,9 |
| Entérites. . . . . . | 7,2 | Pneumonies. . . . | 3,1 |
| Fièvres cérébr. . . | 2,4 | Rougeoles. . . . . | 0,6 |

La moyenne journalière des morts-nés est de 4,5.

Il n'existe pas de travail important sur les *heures moyennes des naissances et décès* à Paris ou en France, et nous sommes forcés de nous appuyer sur les comptes de Bück, Ranken, Casper, Virey, Guiette, Quetelet, et surtout sur le travail très exact du docteur Walser de Roth (Wurtemberg), qui nous apprennent que dans différents pays pour les naissances :

Le maximum a lieu de minuit à 6 h. du matin.

Le minimum, de midi à 5 h. du soir.

Le maximum des décès varie considérablement selon tous ces auteurs, tandis que

Le minimum des décès a lieu entre 6 h. du soir et minuit.

Les renseignements officiels de la ville de Paris constatent l'âge des décédés ainsi qu'il suit :

*Décès dans la ville de Paris selon l'âge et le sexe.*
*Année* 1850.

| | Masculins. | Féminins. | Totaux. |
|---|---|---|---|
| Dans les 3 p. m. de naissance, | 1531 | 1274 | 2805 |

| | | | Masculins. | Féminins. | Totaux. |
|---|---|---|---|---|---|
| De 3 | à | 6 mois, | 241 | 205 | 446 |
| 6 | | 12 | 508 | 470 | 978 |
| Dans la 1re année, | | | 2280 | 1949 | 4229 |
| De 1 | à | 2 ans, | 876 | 855 | 1731 |
| 2 | | 3 | 491 | 489 | 980 |
| 3 | | 4 | 308 | 338 | 646 |
| 4 | | 5 | 226 | 215 | 441 |
| 5 | | 6 | 150 | 160 | 310 |
| 6 | | 7 | 112 | 118 | 230 |
| 7 | | 8 | 81 | 73 | 154 |
| 8 | | 9 | 67 | 81 | 148 |
| 9 | | 10 | 51 | 56 | 107 |
| 10 | | 15 | 195 | 243 | 438 |
| 15 | | 20 | 460 | 451 | 911 |
| 20 | | 25 | 964 | 721 | 1685 |
| 25 | | 30 | 713 | 719 | 1432 |
| 30 | | 35 | 538 | 591 | 1129 |
| 35 | | 40 | 497 | 525 | 1022 |
| 40 | | 45 | 532 | 450 | 982 |
| 45 | | 50 | 638 | 480 | 1118 |
| 5 | | 55 | 520 | 471 | 991 |
| 55 | | 60 | 486 | 449 | 935 |
| 60 | | 65 | 545 | 496 | 1041 |
| 65 | | 70 | 493 | 600 | 1093 |
| 70 | | 75 | 446 | 679 | 1125 |
| 75 | | 80 | 345 | 615 | 960 |
| 80 | | 85 | 233 | 400 | 633 |
| 85 | | 90 | 90 | 192 | 282 |

| | | mascul. | fémin. | totaux. |
|---|---|---|---|---|
| 90 | 95 | 19 | 37 | 56 |
| 95 | 100 | 2 | 5 | 7 |
| Centenaires | | » | » | » |
| Sans âges connus | | 1 | » | 1 |

Total général des décès :

| | |
|---|---|
| Hommes. . . . . . . . | 12359 |
| Femmes. . . . . . . . | 12458 |
| | 24817 |
| Morgue. . . . . . . . | 309 |
| | 25126 |

Il est à regretter que les *dernières recherches* statistiques universelles, sur la ville de Paris, ne s'étendent pas au-delà de l'année 1835.

En 1833 on compta, sur 100 personnes *décédées,* 50 parisiens ; 2 français nés dans le département de la Seine, 41 Français, 4 étrangers, 3 inconnus.

D'où il suit que la moitié des personnes qui habitent Paris n'y a point pris naissance, et que loin d'être la ville exclusive des Parisiens, cette capitale est pour une moitié la ville de tous les Français.

L'*origine* des décédés a été constatée, en 1833, ainsi qu'il suit :

| | Hommes. | Femmes. | Total. |
|---|---|---|---|
| Allemagne. . . | 55 | 24 | 79 |
| Angleterre. . . | 45 | 49 | 94 |
| Autriche. . . | 22 | 8 | 30 |
| Belgique. . . | 105 | 102 | 207 |
| Espagne. . . | 19 | 9 | 28 |
| Hollande. . . | 15 | 18 | 33 |
| Italie. . . . | 25 | 14 | 39 |

A report. . . . . . . . 511

| | hommes. | femmes. | total. |
|---|---|---|---|
| Report. | . . . | . . . | 511 |
| Piémont . . . | 22 | 7 | 29 |
| Savoie. . . . | 109 | 36 | 145 |
| Pologne. . . | 15 | 6 | 21 |
| Prusse . . . | 33 | 25 | 58 |
| Suisse. . . . | 74 | 39 | 113 |
| Amérique. . . | 15 | 12 | 27 |
| Afrique. . . | 5 | 3 | 8 |
| Colonies franç. . | 6 | 11 | 17 |
| Départements . | 5329 | 4917 | 10246 |
| Banlieue. . . | 281 | 331 | 612 |
| Paris. . . . | 5712 | 6576 | 12318 |
| Total général. . . . | | | 24842 |

**Legoyt**, dans la *France statistique*, 1843, se prononce sur la moyenne mensuelle des mariages. De 1831 à 1840, en opérant sur un chiffre de 275,271, elle était en :

| | | | |
|---|---|---|---|
| Février, | 43156 | Mai, | 20301 |
| Novembre, | 31871 | Septemb., | 18852 |
| Janvier, | 30345 | Avril, | 16217 |
| Juin, | 25237 | Août, | 16208 |
| Octobre, | 22436 | Mars, | 15236 |
| Juillet, | 21230 | Décemb., | 14132 |

Nous regrettons de ne pas avoir pu nous procurer un tableau semblable sur les moyennes mensuelles des mariages à Paris.

Les *maladies* principales et les plus remarquables auxquelles les habitants de Paris sont sujets ont été l'objet des recueils officiels et classées d'après des nomenclatures qui, bien qu'elles ne soient pas de grande utilité en médecine, peuvent au moins servir au point de vue administratif.

*Décès causés par les maladies les plus fréquentes ou les plus remarquables, à domicile, dans les hôpitaux et dans les hospices.—Période décennale : janv. 1837 au 31 décemb. 1846.*

| | 1837 | 1838 | 1839 | 1840 | 1841 | 1842 | 1843 | 1844 | 1845 | 1846 |
|---|---|---|---|---|---|---|---|---|---|---|
| Fièvre putride. . . . | 80 | 95 | 126 | 131 | 82 | 102 | 111 | 162 | 245 | 141 |
| Fièvre maligne. . . | 74 | 66 | 77 | 66 | 68 | 86 | 72 | 34 | 28 | 151 |
| Fièvre typhoïde. . . | 340 | 286 | 657 | 877 | 790 | 1322 | 1748 | 2101 | 1168 | 1621 |
| Fièvre cérébrale . . | 319 | 200 | 384 | 287 | 287 | 343 | 280 | 265 | 172 | 331 |
| Petite-vérole. . . . | 492 | 219 | 272 | 621 | 202 | 538 | 216 | 257 | 188 | 408 |
| Rougeole. . . . . . | 141 | 183 | 382 | 442 | 269 | 157 | 322 | 183 | 332 | 343 |
| Croup. . . . . . . | 2693 | 1933 | 287 | 347 | 349 | 275 | 211 | 297 | 297 | 307 |
| Catarrhe pulmonaire. . | 990 | 1146 | 2198 | 2327 | 2107 | 2440 | 1129 | 2216 | 2068 | 2088 |
| Gastrite. . . . . . . | 1764 | 1764 | 1327 | 1324 | 1166 | 1074 | 1997 | 1131 | 925 | 1227 |
| Entérite. . . . . . . | 134 | 130 | 2712 | 2611 | 2617 | 2429 | 1276 | 2380 | 1921 | 2428 |
| Péritonite. . . . . | 1327 | 1075 | 329 | 410 | 416 | 670 | 2589 | 606 | 443 | 582 |
| Péripneumonie. . . | 675 | 665 | 2247 | 2634 | 2347 | 3006 | 525 | 2407 | 2296 | 2342 |
| Apoplexie. . . . . . | 1548 | 1437 | 1048 | 1149 | 1053 | 1172 | 2754 | 1250 | 938 | 939 |
| Convulsions. . . . | 1977 | 1689 | 1234 | 1018 | 920 | 1468 | 3897 | 1004 | 938 | 1084 |
| Phthisie pulmonaire. . | 1179 | 1365 | 3492 | 4386 | 4294 | 4363 | 1147 | 3913 | 3736 | 4696 |
| Enfants morts-nés. . | 772 | 906 | 1638 | 1819 | 1748 | 1867 | 1877 | 1942 | 1444 | 1455 |
| Faiblesse de naissance. | 290 | 253 | 888 | 1754 | 1228 | 881 | 1218 | 734 | 482 | 713 |
| Hydrophobie. . . . | 2 | » | 4 | 1 | 2 | » | 3 | 1 | » | » |

A partir de 1847 on a écarté les catégories des fièvres putrides et malignes, et de la faiblesse de naissance.

| | 1847 | 1848 |
|---|---|---|
| Fièvre typhoïde. . . . | 1261 | 1150 |
| Fièvre cérébrale. . . . | 1506 | 1175 |
| Petite vérole. . . . . | 439 | 252 |
| Rougeole. . . . . . . | 410 | 205 |
| Croup. . . . . . . . | 740 | 374 |
| Catarrhe pulmonaire. . | 2692 | 706 |
| Gastrite. . . . . . . | 983 | 2088 |
| Entérite. . . . . . . | 2561 | 4551 |
| Péritonite. . . . . . . | 527 | 334 |
| Péripneumonie. . . . | 3432 | 3533 |
| Apoplexie. . . . . . . | 1177 | 334 |
| Convulsions. . . . . . | 1129 | 2876 |
| Phthisie pulmonaire . . | 5094 | 805 |
| Enfants morts-nés. . . | 2264 | 2322 |
| Hydrophobie. . . . . | 2 | 0 |

Le chiffre total de la mortalité parisienne a été en :

| | Mortalité totale. | Décès sur 10,000 habit. |
|---|---|---|
| 1811 | 16760 | 245,8 |
| 1816 | 19801 | 277,3 |
| 1821 | 24221 | 328,2 |
| 1826 | 26361 | 346,0 |
| 1831 | 26940 | 342,8 |
| 1836 | 25104 | 279,1 |
| 1841 | 28023 | 299,6 |
| 1846 | 30836 | 292,5 |
| 1851 | » | » |

Le recensement de l'année 1851 n'est pas encore publié au moment où nous mettons sous presse.

9*

*Années exceptionnelles.*

| | Mortalité totale. | Décès sur 10,000 habit. |
|---|---|---|
| 1814 | 32118 | 458,1 |
| 1832 | 46324 | 572,9 |
| 1849 | 48101 | 427,5 |

Voilà, d'après le travail de M. Trébuchet, sur les décès de Paris (*Annales d'Hygiène*), l'explicite désignation des classes, accompagnée des recensements de 1847 et 1848, reproduite textuellement :

I. *Pyrexies ou fièvres.*—Fièvre typhoïde, typhus, choléra asiatique, fièvres intermittentes ou rémittentes, les fièvres éruptives, telles que variole, varioloïde, rougeole, scarlatine, fièvre miliaire.

| | DOMICILE. | | | HÔPITAUX. | | | |
|---|---|---|---|---|---|---|---|
| | Masc. | Fém. | Total. | Masc. | Fém. | Total. | T. g. |
| 1847. | 613 | 566 | 1179 | 741 | 406 | 1147 | 2326 |
| 1848. | 500 | 548 | 1048 | 636 | 295 | 931 | 1979 |

II. *Inflammations.* — Péricardite, congestion cérébrale, méningite, croup, encéphalite, ramollissement des centres nerveux, érysipèle, abcès, laryngite, bronchite, congestion pulmonaire, pneumonie, pleurésie, angine, gastrite, entérite, péritonite, choléra sporadique, rhumatisme, goutte, carie, etc.

| | DOMICILE. | | | HÔPITAUX. | | | |
|---|---|---|---|---|---|---|---|
| | Masc. | Fém. | Total. | Masc. | Fém. | Tot. | T. g. |
| 1847. | 4596 | 5054 | 9650 | 2835 | 2623 | 5458 | 15108 |
| 1848. | 4643 | 4826 | 9469 | 2602 | 2264 | 4866 | 14335 |

III. *Hémorrhagies.*—Artérielle, veineuse, capillaire ; cette dernière comprenant l'apoplexie, l'épistaxis, l'hémoptysie, l'hématémèse, etc.

| | DOMICILE. | | | HÔPITAUX. | | | |
|---|---|---|---|---|---|---|---|
| | Masc. | Fém. | Total. | Masc. | Fém. | Total. | T. g. |
| 1847. | 450 | 394 | 844 | 237 | 211 | 448 | 1292 |
| 1848. | 331 | 333 | 664 | 158 | 129 | 287 | 951 |

IV. *Névroses.* — Epilepsie, hystérie, aliénation, tétanos, convulsions, gastralgie, entéralgie, coqueluche, asthme, angine de poitrine, syncope, etc.

| | DOMICILE. | | | HÔPITAUX. | | | |
|---|---|---|---|---|---|---|---|
| | Masc. | Fém. | Total. | Masc. | Fém. | Total. | T. g. |
| 1847. | 874 | 945 | 1819 | 312 | 194 | 306 | 2325 |
| 1648. | 522 | 504 | 1026 | 97 | 77 | 174 | 1200 |

V. *Lésions organiques.* — Scrofules, phthisie pulmonaire, squirrhe, anévrisme, hydropisie, gangrène, rachitis, concrétions, chlorose, scorbut, etc.

| | DOMICILE. | | | HÔPITAUX. | | | |
|---|---|---|---|---|---|---|---|
| | Masc. | Fém. | Total. | Masc. | Fém. | Total. | Tot. g. |
| 1847. | 1612 | 2540 | 4152 | 1962 | 1778 | 3740 | 7892 |
| 1848. | 1633 | 2249 | 3882 | 2037 | 1776 | 3813 | 7695 |

VI. *Blessures et solutions de continuité.* — Contusions, commotions, plaies, brûlures, fractures, ulcérations, etc.

| | DOMICILE. | | | HÔPITAUX. | | | |
|---|---|---|---|---|---|---|---|
| | Masc. | Fém. | Total. | Masc. | Fém. | Total. | Tot. g. |
| 1847. | 166 | 134 | 299 | 165 | 82 | 247 | 546 |
| 1848. | 685 | 76 | 761 | 816 | 85 | 901 } | 2100 |
| Inconnus tués pendant les journ. de juin. | | | | | | 438 } | |

VII. *Déplacements.* — Hernies, luxations, etc.

| | DOMICILE. | | | HÔPITAUX. | | | |
|---|---|---|---|---|---|---|---|
| | Masc. | Fém. | Total. | Masc. | Fém. | Total. | Tot. g. |
| 1847. | 32 | 36 | 68 | 43 | 27 | 70 | 138 |
| 1848. | 32 | 32 | 64 | 30 | 13 | 43 | 107 |

VIII. *Empoisonnements et maladies virulentes.*— Indigestion, ivresse, ergotisme, substances toxiques, maladies saturnines, hydrophobie, morve, charbon, syphilis.

| | DOMICILE. | | | HÔPITAUX. | | | |
|---|---|---|---|---|---|---|---|
| | Masc. | Fém. | Total. | Masc. | Fém. | Total. | Tot. g. |
| 1847. | 5 | 6 | 11 | 12 | 6 | 18 | 29 |
| 1848. | 20 | 12 | 32 | 23 | 8 | 31 | 63 |

IX. *Asphyxies.* — Submersion, strangulation, gaz délétères.

| | DOMICILE. | | | HÔPITAUX. | | | |
|---|---|---|---|---|---|---|---|
| | Masc. | Fém. | Total. | Masc. | Fém. | Total. | Tot. g. |
| 1847. | 97 | 74 | 171 | 30 | 13 | 43 | 214 |
| 1848. | 253 | 100 | 353 | 9 | 8 | 17 | 370 |

X. *Monstruosités.* — Vices de conformation, enfants mort-nés, mort subite sans lésion matérielle appréciable.

| | DOMICILE. | | | HÔPITAUX. | | | |
|---|---|---|---|---|---|---|---|
| | Masc. | Fém. | Total. | Masc. | Fém. | Total. | Tot. g |
| 1847. | 1373 | 981 | 2354 | 353 | 246 | 599 | 2953 |
| 1848. | 1373 | 1205 | 2578 | 203 | 139 | 342 | 2920 |

*Récapitulations.*

| | | Masc. | Fém. | Total. |
|---|---|---|---|---|
| I. | Pyrexies. . . . . . | 2490 | 1815 | 4305 |
| II. | Inflammations. . . . | 14676 | 14767 | 29443 |
| III. | Hémorrhagies. . . . | 1176 | 1067 | 2243 |

| | | Mascul. | Fémin. | Tot. |
|---|---|---|---|---|
| IV. | Névroses. . . . . . | 1805 | 1720 | 3525 |
| V. | Lésions organiques. | 7244 | 8343 | 15587 |
| VI. | Blessures, solutions de continuité. . . | 2269 | 377 | 2646 |
| VII. | Déplacements. . . . | 137 | 108 | 245 |
| VIII. | Empoisonnem., maladies virulentes. | 60 | 32 | 92 |
| IX. | Asphyxies. . . . . . | 389 | 195 | 584 |
| X. | Vices de conformat., enfants morts-nés. | 3302 | 2571 | 5873 |

Décès des personnes tuées dans les journées de février et de juin, 1728 : février, 254, juin, 1474. Blessés en février, 670, en juin, 2200.

Voici les proportions de mortalité que produisent deux maladies sur lesquelles on possède des documents authentiques, la phthisie pulmonaire et la petite vérole, l'une calculée pour dix-huit ans, et l'autre observée pendant 1850 seulement.

*Phthisies pulmonaires depuis* 1831 *jusqu'à* 1838 *inclusivement.*

| | Décès à domicile, | hôpitaux, hospices civ. | Tot. |
|---|---|---|---|
| Janvier. . . . . | 1100 | 825 | 1925 |
| Février. . . . | 1210 | 781 | 1991 |
| Mars. . . . . . | 1318 | 874 | 2192 |
| Avril. . . . . . | 1349 | 861 | 2210 |
| Mai. . . . . . | 1268 | 855 | 2123 |
| Juin. . . . . . | 1115 | 901 | 2016 |
| Juillet. . . . | 1072 | 784 | 1856 |
| Août. . . . . | 1041 | 759 | 1800 |
| Septembre. . . | 981 | 668 | 1649 |
| Octobre. . . . | 957 | 671 | 1628 |
| Novembre. . . | 1018 | 664 | 1682 |
| Décembre. . . | 1004 | 698 | 1702 |
| | 13433 | 9341 | 22774 |

*Phthisies pulmonaires depuis 1839 jusqu'à 1848 inclusivement.*

| | Décès à domicile. | Hôpitaux, hospices civils. | Totaux. |
|---|---|---|---|
| Janvier. . . . | 1779 | 1725 | 3504 |
| Février. . . . | 1735 | 1743 | 3478 |
| Mars. . . . . | 2174 | 2055 | 4229 |
| Avril. . . . . | 2230 | 2153 | 4383 |
| Mai. . . . . | 2148 | 2061 | 4209 |
| Juin. . . . . | 1884 | 1734 | 3618 |
| Juillet. . . . | 1690 | 1626 | 3316 |
| Août. . . . . | 1695 | 1648 | 3343 |
| Septembre. . . | 1533 | 1457 | 2990 |
| Octobre. . . . | 1577 | 1594 | 2171 |
| Novembre. . . | 1585 | 1482 | 3067 |
| Décembre. . . | 1693 | 1613 | 3306 |
| Totaux. . . | 21723 | 20891 | 42614 |

*Décès par suite de la petite vérole, année 1850, selon les mois, arrondissements et âges des décédés.*

| Mois. | Masc. | Fém. | Total. | Arrond. | Masc. | Fém. | Total. |
|---|---|---|---|---|---|---|---|
| Janv. | 18 | 15 | 33 | 1er. | 15 | 9 | 24 |
| Févr. | 15 | 6 | 21 | 2e. | 3 | 4 | 7 |
| Mars. | 19 | 3 | 32 | 3e. | 4 | 3 | 7 |
| Avril. | 17 | 8 | 25 | 4e. | 3 | 4 | 7 |
| Mai. | 15 | 7 | 22 | 5e. | 8 | 8 | 16 |
| Juin. | 18 | 10 | 28 | 6e. | 9 | 7 | 16 |
| Juillet. | 16 | 12 | 28 | 7e. | 8 | 4 | 12 |
| Août. | 21 | 8 | 29 | 8e. | 21 | 14 | 35 |
| Sept. | 17 | 12 | 29 | 9e. | 38 | 13 | 51 |
| Octob. | 16 | 17 | 33 | 10e. | 53 | 28 | 81 |
| Nov. | 19 | 13 | 32 | 11e. | 4 | 4 | 8 |
| Déc. | 18 | 12 | 30 | 12e. | 43 | 35 | 78 |
| Tot. | 209 | 133 | 342 | Tot. | 209 | 133 | 342 |

AGE DES DÉCÉDÉS.

| Ans. | Masc. | Fém. | Total. |
|---|---|---|---|
| De 0 à 3 mois. . | 9 | 10 | 19 |
| 3 à 6. . . . . | 6 | 5 | 11 |
| 6 à 12 . . . . | 10 | 9 | 19 |
| De 1 à 2 ans. . | 9 | 5 | 14 |
| 2 à 3. . . | 17 | 8 | 25 |
| 3 à 4 . . . . | 7 | 5 | 12 |
| 4 à 5 . . . . | 4 | 5 | 9 |
| 5 à 6. . . | 3 | 4 | 7 |
| 6 à 7. . . | 1 | 2 | 3 |
| 7 à 8. . . | » | 2 | 2 |
| 8 à 9. . . . . | 2 | 1 | 3 |
| 9 à 10. . . . . | 3 | 2 | 5 |
| 10 à 15. . . | 9 | 5 | 14 |
| 15 à 20. . . | 18 | 7 | 25 |
| 20 à 25. . . | 27 | 18 | 45 |
| 25 à 30. . . | 31 | 16 | 47 |
| 30 à 35. . . | 29 | 12 | 47 |
| 35 à 40.. . . | 14 | 13 | 27 |
| 40 à 45. . . | 4 | 2 | 6 |
| 45 à 50. . . . . | 5 | 2 | 7 |
| 54. . . | 1 | » | 1 |
| Totaux. | 209 | 133 | 324 |

Nous terminons en donnant quelques notices sur les chiffres des décédés déposés à la Morgue.

Près du pont Saint-Michel, sur la rivière, s'élève un petit bâtiment en pierre de forme régulière qu'on appelle la *Morgue*. Il est destiné à recevoir les cadavres ou portions de corps des personnes dont le domicile ou la famille sont restés inconnus. Ils sont placés sur des tables de marbre inclinées derrière des fenêtres vitrées et en partie barrées pendant quelques jours et exposés à la vue du public jusqu'à ce qu'ils soient reconnus par leurs connaissances ou parents qui, alors, peuvent enlever le cadavre en payant de légers frais.

La construction actuelle a été élevée en 1835. Selon les statistiques de M. Dévergie, dans une période de dix ans, 1836 à 1846, 3,344 corps et 94 portions de corps, dont 2,851 d'individus de tout âge, 2,331 du sexe masculin, 520 du sexe féminin et 493 d'enfants nouveau-nés, dont 197 à terme et 296 fœtus. Sur ces 2,861 corps, 378 seulement sont restés inconnus, c'est près de 7 individus reconnus sur 8 corps déposés. Pendant l'ancienne organisation de la Morgue, 1830-1835, on n'en avait reconnu que 1 sur 3,64 centièmes; depuis les corps sont reconnus en moyenne en un jour cinquante-quatre minutes.

*Tableau des réceptions par âge.*

| Réceptions par âge. | | Total dont | Mascul. | Fémin. |
|---|---|---|---|---|
| 30 à | 40 ans | 638 | 536 | 101 |
| 20 | 30 | 606 | 520 | 86 |
| 50 | 60 | 390 | 301 | 89 |
| 60 | 70 | 227 | 165 | 62 |
| 15 | 20 | 220 | 170 | 50 |
| 70 | 80 | 84 | 56 | 28 |
| 10 | 15 | 72 | 58 | 14 |
| 5 | 10 | 29 | 27 | 2 |
| 80 | 85 | 10 | 8 | 3 |
| 85 | 90 | 2 | » | 2 |

### *Moyennes de suicides selon les âges.*

De 10 à 15 1836-1841.=0; 1841-1845=1-3 p. a.

| | | | |
|---|---|---|---|
| 15 | 20 | moyenne des dix ans | 8,8 |
| 20 | 30 | — | 26,5 |
| 30 | 40 | — | 27 9 |
| 40 | 50 | — | 24,8 |
| 50 | 60 | — | 18,0 |
| 60 | 70 | — | 10,0 |
| 70 | 80 | — | 3,6 |
| 80 | 85 | — | 0,3 |

Sur 1223 suicides on compte 119 veufs,
490 mariés,
545 célibataires.

Le nombre des suicides par suspension, variant sensiblement avec le mouvement de la terre, a été constaté par le statisticien M. Guerry, ainsi qu'il suit:

| | |
|---|---|
| De minuit à 2 heures. . . | 77 |
| 2 à 4. . . . . . | 45 |
| 4 à 6. . . . . . | 58 |
| 6 à 8. . . . . . | 135 |
| 8 à 10. . . . . . | 110 |
| 10 à midi. . . . | 123 |
| De midi à 2. . . . . . | 32 |
| 2 à 4. . . . . . | 84 |
| 4 à 6. . . . . . | 104 |
| 6 à 8. . . . . . | 77 |
| 8 à 10. . . . . . | 84 |
| 10 à minuit.. . . | 71 |

### *Causes du suicide.*

| | | Hommes. | Femmes. |
|---|---|---|---|
| Aliénation mentale. . | 233 | 142 | 91 |
| Ivrognerie. . . . . | 84 | 67 | 17 |

| | | | |
|---|---|---|---|
| Dégoût de la vie. . . | 80 | 56 | 24 |
| Misère. . . . . . . | 75 | 60 | 15 |
| Mauvaises affaires . . | 64 | 57 | 7 |
| Maladies incurables. . | 63 | 50 | 13 |
| Amour contrarié. . . | 62 | 36 | 26 |
| Chagrins domestiques. | 59 | 45 | 14 |
| Inconduite. . . . . . | 58 | 50 | 8 |
| Inculpations de vols. . | 23 | 30 | 3 |
| Monomanie du suicide. | 25 | | |
| Fièvre avec délire. . . | 23 | 21 | 2 |
| Suite de remontrances. | 15 | 7 | 8 |

*Genre de mort. — Suicidés reçus à la Morgue pendant :*

| | 1836-1848 | 1827-1836 |
|---|---|---|
| Submersion. . . . . | 1414 | 2331 |
| Suspension. . . . . | 114 | 444 |
| Armes à feu. . . . . | 98 | 493 |
| Chute d'un lieu élevé. . | 46 | » |
| Asphyxie par le charbon. | 56 | 1108 |
| Armes tranchantes. . . | 16 | 445 |
| Mort par empoisonnem. | 11 | 54 |
| Ecrasement par des voit. | 7 | » |
| Mort par l'alcool. . . | 4 | » |

Un sixième est inhumé aux frais des familles.

A Paris le suicide est quatre fois et demie plus fréquent chez les hommes que chez les femmes.

Il ne sera pas sans intérêt, tant pour la médecine légale que pour la psychologie, de connaître un relevé des moyens et des causes des décès par assassinats et meurtres. M. Brunet (de Bordeaux) a dressé un relevé qui embrasse 2,443 personnes jugées durant une période de quatre années, 1844-1847, il nous offre pour résultats :

| | Emp. | Meurt. | Assas. | Incen. | Tot. |
|---|---|---|---|---|---|
| Haine, vengeance. | 7 | 317 | 240 | 336 | 890 |
| Cupidité. . . . . | 48 | 356 | 40 | 316 | 760 |
| Adultère. . . . . | 75 | 7 | 18 | 81 | 187 |
| Dissensions domestiques, discussions d'intérêts entre parents. | 41 | 86 | 90 | 168 | 385 |
| Amour contrarié, jalousie, débauche. . . . | 10 | 44 | 47 | 120 | 221 |
| Total. . | 181 | 810 | 435 | 1017 | 2443 |

Les instruments et moyens dont on s'est servi à commettre les crimes d'assassinat et de meurtre *ont été classés* et comptent pour une période de dix années, ainsi qu'il suit :

| | |
|---|---|
| Fusils. . . . . . . . . . . . . . . | 1225 |
| Pistolets. . . . . . . . . . . . . . | 610 |
| Sabres, épées et autres armes permises. | 44 |
| Stylets, poignards, armes prohibées. . . | 196 |
| Couteaux. . . . . . . . . . . . . | 276 |
| Bâtons, cannes. . . . . . . . . . | 201 |
| Autres instruments et moyens. . . . . | 1312 |

Cherchant de même quelles étaient les substances vénéneuses dont les individus avaient fait usage dans 496 cas d'empoisonnements, M. Brunet a dressé le tableau suivant :

| | | | |
|---|---|---|---|
| Arsenic. . . . . . | 352 | Mercure. . . . . | 1 |
| Acétate de cuivre. | 29 | Mort-aux-rats. . . | 1 |
| Cantharides. . . . | 20 | Sulf. de fer. . . . | 1 |
| Acide sulfurique. | 19 | Orpiment. . . . . | 1 |

| | | | |
|---|---|---|---|
| Sulf. de cuivre. . | 17 | Stramonium. . . | 1 |
| Vitriol. . . . . . | 7 | Tabac. . . . . . . . | 1 |
| Noix vomique. . . | 5 | Plomb. . . . . . . . | 1 |
| Acide nitrique. . | 5 | Extrait de colchic. | 1 |
| Extrait de bellad. | 5 | Racine d'œnanthe crocata. . . . . . | 1 |
| Blanc de céruse. | 4 | Mort-aux-Mouches. | 4 |
| Ellébore . . . . . | 4 | Champig. vénén. | 3 |
| Sulfate de zinc. . | 3 | | |

Le crime de viol durant un espace de dix années, 1838-1847, a été commis sur un total de 1911 crimes,

| | | | | | |
|---|---|---|---|---|---|
| 234 | fois en | juin. | 225 | fois en | mai. |
| 222 | » | juillet. | 181 | » | août. |
| 157 | » | mars. | 137 | » | septembre. |
| 136 | » | janvier. | 133 | » | avril. |
| 131 | » | février. | 126 | » | novembre. |
| 119 | » | décembre. | 110 | » | octobre. |

Nous conseillons à nos lecteurs la lecture de l'excellent ouvrage de M. Guerry, *Essai de statistique morale de la France*, 1833.

Nous demandons pardon à nos lecteurs de cette digression, et nous rentrons en matière en cherchant des faits pour établir les causes et une loi générale de la mortalité.

Les recherches de M. Villermé, sur le chiffre des décès à Paris, citent la rue de la Mortellerie, l'une de celles où le plus de pauvres sont entassés dans des logements étroits, sales, obscurs et mal aérés, dont la population est de 4,267, et dont la mortalité, pendant sept ans et onze mois, a été de 1,050 décès à domicile.

Si nous comparons ces chiffres à ceux des quatre quais de l'île Saint-Louis, où en général les demeures sont spacieuses et les habitants à l'aise, nous trouverons que, sur un nombre de 1,576 habitants, il est mort seulement 240 personnes.

M. Villermé a également constaté que, sur 10,000 individus appartenant aux départements riches, il en reste à 60 ans, 3,127 personnes vivantes, tandis que sur le même nombre, dans ceux pauvres, la mort n'en a laissé, à ce même âge, que 2,496 individus, à l'appui de quoi il produit le tableau suivant :

| Reste de 10,000 individus. | Départ. riches. | Départ. pauvres. |
|---|---|---|
| 60 | 3127 | 2199 |
| 80 | 697 | 380 |
| 90 | 82 | 53 |
| 100 | 1 | 1 |

Même résultat des recherches de MM. Baumes et Vincent (Nîmes), et de M. Odiet (Genève); MM. Benoiston de Châteauneuf, Morgan (Angleterre) et Casper (Berlin), prouvent également que les chances de la longévité croissent avec l'aisance.

Le premier a trouvé que chez 1,600 personnes riches et puissantes de France, comparées avec 2,000 pauvres du XIIe arrondissement,

La mortalité était

| | | Riches. | | Pauvres. |
|---|---|---|---|---|
| à 25-30 ans | de | 0,00 | et de | 2,22 |
| à 55-60 | » | 1,68 | » | 4,60 |
| à 70-75 | » | 6,80 | » | 14,14 |

M. Casper a trouvé que sur 1,000 personnes de familles ducales et princières comparées à 1,000 pauvres de Berlin,

Il existait à l'âge de

| | Riches. | Pauvres. | | Riches. | Pauvres. |
|---|---|---|---|---|---|
| 5 ans | 943 | 655 | 55 ans | 464 | 283 |
| 10 » | 938 | 598 | 60 » | 398 | 226 |
| 15 « | 911 | 580 | 65 » | 318 | 172 |

| | | Riches. | Pauvres. | | | Riches. | Pauvres. |
|---|---|---|---|---|---|---|---|
| 20 | » | 886 | 566 | 70 | » | 235 | 117 |
| 25 | » | 852 | 553 | 75 | » | 139 | 65 |
| 30 | » | 796 | 527 | 80 | » | 57 | 21 |
| 35 | » | 753 | 486 | 85 | » | 29 | 9 |
| 40 | » | 693 | 446 | 90 | » | 15 | 4 |
| 45 | » | 624 | 396 | 95 | » | 1 | 2 |
| 50 | » | 557 | 388 | 100 | » | 0 | 0 |

Il en conclut que les chances de la vie sont deux fois plus considérables pour le riche que pour le pauvre, puisqu'à soixante-dix ans, il en reste deux fois plus; à quatre-vingt-cinq, trois fois plus; à quatre-vingt-dix, quatre fois davantage que de malheureux, et que l'âge moyen des premiers s'élève à cinquante ans, tandis que celui des indigents à trente-deux seulement.

Il vérifie aussi 9,507 décès hospitaliers sur 17,527 à domicile. MM. Guépin et Bonamy (Nantes) constatent pour les parties pauvres de cette ville une mortalité d'un vingt-huitième, et pour celles dans l'aisance d'un quatre-vingt-dix-septième.

Tous les travaux statistiques enfin ont rendu incontestable la grande loi que l'aisance et la misère ont l'action la plus évidente sur la mortalité. Par conséquent la mortalité doit s'accroître en raison des logements non imposés, et des bras inoccupés.

## Constitution médicale.

Le corps de l'homme, bien que doué d'une certaine force de résistance contre les intempéries du temps, les changements des milieux et des matières ingérées dans l'économie, n'en subit pas moins des influences assez fortes et assez régulières pour pouvoir être observées, seulement des difficultés très grandes s'opposent à ce qu'on obtienne des résultats satisfaisants.

Il faudrait pouvoir, sinon passer de l'observation à l'expérimentation, au moins arriver à augmenter les données de la météorologie pour les rapprocher avec succès des observations sur l'état de santé et de maladie régnant sur un certain point de notre globe.

Cela ne serait pas une vaine espérance dans les pays dont les changements atmosphériques, et la manière de vivre des habitants, sont tant soit peu régulières. Toujours est-il, que le problème des constitutions médicales ne sera résolu que lorsque, à part la constitution atmosphérique, on tiendra un compte exact de toutes les conditions au milieu desquelles se développent les maladies des saisons, telles que la nourriture, les habitudes, les occupations, l'état exalté ou déprimé du moral, etc.

Bien qu'à Paris des matériaux de tout genre existent pour l'établissement de la constitution médicale, cette richesse de faits n'a pas encore produit un résultat conforme à la pluralité des observations recueillies. Cette multitude de matériaux n'a pas encore permis d'établir des moyens venant en aide à la prognose, ou des formules propres à éclairer sur la marche des maladies.

On a, cependant, recueilli les faits les plus saillants. Ils ne présentent pas de trop grandes différences avec des constitutions médicales d'autres pays et d'autres grandes villes ; les voici :

Le *trimestre d'hiver* débute ordinairement avec de nombreuses affections de la membrane muqueuse des voies respiratoires, sans exclure les inflammations du parenchyme pulmonaire. Les pleurésies et pneumonies, cependant, éclatent en plus grande quantité dans les deux derniers mois de ce trimestre. C'est également en février et en mars que la rougeole commence à paraître. La fin du trimestre est signalée quelquefois par des irruptions de coqueluche ; mais surtout elle provoque ou décide les phthisies pulmonaires. Les fièvres intermittentes, les affections rhumatismales et arthritiques se prononcent ou récidivent. Les ophthalmies de cette saison sont prétendues moins graves et suivies de moins d'affections chroniques. La petite vérole est d'ordinaire moins fréquente en février qu'en janvier et mars.

Le *trimestre de printemps* favorise la marche des maladies aiguës et les apoplexies, par les brusques changement de température qui s'observent principalement dans sa première moitié. C'est à cette époque que les exanthèmes, accompagnés de fièvre, paraissent en grand nombre ; ils ne diminuent que vers le commencement du prochain trimestre. Enfin, au trimestre avril, mai, juin, appartiennent une grande quantité des maladies du mois de mars. Avril, mars et mai chargent de chiffres les statistiques de mortalité, et c'est la phthisie pulmonaire qui fournit le contingent le plus fort aux décès de cette période. N'oublions pas que la substitution rapide des étoffes légères aux habits d'hiver vient en aide aux intempéries de la saison pour élever le chiffre des maladies. La période de 1831 à 1848, a fourni en décès causés par la phthisie pulmonaire pour avril, 6,593 décès, mars, 6,421, mai, 6,332; tandis que les mois suivants n'atteignent pas même le chiffre de 5,700 décès.

Le *trimestre d'été*, juillet, août, septembre, amène, avec sa chaleur, quelquefois très grande, des gastrites, des coliques, le choléra d'été; des affections aiguës du foie, des néphrites se prononcent; les éruptions cutanées paraissent en très grand nombre; des angines tonsillaires, des ophthalmies, des névroses, ainsi que les exacerbations, les typoses, ne sont pas rares. Cette saison est la moins funeste, et nous le prouvons avec les chiffres de longues années.

On a avancé que la diminution des eaux de la Seine, en été, ne lui permettant plus de dissoudre complétement les provenances des égouts, était la cause de différents troubles de digestions. Bien ou mal fondée, cette assertion doit disparaître depuis la canalisation d'une grande partie du rivage de la Seine.

Le *trimestre d'automne* voit beaucoup de dysenteries, cholérines et de fièvres intermittentes. Les fruits peu mûrs des mois précédents, et les melons sont regardés, dans cette saison, comme contribuant puissamment au développement de ces maladies pour lesquelles la fraîcheur et l'humidité des soirées, les brouillards, et les vents du sud et de l'ouest paraissent créer un champ fertile. Il est bien entendu que les éruptions cutanées, les affections rhumatismales et les inflammations des voies respiratoires, ces dernières surtout, vers la fin du trimestre, ont de même leur part dans le chiffre assez élevé de cette période.

Les affections catarrhales coïncident souvent avec les changements subits du baromètre, elles se répètent et dominent quelquefois longtemps; chez les gens à artères rigides, une certaine fréquence des apoplexies qui, cependant, n'est pas si grande qu'à l'entrée du printemps, paraît être sous la même influence météorologique.

En général, ces quatre périodes se classent selon le nombre des décès, de manière que l'hiver et le printemps présentent la mortalité la plus considérable, et que l'automne et l'été les suivent dans des proportions beaucoup moins fortes. Il est, du reste, bien entendu que le tableau des constitutions médicales ne se dresse pas absolument, d'après les chiffres de mortalité qui ne peuvent que confirmer les observations antérieures. L'usage de chiffres et de moyennes calculées sur des observations faites même avec une extrême exactitude, demande la réserve la plus grande. Les nomenclatures différentes, volontaires, après la différence des systèmes en médecine, doivent nécessairement, et plus que jamais, conduire à des erreurs palpables et souvent à des résultats tout-à-fait contradictoires.

C'est pour cela que nous nous sommes, dans cette notice, presque entièrement abstenu de fournir des chiffres et de donner des moyennes sur des recensements très souvent bien dirigés.

Les considérations dans lesquelles nous devons entrer appartenant au chapitre tout spécial de la topographie médicale des arrondissements de Paris, c'est cette topographie que nous allons aborder *.

---

* Depuis le 1er avril 1850, les *sections* ont été substituées aux *quartiers*. Cette division servira de base aux nouvelles observations en topographie médicale. Mais comme toutes observations antérieures ont été prises d'après cette ancienne divison qui, du reste, correspond assez exactement avec la nouvelle, nous ne pouvons reproduire que les

# TOPOGRAPHIE DES ARRONDISSEMENTS.

## RIVE GAUCHE.

### XIIe Arrondissement.

La rive gauche de la ville nous appartient et nous intéresse plus que la rive droite, à cause des établissements médicaux que nous devons y rencontrer. C'est donc elle qui, la première, va attirer notre attention et être l'objet de nos investigations.

De Lamarre, historiographe de Paris, nous apprend quelles étaient les conditions de salubrité

---

noms de ces sections, qui indiquent en quelque sorte leurs limites :

SECTIONS DES DOUZE ARRONDISSEMENTS DE PARIS.

- Ier. Tuileries, Madeleine, Présidence, Champs-Élysées, Roule.
- IIe. Palais-National, Italiens, Opéra, Saint-Georges Montholon.
- IIIe. Saint-Eustache, Saint-Joseph, Hauteville.
- IVe. Banque, Louvre, Marchés.
- V[e]. Saint-Sauveur, Bonne-Nouvelle, Saint-Laurent, Faubourg-Saint-Martin.
- VIe. Bourg-l'Abbé, Arts-et-Métiers, Temple, Théâtres.
- VIIe. Saint-Merry, Mont-de-Piété, Archives.
- VIIIe. Marais, Popincourt, Roquette, Faubourg-Saint-Antoine, Quinze-Vingts.
- IXe. Hôtel-de-Ville, Arsenal, Iles.
- X[e]. Monnaie, Ministères, Babylone, Invalides.
- XIe. Palais-de-Justice, École-de-Médecine, Sorbonne, Luxembourg.
- XIIe. Place Maubert, Observatoire, Jardin-des-Plantes, Théâtre Marcel.

sous lesquelles cette partie du vieux Paris s'est formée.

Jusqu'au XII° siècle cette partie de la ville était occupée par un grand nombre de clos et de vignes, ce qui mettait les habitants qui la cultivaient à l'abri des influences fâcheuses que ressentaient déjà les habitants de l'île de la Cité et ceux agglomérés autour des halles, alors elles-mêmes encore entourées de marais.

Mais lorsque des habitations nombreuses entourèrent les établissements religieux ; lorsque les guerres civiles forcèrent les habitants des campagnes environnantes à se réfugier derrière les murailles, plusieurs causes d'insalubrité ou d'incommodités pour la population de la partie méridionale de Paris commencèrent à se manifester.

Ainsi les boucheries de la montagne Sainte-Geneviève laissaient couler le sang des bestiaux dans les rues, et s'accumuler les immondices dans leurs maisons. Il en résultait des inconvénients tels que le parlement fut obligé d'intervenir par un arrêt de 1366, qui ordonna aux bouchers d'établir leur tueries sur la Bièvre.

Ce règlement eut pour effet de changer le lieu de l'infection. Car la Bièvre était alors, elle est même encore aujourd'hui une petite rivière, dont le cours est insensible, dont les eaux sont en sommeil. Les bouchers, relégués sur ses rives, ne se firent pas faute de vider là leurs plus grosses immondices, les lavures, le gros sang et les entrailles des animaux éventrés. Il résulta tout naturellement, de ces amas de matières corrompues, des attérissements et une infection insupportable qui se communiquait jusqu'à la Seine.

Les guerres civiles et les abus qui en sont inséparables permirent aux bouchers de rétablir leurs tueries au même état et dans les mêmes lieux où elles étaient avant ces guerres.

Outre les boucheries, il y avait sur cette partie de Paris, des tanneries et des teintureries, et ces métiers n'étaient pas de nature à assainir les quartiers où ils s'exerçaient. Les règlements au sujet des tanneurs portaient qu'ils pouvaient conserver leurs établissements, mais à la condition *de garder leurs eaux sales dans des tines ou vaisseaux couverts, et de les vider pendant la nuit depuis sept heures du soir jusqu'à deux heures après minuit.*

Sur tout ceci une ordonnance de 1702 s'exprime :

« La rivière de Seyne du costé des quays Saint-
« Bernard et de la Tournelle jusques et audessous
« du pont de l'Hôtel-Dieu, estoit extrêmement grasse
« et bourbeuse, même d'un goût puant et infecté;
« laquelle infection provient de ce que les tanneurs
« et mégiciers demeurant dans le faux bourg Saint-
« Marcel et aux environs, lavent dans la rivière de
« Seyne et dans celle des Gobelins, leurs bourres et
« leurs cuirs pleins de chaux, y jettent leurs es-
« charnures, plains et morplains, et tous les im-
« mondices de leur mestier. »

De ces inconvénients qui existaient alors, une partie existe encore aujourd'hui.

Le sol de cette rive gauche est formé en partie de terrains d'attérissement, de calcaire à cérites, de calcaire marin grossier, comme dans l'espace compris entre l'extrémité sud du Musée d'histoire naturelle, les rues Saint-Victor, des Noyers, des Mathurins, de l'Ecole-de-Médecine, des Quatre-vents, et de silex roulé dans du sable argileux et ferrugineux comme dans le quartier des Invalides vers la plaine de Grenelle.

Les points les plus élevés, calculés suivant la marque tracée au pont de la Tournelle, qui est elle-même à 26,25 m. au-dessus du niveau de l'Océan, ces points sont : la barrière d'Enfer, qui est à 36,96 m. ; — la barrière Fontainebleau, 36,04 m. ; — la montagne Ste-Geneviève, 35,67 m. ; — la barrière d'Ivry, 30,94. m.

Les points les plus bas sont : la rue St-Benoît, 6,58 m. ; — la barrière de la Cunette, 5,51 m. ; — la barrière de la Gare, 5,29 m.

Le terrain de la vallée de la Bièvre n'est qu'à 8,29 m. au-dessus de la marque du pont de la Tournelle, et les inclinaisons diverses des différents quartiers qui constituent la rive gauche font varier les hauteurs dont nous venons de parler entre les approximations que nous en avons données.

Il suit de là que les quartiers les plus bas, qui sont ceux qui sont les plus voisins de l'eau, sont abrités par les quartiers les plus élevés ; ceux-ci le sont à leur tour par les quartiers rapprochés des barrières. De telle sorte que la partie méridionale de la ville qui regarde le sud-ouest, le sud et le sud-est, est exposée aux vents du nord, nord-est et nord-ouest.

La rivière de la Bièvre est une des trois rivières qui coulent au milieu du département. Elle et la Marne entrent dans le territoire : la première au-dessus d'Antony, la deuxième au-dessus de Brie-sur-Marne.

La Marne a une largeur moyenne de 85 mèt., la Bièvre, de 3 mèt. environ. Elle a été canalisée dans son parcours, il est vrai; mais on n'a pu encore parvenir à l'assainir, parce que c'est impossible. Deux cents usines, à peu près, sont alimentées par elle. Ses eaux ne coulent pas, elles dorment, elles semblent figées. Dire leur couleur et leur goût serait difficile. La plupart des riverains exercent les professions que nous venons d'énumérer; ils y lavent les peaux, les étoffes teintes, etc. Ils y jettent le détritus des matières qu'ils emploient, et leurs eaux immondes; tout cela, mêlé, forme un lit de fange qu'on remue sans cesse, d'où s'exhalent des gaz délétères, l'hydrogène sulfuré entre autres, dont l'influence se fait sentir sur la batterie de cuisine de ces riverains. L'air est tellement chargé d'émanations gazeuses que pendant les temps chauds ils ne peuvent garder le bouillon plus de huit ou dix heures.

A ces détails on reconnaît le faubourg si connu sous le nom de *faubourg St-Marceau*. C'est un faubourg à part, avec une population particulière, des mœurs qui lui sont propres, des maisons qui paraissent bâties pour elle et qui se métamorphoseront, conséquemment, le jour où elle sera métamorphosée elle-même. La santé du corps et la santé de l'âme marchent parallèlement.

Le faubourg St-Marceau, ou St-Marcel, est formé en plus grande partie du quartier Saint-Marceau et du quartier du Jardin-des-Plantes. Il commence aux Gobelins, en haut de la rue Mouffetard et finit à la place Maubert.

Ses limites exactes sont, pour le *quartier Saint-Marceau*, de la barrière de la Gare, le mur d'enceinte jusqu'à la barrière de la Santé; les rues de la Santé, de l'Oursine, Mouffetard, Gracieuse, du Puits-l'Hermite, d'Orléans, Geoffroy-St.-Hilaire, de Buffon, les quais de l'Hôpital et de la Gare. Le sol est entrecoupé de pentes et de terrains nivelés. Des carrières anciennes de calcaire marin grossier se trouvent dessous. La surface d'eau évaporable en totalité est de 178,656 mèt. carrés, ou 0,061 par rapport à la superficie totale de Paris, ce qui fait 6,9 m. carrés pour chaque habitant. Mortalité à domicile sur 1,000 habitants, calculée sur dix ans (1839-1848), 20,96.

Pour le *quartier du Jardin-des-Plantes*, les limites sont : du pont d'Austerlitz, les quais Saint-Bernard et de la Tournelle ; les rues des Bernardins, Saint-Nicolas-du-Chardonnet, Traversine, d'Arras, Clopin, Descartes, Mouffetard, de l'Epée-de-Bois, Gracieuse, du Puits-de-l'Hermite, d'Orléans, Geoffroy-Saint-Hilaire et de Buffon. A partir de la butte de l'Estrapade, limite de ce quartier, le terrain s'abaisse rapidement jusqu'à l'emplacement de l'entrepôt des vins et du Jardin-des-Plantes. Des carrières de calcaire marin grossier se trouvent sous la rue Saint-Victor et dans la partie occidentale du Jardin-des-Plantes. La superficie d'eau évaporable en totalité est de 195,000 mèt. carrés (0,067, par rapport à la superficie totale de Paris), ce qui fait 8,1 m. carrés pour un habitant. Mortalité calculée comme au quartier précédent, 25,55.

Le faubourg Saint-Marcel a une superficie de 3,054,328 mèt. car., et une population de 49,435 habitants, ainsi distribués : *quartier Saint-Marcel*, 2,079,328 mèt. carr., sur 25,651 habitants ; quartier du *Jardin-des-Plantes*, 975,000 mètres carrés, sur 23,784 habitants ; ce qui fait pour le premier, 93 mèt. carrés par individu, et pour le second, 44.

Il retentit tout le jour de bruits discordants, bruits

de voix humaines, de machines et de marteaux. C'est une fourmilière d'ivrognes et de travailleurs. Car c'est là le double caractère de ce faubourg étrange : le travail opiniâtre et la débauche crapuleuse.

Les professions qui s'y exercent en plus grand nombre, sont : les corroyeurs, hongroyeurs, tanneurs, teinturiers, maroquiniers, brasseurs, ouvriers des filatures de laine, des fabriques de couvertures, ouvriers en céruse, ouvriers des tuileries, des fonderies de fer et des fonderies de suif, états bruyants, états insalubres, surtout, à cause de la malpropreté inévitable dont sont entourés ceux qui les exercent, et aussi à cause des matières employées par eux, et qui font d'une atmosphère viciée, empestée, une atmosphère normale à laquelle leurs poumons sont contraints de s'habituer.

Ainsi pour les corroieries, c'est la fumée épaisse et fétide qui provient des rognures des peaux corroyées; la fabrication du dégras; l'emploi de l'oxysulfure de calcium pour la fabrication des cuirs blancs.

Pour les amidonneries et les féculeries qui se trouvent assez nombreuses dans ce quartier, c'est la fétidité des eaux chargées de matières organiques lorsqu'elles s'écoulent. Elles sont absorbées par des terrains séléniteux et donnent naissance à des sulfures qui, outre le dégagement d'acide sulfhydrique, produisent facilement de la fermentation putride.

Les émanations fétides des fonderies de suifs et de graisses qui proviennent de l'altération putride des tissus membraneux employés et la réaction de la chaleur élevée à laquelle on est obligé d'opérer sur ces mêmes tissus et sur la graisse qu'ils retiennent, exercent les influences les plus nuisibles sur l'organe respiratoire de ces ouvriers.

Pour les fabriques de céruse, ce sont les émanations gazeuses qui se dégagent des matières employées; ce sont les effets fâcheux de la poussière qui résulte du battage lorsqu'on opère la séparation de la céruse, selon le procédé hollandais; c'est l'intoxication saturnine en un mot.

Il en est de même pour l'écoulement des eaux des teintureries de laine et de crin.

Les teinturiers en peaux et les maroquiniers doivent à leurs excès en tout genre une décoloration rapide du sang qui donne à leurs visages une teinte blafarde très prononcée. Néanmoins on a remarqué que le charbon et la pustule maligne atteignent rarement ces ouvriers, grâce à la surveillance exercée sur la vente des peaux d'animaux à la sortie des abattoirs.

Les tisserands, les gaziers, ouvriers en châles, et notamment tous les ouvriers que leur profession condamne à rester assis, ou qui impriment à leur bassin un mouvement continuel et latéral, sont presque tous atteints d'hémorrhoïdes volumineuses qui se compliquent souvent de fistules anales. Mais ce n'est pas tout, et à ces maladies, qui sont la dîme forcée que les ouvriers paient au travail, il faut en joindre d'autres qui sont le fait même de leur négligence, de leur paresse, de leur inconduite et de leur misère.

Ainsi, quand on s'est hasardé à entrer dans les rues Traversine, Saint-Médard, Gracieuse, des Boulangers, Triperet, et toutes celles qui aboutissent à la rue Mouffetard, la grande artère de ce quartier où la boue circule abondante; quand on s'aventure dans ces rues où ne s'aventure qu'à regret le soleil, et qu'on entre dans les maisons qui s'y trouvent, on reste surpris de la misère et de la malpropreté qu'on y rencontre.

Dans les rues que nous venons de désigner, et dans quelques-unes encore qui avoisinent la place Maubert, dans le bas de la rue Saint-Victor, se trouve la classe la plus indigente de Paris. A l'entrée de ce quartier, qui a quelque analogie avec le Ghetto, le quartier des Juifs à Rome, on pourrait placer un poteau avec cette inscription :

« *Ici habite la misère.* »

Il y a là mille industries inconnues des gens riches, et même des bourgeois.

Les habitants de ces tristes demeures manquent des choses les plus indispensables à l'existence. Ils sont à peine vêtus, même pendant la plus rude saison, à moins qu'on ne compte comme vêtements les haillons sordides, les loques immondes dont ils sont couverts. Ils manquent de bas, de chemises, de souliers, de tout. Le XIIe arrondissement contient 98,010 personnes, sauf la garnison de 2,193 hommes, et ses 11,517 indigents ont reçu l'année passée la somme de 326,409 fr. 45 cent. Il compte 1 indigent sur 8,7 habitants, tandis que la moyenne de tout Paris est de 1 sur 16,3, et celle des trois premiers arrondissements, par exemple, est de 1 sur 27,8 ; 1 sur 40,4 ; 1 sur 31,7. Nous aurons plus tard à comparer le 4e arrondissement, qui a une population de 48,233 et 2,281 indigents (1 sur 22), et n'a eu besoin que de 81,196 fr. Voilà des chiffres éloquents. Mercier avait raison : Il y a plus d'argent dans une maison du faubourg Saint-Honoré que dans tout le faubourg Saint-Marceau, pris collectivement.

Quelque grande et bien organisée que soit la charité publique, devant des difficultés de cette importance elle est impuissante à les guérir. Bien que l'on compte dans un espace de cinq ans dans ce seul quartier Saint-Marcel 13 rues nouvelles et 68 maisons de moins, ce qui paraît prouver une position plus aérée qu'autrefois, l'insalubrité des maisons est encore assez forte, assez délétères sont encore les miasmes qui emplissent ces chambres où vivent pêle-mêle, dans le désordre et la malpropreté les plus honteux, femmes et hommes, garçons et filles. La pudeur n'a rien à voir là-dedans. Souvent, à ces habitants naturels, entassés outre mesure, viennent s'en joindre d'autres, des chiens, des chats, dont les évacuations alvines corrompent *effroyablement* l'air.

C'est dans ces galetas que vient se réfugier chaque soir toute cette population nomade composée de marchands à l'éventaire, à la voiture, de joueurs d'orgue, de saltimbanques, de vitriers, de raccommodeurs de faïence, d'ouvriers employés dans les manufactures de laine et de coton des environs, et surtout de chiffonniers.

C'est là que ces derniers vident leurs hottes, leur total d'immondices de la journée ; c'est là qu'ils laissent s'accumuler leurs richesses sordides. C'est là aussi que s'accumulent les odeurs délétères échappées des détritus ramassés au coin des bornes, dans la boue et qui leur deviennent souvent fatales. Car, en outre des odeurs insupportables qui leur sont si familières, il s'échappe de ces amas d'ordures une poussière irritante dont se sature l'air qu'ils respirent et qui leur cause des maladies du poumon, des céphalalgies continuelles, des fièvres intermittentes, des toux, des rhumatismes, des hydropisies. Ces différentes affections semblent avoir fait élection de domicile dans ces lieux obscurs, humides, malsains. Les loges des concierges sont surtout des réceptacles à maladies, des nids à douleurs. Si l'on conçoit difficilement comment des créatures humaines vivent dans ces logis, en revanche on comprend parfaitement qu'elles y succombent.

Au rez-de-chaussée de ces maisons qui, en majeure partie, sont de vieilles masures toujours humides, *sont établies des* blanchisseuses. Elles préfèrent ce séjour nauséabond, obscur, au grand air et aux bateaux affectés à leur profession qu'on voit amarrés sur la Seine, et qui, bien qu'eux-mêmes encore malsains, le sont cependant beaucoup moins. Ces rez de-chaussées, mal entretenus, mal carrelés, toujours mouillés, leur coûtent moins cher, il est vrai, qu'une place dans les bateaux, mais ces femmes y contractent de bonne heure des affections de toute nature. Quand elles ne s'asphyxient point avec les gaz qui se dégagent de leurs fourneaux de charbon, elles deviennent souvent hydropiques et lèguent à leurs enfants une constitution rachitique ou scrofuleuse.

Voilà pour les environs de la place Maubert, de la montagne Sainte-Geneviève et pour la rue Mouffetard.

En nous rapprochant des Gobelins, où cependan les maisons sont de construction plus moderne et les logis moins malsains, nous trouvons encore la rue du Marché-aux-Chevaux dont un grand nombre d'habitants lutte d'habitudes malpropres avec ceux que nous venons de citer.

Leur misère et leur malpropreté, pour être moins en évidence, n'en sont pas moins réelles. Aux croisées des chambres il y a souvent du papier en guise de vitres; pour lit il y a souvent un peu de paille, recouvert d'une mauvaise toile sur laquelle les locataires se jettent tout habillés. Mais ces derniers ont une spécialité que les précédents n'ont pas. Ils élèvent des lapins, des poules, dont ils laissent s'accumuler les ordures, qui, tout naturellement, forment bientôt un fumier qu'ils enlèvent rarement. Plus rarement encore on vide les latrines. Quels puissants auxiliaires pour les maladies.....

Au contraire du quartier Saint-Marcel, qui occupe un terrain de 1,990,000 mètres carrés, — c'est-à-dire, plus du quart du 12e arrondissement, — le *quartier du Jardin-des-Plantes* est plus salubre et plus habitable. Son étendue est de 780,000 mètres carrés, dont les deux tiers environ sont remplis par le jardin et les monuments qui en dépendent et par l'Entrepôt des vins. Ce quartier est choisi de préférence par les gens aisés de l'arrondissement. On y voit même des maisons de santé et des pensions bourgeoises où se retirent les valétudinaires, les gens tranquilles et les vieillards des deux sexes.

Au delà de la place Maubert, du côté de l'École polytechnique et de l'École normale, les maisons réunissent également des conditions de salubrité plus grandes. C'est le quartier *St-Jacques*. Il a une superficie de 370,000 mètres carrés sur 25,893 habitants — 14 m. par habitant. — La mortalité y est de 17. Ses limites sont : les rues du Petit-Pont, St-Jacques, des Fossés-St-Jacques, la place de l'Estrapade, les rues de la Vieille-Estrapade, de la Contrescarpe, Descartes, Clopin, d'Arras, Traversine, St-Nicolas-du-Chardonnet, St-Victor-de-Bièvre; quai du Mail, et rue de la Bucherie.

De la place du Panthéon, point culminant — 32,89 m. au-dessus du niveau de la Seine, — le terrain s'abaisse par une pente rapide qui ne se termine qu'à peu de distance de la Seine. — La surface d'eau évaporable en totalité — 0,100 par rapport à la superficie totale de Paris — est de 30,000 m. carrés, ce qui fait 1 mèt. pour un habitant.

Les conditions de salubrité sont assez bonnes, avons-nous dit, mais seulement pour la partie élevée de ce quartier. Sa partie basse, celle qui avoisine la rivière dont les eaux s'infiltrent aisément dans son terrain sablonneux, la partie basse de ce quartier est tout aussi insalubre que les rues misérables sur lesquelles nous avons tout à l'heure appelé l'attention de nos confrères. Les maisons, très élevées et très humides, en sont habitées par des imprimeurs en taille douce, des brocheurs, des relieurs, etc.

Mais le quartier de l'*Observatoire* est, à ce que nous croyons, le plus sain de tous. Cela est dû, sans doute, à son étendue et à sa situation. Sa superficie est de 1,030,00 mètres carrés; sa population, de 24,873 habitants, 47 m. c. par individu. La mortalité cependant y est de 23,28. Ses limites sont : de la barrière de la Santé, les murs d'enceinte jusqu'à l'hospice de la Maternité, la rue d'Enfer, les bâtiments qui bordent le Luxembourg jusqu'à la rue Royer-Collard; les rues Royer-Collard, St-Jacques, Fossés-St-Jacques, Vieille-Estrapade, Contrescarpe, Mouffetard, de Lourcine et de la Santé.

Le sol de ce quartier, dont le mur d'enceinte est le point culminant, après avoir formé le plateau de l'Observatoire, s'abaisse rapidement par les rues Mouffetard et de Lourcine. Des carrières de calcaire marin grossier ont été ouvertes anciennement dans le sol de la plus grande partie du quartier.

Élévations diverses :

Barrière d'Enfer. . . . . . 36,69 m.
Val-de-Grâce. . . . . . . . 27,79 m.
Barrière de la Santé. . . . . 20,79

Il comprend dans son *périmètre* des établissements vastes et aérés, tels que l'École de pharmacie, le collége Rollin, les hôpitaux Cochin et du Midi, la Maternité, l'Hospice des *Enfants-Trouvés*, l'Hôpital militaire du Val-de-Grâce, trois casernes d'infanterie, des couvents nombreux et l'Observatoire.

Les abords des barrières qui ceignent ce quartier au sud, sont habités par des ouvriers qui profitent du bas prix des loyers et aussi de l'avantage qu'ils ont, à cause de la proximité du mur d'enceinte, d'acheter des vivres sans payer le droit d'entrée.

—

Voilà ce qui constitue le 12e arrondissement. En 1846, il comptait 6,669 naissances, sur 5,657 décès; différence en faveur des naissances, 1002. La mortalité journalière à domicile, sur 1,000 habitants calculée sur une période de 10 ans (1839 à 1848) est très forte, 5,5. Ce n'est que le 6e arrondissement qui l'égale, et le 8e qui le dépasse de 0,6. Il occupe plus de 70,000 ouvriers, produisant annuellement pour 100 millions de marchandises diverses, chiffre peu élevé eu égard aux bras employés.

D'importantes améliorations, depuis longtemps désirées, y ont été réalisées il y a une dizaine d'années. Les quais sont larges et plantés d'arbres, de belles maisons édifiées dans des conditions satisfaisantes, couvrent maintenant les terrains de l'ancienne abbaye Saint-Victor. L'embarcadère du chemin de fer d'Orléans, situé près de la Salpêtrière, donne à ce quartier une vie qu'il n'avait pas auparavant. Souhaitons que l'administration ne s'arrête pas en si beau chemin et que le budget de la ville de Paris permette de porter la lumière et la santé dans les parties insalubres de cet arrondissement.

## XIe arrondissement.

Cet arrondissement, qui a une superficie totale de 2,173,000 mètres carrés et une population de 66,119 habitants, se divise en quatre quartiers: ceux de la *Sorbonne*, de l'*Ecole-de-Médecine*, du *Luxembourg* et du *Palais-de-Justice*. Il est borné au nord par les quais des Augustins et Saint-Michel; à l'ouest par les rues Dauphine, de l'Ancienne-Comédie, de l'Ecole-de-Médecine, du Four-Saint-Germain, du Cherche-Midi; au sud par les boulevarts extérieurs et les barrières des Fourneaux, du Maine et du Montparnasse; et à l'est par la rue Campagne-Première, le boulevart Montparnasse, les rues de l'Est, Royer-Collard, Saint-Jacques et du Petit-Pont.

Le quartier de *la Sorbonne* a une superficie de 220,000 mètres carrés sur une population de 15,666 habitants, ce qui fait 14 mètres carrés par individu. La mortalité y est de 20,76.

Ses limites sont, à partir du pont Saint-Michel, les rues de la Vieille-Bouclerie et de la Harpe, la place Saint-Michel, les rues Monsieur-le-Prince, d'Enfer, Royer-Collard, Saint-Jacques et du Petit-Pont, et le quai Saint-Michel.

De la rue Royer-Collard, en se dirigeant vers le sud, le sol offre une pente rapide qui ne se termine qu'à une distance assez rapprochée de la Seine. La surface d'eau évaporable en totalité est de 10,000 mètres carrés, et de 0,003 mètre carré par rapport à la superficie totale de Paris. Ce qui fait 1 $\frac{1}{2}$ mètre carré par habitant.

Élévations : Butte Sainte-Hyacinthe, 33,83, — pont Saint-Michel, 10,04.

Le quartier de l'*Ecole-de-Médecine* a une superficie de 305,000 mètres sur une population de 18,176 habitants, 17 mètres carrés par individu. La mortalité y est de 17,46.

Ses limites sont : le quai des Grands-Augustins, la place du pont Saint-Michel, les rues de la Vieille-Bouclerie, de la Harpe, place Saint-Michel, les rues Monsieur-le-Prince, de Vaugirard, de Condé, des Fossés-Saint-Germain-des-Prés et Dauphine.

Dans la direction du sud au nord le sol offre une pente à laquelle succède, à quelque distance de la Seine, un terrain plan, résultant du nivellement. L'élévation de la place de l'École de Médecine est de 8,62 mètres. Jusqu'à l'égoût le plus bas du quartier il y a une pente de 0,34 mètre. D'anciennes carrières de calcaire grossier existent tout près de l'Odéon. La surface d'eau évaporable en totalité est de 25,000 mètres carrés, 1,3 mèt. c. par habitant.

Ces deux quartiers forment ce qu'on appelle depuis longtemps le quartier Latin, *genus unde latinum*, le quartier scientifique, le côté intellectuel de la grande ville, car c'est là que sont placées une foule d'institutions spéciales : l'École de médecine, la Sorbonne, la bibliothèque Sainte-Geneviève, etc., etc. C'est là que vit cette jeunesse plus ou moins studieuse, qui est appelée à fournir à la France un trop riche contingent d'avocats, de médecins, de littérateurs, de ministres et de pauvres diables.

Entre les rues Saint-Jacques et de la Harpe, qui sont les plus passantes et les plus peuplées, il y en a un grand nombre d'autres plus petites, plus étroites, comme les rues de la Parcheminerie, des Noyers, Saint-Séverin, etc., qui ont une analogie extrême avec les rues insalubres du XII^e arrondissement. La plupart des maisons portent encore le cachet de l'époque où elles ont été construites, ce sont des vestiges du vieux Paris.

Beaucoup d'entre elles sont bâties sur les emplacements de couvents et d'églises ; la maison, rue Hautefeuille, 32, couvre les fondements d'un ancien couvent des Prémontrés ; la cave d'une maison, rue des Maçons-Sorbonne, n^o 1, qui cependant va être démolie, n'est que la voûte d'une ancienne église dont la sculpture des arcades et les petits cachots du troisième souterrain se reconnaissent bien, comme, par ex., celle d'une autre maison, rue aux Fers, 1.

Dans toutes les rues qui avoisinent l'École de droit et l'École de médecine, il y a un nombre infini d'hôtels garnis destinés à loger cette population nomade d'étudiants, qui arrive chaque année des quatre coins de la France, et qui n'est pas très difficile sur le choix d'une résidence temporaire. En général, les rues et les maisons de cette partie du quartier des études ont une physionomie pittoresque peut-être, mais en tout cas insalubre. Cependant, sur la place Sorbonne et sur celle de l'Odéon, il y a des hôtels garnis qui réunissent un confortable moins contestable.

Les habitants du pays latin tiennent, à ce qu'il paraît, à conserver les traditions locales; et ce ne serait pas avancer un paradoxe que de prétendre que le plus grand nombre d'entre eux serait mécontent d'un changement complet dans cette physionomie des rues et des maisons de leur cher quartier Latin. Les étudiants français ont cela de commun avec les étudiants allemands. Aussi ont-ils inventé, comme ces derniers, des noms qui les distinguent entre eux, qui séparent les nouveaux des anciens, les arrivés des arrivants; ils ont les *piocheurs* et les *viveurs*, comme les étudiants allemands ont leur *fuchs*, renard du premier semestre; *brandfuchs*, renard brûlé, du second semestre : *junges haus* ou *jungbursche* et *altes haus*, les jeunes et les vieilles maisons du troisième au cinquième semestre; *bemoostés haus*, maisons moussues du sixième semestre, et *goldfuchs*, renard d'or du dernier semestre... Grâce à de certaines habitudes de dissipation et de folie qui ont le pas, trop souvent, sur les habitudes d'étude et de méditation, le quartier Latin n'est pas précisément le quartier où l'on travaille; c'est beaucoup plus l'*ubi amor*; le pays où l'on s'aime, si toutefois on peut appeler de ce mot les occupations journalières d'un grand nombre d'émules modernes d'Hippocrate et d'Ulpien. Les étudiants allemands, eux, préfèrent boire, chanter et se battre...

Quant au quartier de l'Ecole-de-Médecine, nos remarques et nos reproches sont les mêmes que pour le quartier de la Sorbonne. Néanmoins, comme il touche plus que ce dernier à un quartier plus aéré, où les rues sont plus larges, les maisons plus spacieuses, — le faubourg Saint-Germain, — on y rencontre des avantages qui en compensent un peu les inconvénients.

Les terrains du sud sont occupés par le collége Saint-Louis, l'Ecole de médecine et l'Ecole pratique, avec ses pavillons de dissection. Ils manquent de l'étendue nécessaire à de pareils établissements. Mais nous devons dire que des mesures de salubrité, exigées par leurs différents usages, ont été prises de façon à éloigner tout sujet de plainte de la part du voisinage.

Au nord, en allant du côté de la rue Dauphine et du quai des Augustins, il y a le *Marché à la volaille*, plus connu sous le nom de *la Vallée*, élevé sur l'emplacement de l'église et du cloître des Augustins.

Ce marché était autrefois situé sur la rive droite, près du fort l'Évêque, au bas du pont Neuf. Après sa translation sur le quai des Augustins, on avait compris, à l'incommodité qui résultait des exhalaisons de la tuerie des animaux, qu'il fallait autre chose qu'un marché en plein air et, dès 1809, on avait bâti une salle couverte. C'est celle qui existe encore aujourd'hui, mais très heureusement modifiée et mieux appropriée à sa destination. En 1836 on a enrichi cette halle d'un abattoir et de quarante-cinq resserres à volaille, donnant sur la rue du Pont-de-Lodi, et séparées du marché d'approvisionnement.

Néanmoins, en dépit des prescriptions anciennes

et des ordonnances de police plus récentes, sur la tenue de ce marché et de ses dépendances, on a encore à déplorer, pendant l'été, les exhalaisons assez fortes de la tuerie des volailles.

En traversant la Seine, au pont Saint-Michel, on met le pied sur le quartier du *Palais-de-Justice*. Ce quartier a une superficie de 138,000 mètres carrés sur une population de 2,798 habitants; 49 mètres carrés par individu. La mortalité y est de 19,38. Le sol a été élevé et nivelé par des terrains de transport. La surface d'eau évaporable, en totalité, est de 196,000 mètres carrés de 0,067, par rapport à la superficie totale de Paris, et de 70 m. c. par habitant.

Toute la portion de la Cité, limitée par la rue de la Barillerie et les quais, jusqu'au pont Neuf, a été depuis longtemps incorporée au XI<sup>e</sup> arrondissement. Avant 1600, le Palais-de-Justice et ses dépendances occupaient cette extrémité de l'île, dont la pointe, à ce que nous apprend Delamarre, était coupée par un petit bras d'eau qui la partageait en deux parties... ce qui formait deux îles d'inégale grandeur.

La première de ces deux petites îles portait le nom d'île aux Treilles, ainsi nommée, sans doute, des vignes qui y étaient plantées. Plus tard, les vignes firent place à des étuves à l'usage des seigneurs de la cour, et que Henri II abandonna aux ouvriers de la Monnaie qui y établirent un moulin.

L'autre île, la plus petite, était l'île de Bussy. Toutes deux furent réunies en 1578, sous Henri III, lors des premiers travaux pour l'édification du pont Neuf, et un nouveau quartier y fut construit, mais longtemps après, lorsque Henri IV eut donné ces terrains vagues au président de Harlay. Il y eut, d'abord, le long des murs du jardin du Palais, une rue de maisons uniformes : ce fut la rue du Harlay, puis on construisit les maisons de la place Dauphine, en réservant des quais de chaque côté.

Élévations diverses :

| | |
|---|---|
| Pont-Neuf. . . . . . . . . . | 12,46 m. |
| Place du Palais-de-Justice. . . . . | 8,00 — |

Ce quartier qui, dès sa fondation, a été habité, comme il l'est aujourd'hui par des orfèvres, et qui l'est aujourd'hui par ceux-ci et par des fabricants d'instruments d'optique, ce quartier est mal distribué. Les maisons, à cause du peu d'espace qu'on leur a laissé, n'ont pas de cours pour la plupart, ou celles qu'on y a ménagées sont trop étroites; les caves sont très souvent remplies d'eau, de là une humidité perpétuelle; dans ces maisons, on ne devrait habiter que les appartements donnant sur la Seine.

Le quartier du *Luxembourg* est le plus digne d'attention au point de vue de sa superficie et de la bonne disposition de la plupart des rues et des maisons.

Ses limites sont : les rues de Vaugirard, de Condé, de l'École-de-Médecine, du Four-Saint-Germain, du Cherche-Midi, du Regard, de Vaugirard jusqu'à la barrière; de cette barrière, le mur d'enceinte à gauche jusqu'aux bâtiments de l'hospice de la Maternité; les murs extérieurs de cet établissement et ceux qui entourent le Luxembourg.

Le sol, composé en grande partie de calcaire marin grossier ou à cérites, offre, à partir du mur d'enceinte, un plateau médiocrement élevé auquel succède une pente assez douce plus généralement dans la direction du sud au nord, et qui est terminé par un terrain plus inférieur.

Elévations diverses :

| | | |
|---|---|---|
| Barrières Montparnasse. | . . . . . | 30,29 m. |
| — du Maine. | . . . . . . | 23,60 |
| — de Vaugirard. | . . . . . | 17,70 |
| — du Luxembourg. | . . . . | 15,24 |

D'anciennes carrières existent près de Saint-Sulpice, dans les rues Duguay-Trouin et du Colombier. La superficie de ce quartier est de 1,510,000 m. c. sur une population de 29,479 habitants, ce qui fait 59 *mètres carrés par habitant*. La mortalité y est de 20,17.

Le palais du Luxembourg et ses jardins, *et les* jardins particuliers, occupent les deux tiers de cette superficie; mais il reste encore la rue de Tournon et les maisons qui la bordent, la rue de Seine, la place Saint-Sulpice, et tout cela est vaste et aéré. Nous sommes forcé cependant d'y faire une exception à l'égard des rues qui avoisinent le marché Saint-Germain. Quelques-unes d'entre elles sont étroites; les maisons qui y sont construites sont élevées, et les causes d'insalubrité que nous avons signalées ailleurs s'y reproduisent avec les mêmes inconvénients.

Le marché Saint-Germain, *établi* sur l'emplacement de l'ancienne foire de ce nom, donne un peu de vie à ce quartier où se trouvent un grand nombre de pensions et d'établissements religieux, et que le voisinage du faubourg Saint-Germain rend moins animé que les autres quartiers.

---

Le onzième arrondissement a 1 indigent sur 17,20 habitants. Il compte 19,000 ouvriers de tous états produisant annuellement pour 63 millions de marchandises diverses.

Le chiffre des naissances était, en 1846. de 2,415; celui des décès, 1,296. Différence en faveur des naissances, 1,119. Mortalité journalière, 3,3.

*Edifices remarquables.*—Palais-de-Justice, église Saint-Sulpice, Sainte-Chapelle, Palais du Luxembourg, Odéon, Musée des Thermes et de l'hôtel de Cluny, Sorbonne, Lycées Louis-le-Grand et Saint-Louis, École de Médecine, École Pratique, Hôpital de la Faculté.

### Xe Arrondissement.

Son étendue diffère peu de celle du premier arrondissement, qui vient après celle du huitième; elle est de 5,615,000 mètres carrés sur une population de 106,878 habitants. Ses quartiers sont ceux *des Invalides, de la Monnaie, du faubourg Saint-Germain et de Saint-Thomas-d'Aquin.*

Le quartier des *Invalides* est le plus grand. Il a une superficie de 3,175,300 m. c. sur une population de 28,222 habitants, ce qui donne 113 m. c. par individu. La mortalité y est de 24,9; ses limites sont: de la barrière de Sèvres, le mur d'enceinte jusqu'à la barrière de la Cunette, le quai d'Orsay, les rues de Bourgogne et de Varennes, le boulevart des Invalides et la rue de Sèvres.

Nous donnons les élévations suivantes pour préciser son profil, et ses principales inclinaisons:

| | |
|---|---|
| Place méridionale des Invalides. . | 12,58 m. |
| Champ-de-Mars, terrain naturel. . | 9,77 m. |
| Barrière de la Cunette. . . . . | 5,57 m. |

Le terrain s'abaisse graduellement, depuis les barrières de Sèvres et de Vaugirard, jusqu'à la Seine. Le sol est formé de silex roulé dans un sable argileux et ferrugineux, et près de l'Ecole militaire on rencontre la craie à 6 ou 8 mètres de profondeur.

La portion de ce quartier, qu'on désigne communément sous le nom de *Gros-Caillou*, a une population dont les habitudes exercent une grande influence sur son état hygiénique, et qui diffère beaucoup de la population aristocratique du milieu de l'arrondissement. Les blanchisseuses qui y sont en grand nombre, et les ouvriers de la manufacture de tabac, nombreux aussi, qui habitent cette partie du quartier des Invalides, ont les mêmes habitudes, nous ajouterons, les mêmes vices que les habitants du quartier Saint-Marcel. C'est la même malpropreté dans leurs chambres, et les maisons de la rue de la Vierge sont en tout semblables à celles de la rue de Lourcine ou de la rue Gracieuse.

Le quartier de *la Monnaie* est le plus petit. Il a une superficie de 430,400 m. c. sur une population de 24,812 individus, ce qui donne 18 m. c. par habitant; la mortalité y est de 18,43. Ses limites sont : les quais Malaquais et Conti; les rues Dauphine, Saint-Germain-des-Prés, de l'Ecole-de-Médecine, du Four-St-Germain, la place de la Croix-Rouge, les rues de Grenelle et des Saints-Pères.

Le sol, composé de terrains d'attérissements, a successivement été élevé par des transports de décombres, et notamment au carrefour St-Guillaume et des Saints-Pères. De ce point culminant, le terrain s'abaisse jusqu'au quai. Elévations principales :

Rue des Saints-Pères (sommet). . 12,47 m.

Pont des Arts. . . . . . . . . 9,57 m.
Rue Saint-Benoît. . . . . . . . 6,58 —

Le quartier de la Monnaie a, dans sa région du sud, plusieurs rues fort étroites et fort anciennes, avoisinant l'église Saint-Germain-des-Prés, ou aboutissant à la rue du Four, et qui présentent les mêmes conditions d'insalubrité que nous avons déjà signalées.

Dans la rue Jacob, il y a l'hôpital de la Charité. Cet hôpital est convenablement aéré, la mortalité y a été toujours moins forte que dans les autres établissements de ce genre ; mais plusieurs salles ont un inconvénient grave que nous aurons occasion de constater également à l'Hôtel-Dieu et à la Pitié. Ce sont principalement les salles St-Jean et Sainte-Rose. Elles sont exposées sur des rues assez fréquentées par des voitures, et le bruit que font ces voitures et le tremblement qu'occasionnent quelquefois de lourdes charrettes sont très pénibles et très dangereux pour les blessés qui subissent ou ont subi des opérations. Le macadamisage de la rue des Sts-Pères remédierait à cet inconvénient.

Le quartier *Saint-Thomas-d'Aquin* a une superficie de 1,290,000 mètres carrés sur une population de 32,109 habitants, ce qui donne 40 mètres carrés par individu. Mortalité 19,63. Ses limites sont : De la barrière de Vaugirard, le mur d'enceinte jusqu'à la barrière de Sèvres ; la rue de Sèvres, le boulevart des Invalides, les rues de Varennes, de Bourgogne, de Grenelle, la Croix Rouge ; les rues du Cherche-midi, du Regard et de Vaugirard.

Le sol est peu élevé ; il présente, à partir du boulevart des Invalides, une pente assez douce, qui se termine à la rue de Grenelle ; le calcaire marin grossier ou à cérites se fait voir rue de Sèvres jusqu'à Vaugirard. Élévations principales :

| | |
|---|---|
| Barrière de Sèvres. . . . | 10,14 m. |
| Rue Plumet. . . . . . | 7,86 |

Le quartier du *faubourg Saint-Germain* a une superficie de 749,300 mètres carrés sur une population de 21,735 habitants, ce qui fait 34 mètres carrés par individu. Mortalité, 15,40. Ses limites sont : la rue de Bourgogne, les quais d'Orsay et Voltaire, les rues des Sts-Pères et de Grenelle.

Le sol, formé de terrain d'attérissement, est bas et généralement de niveau.

Ces deux derniers quartiers forment, à proprement parler, ce qu'on appelle le *faubourg Saint-Germain*, comme les quartiers Saint-Marcel et du Jardin-des-Plantes forment ce qu'on appelle communément le *faubourg Saint-Marceau*.

Le faubourg Saint-Germain, dont l'accroissement n'a commencé sérieusement que sous Louis XIV, était autrefois composé de prairies. C'est son emplacement que les seigneurs de la cour choisirent pour y faire bâtir leurs hôtels lorsque le pont Royal fut construit, c'est-à-dire vers 1689. Avant cette époque on communiquait des Tuileries au Pré-aux-Clercs d'abord par un bac, puis par un pont de bois appelé tour-à-tour pont Sainte-Anne, pont Rouge, et que les glaces finirent par emporter, ce qui nécessita l'érection d'un pont en pierre, celui qui existe aujourd'hui.

Le faubourg Saint-Germain est le faubourg de l'aristocratie, de la vraie, de la seule, à ce qu'elle prétend ; de celle qui montait dans les carrosses du roi et dont les parchemins remontent jusqu'à Charlemagne. L'aspect du faubourg Saint-Germain est imposant par sa solitude qui n'est troublée qu'aux heures de sortie des ministères. En général les rues de Varennes, de Verneuil, de la Planche, Vanneau, etc., etc., ressemblaient, il y a quelques années, presque aux rues d'Herculanum ou de Pompéi.

Nous ne nous arrêterons pas plus longtemps au faubourg Saint-Germain, où les conditions d'aisance intérieure et de salubrité extérieure se trouvent réunies.

---

Le xe arrondissement a 1 indigent sur 14,2 habitants. Il compte 20,000 ouvriers de tous états produisant annuellement pour 68 millions de marchandises.

Le nombre des naissances est de 2,364, celui des décès de 4,454, différence pour les décès, 2,000; mortalité journalière des derniers dix ans, 5,0.

Edifices remarquables : Hôtel des Monnaies, Palais de l'Institut, Bibliothèque Mazarine, Palais des Beaux-Arts, Hôtel des Invalides, Institution des Jeunes-Aveugles, École Militaire, Champ-de-Mars, Palais législatif, Palais de la Légion-d'Honneur, Conseil d'État, Cour des Comptes, Missions étrangères, Abbaye-aux-Bois, Musée d'Artillerie, Ministère de l'Intérieur, Ministère de la Guerre, Hospice des Ménages, Hôpital des Enfants-Malades, Hôpital Necker, Hôpital militaire du Gros-Caillou, Abattoir et Puits artésien de Grenelle, Embarcadère du chemin de fer de Versailles, rive gauche, et de Chartres.

## Les Catacombes.

Nous aurions pu placer ce chapitre à la suite des XIe et XIIe arrondissements, parce que c'est sur les catacombes que ces deux arrondissements sont spécialement bâtis. Mais, à bien prendre, les ramifications de cet immense ossuaire sont si nombreuses, elles s'étendent si loin, que nous pouvons en parler à propos de toute la rive gauche.

La vie est une chose si peu normale, à Paris, on y est si préoccupé des mille moyens de faire une fortune dont on n'a pas le temps de jouir, que beaucoup de gens ignorent sur quels abîmes ils marchent, travaillent et vivent.

Le génie de la spéculation, de la cupidité, a fouillé imprudemment les entrailles du sol parisien. Les carrières que l'on voit à une lieue de la ville, dans les plaines de Montrouge et de Châtillon, sont en quelque sorte les portes de cette ville souterraine consacrée à la mort. On creuse sans cesse, on demande à la terre tous ses trésors : puis, quand on les a obtenus, on s'en sert pour élever des monuments, des maisons, des églises qui un jour peut-être seront ramenés à l'endroit d'où on les a enlevés si péniblement.

Car tout ce qui est sur le sol parisien a été pris dessous. Les agrandissements de la vieille Lutèce ont forcé de bâtir sur les carrières abandonnées et même sur celles où l'on travaillait encore.

Des accidents nombreux ont eu lieu. Il y a soixante-dix ans, des terrains s'affaissaient, des maisons s'abattaient, le sol s'entr'ouvrait, et en 1774, par exemple, huit personnes trouvaient la mort dans un gouffre de cent cinquante pieds de profondeur.

Ces accidents se manifestaient fréquemment autrefois. Des réclamations pressantes furent alors faites par un grand nombre d'habitants de ces quartiers; des plaintes furent adressées au gouvernement qui s'émût et ordonna, en 1776, une visite générale et la levée du plan des carrières. Cette visite prouva que les trois quarts de la rive gauche de Paris pouvaient, à un moment donné, être engloutis dans les abîmes creusés par la spéculation sous les fondations des monuments publics et des maisons particulières.

Cette visite porta ses fruits. On força les entrepreneurs, qui exploitaient le sol du département de la Seine, à *consolider le ciel* des galeries qu'ils perçaient. La surveillance de l'autorité devint plus active; on créa une administration générale des carrières à laquelle on attacha une compagnie d'ingénieurs, spécialement chargés de consolider toutes les voûtes des excavations.

Depuis ce moment les éboulements sont devenus très rares; on a tâché de les rendre impossibles. Les précautions les plus minutieuses sont prises en tout cas, pour empêcher le renouvellement des accidents d'autrefois. A la moindre apparence de danger, c'est-à-dire d'affaissement sur un point quelconque de la surface du sol, on consolide la partie pour laquelle on craint. Chaque rue correspond à une partie des galeries souterraines à laquelle, au moyen des ouvrages exécutés, on a donné la même direction et les mêmes dimensions de longueur et de largeur, de sorte que le numéro de chaque maison a, sous terre, un numéro correspondant, et qu'au moindre accident on peut trouver immédiatement la place où la réparation doit se faire.

Les catacombes ont reçu, le 7 avril 1786, les ossements provenant du cimetière des Innocents et des autres cimetières de l'intérieur de Paris.

Le lieu choisi était une carrière du village de *Mont-Souris*, situé à une lieue de Paris, en sortant de la barrière Saint-Jacques. La maison, dite de la *Tombe-Isoire*, située dans la grande rue du village, servit d'entrée à ces souterrains.

On entre aux catacombes par plusieurs portes; la plus connue est celle qui se trouve dans la cour du pavillon ouest de la barrière d'Enfer. On y descend d'abord par un escalier de près de cent degrés qui mène à une galerie de soixante pieds d'élévation, puis de là on passe dans un autre galerie, celle de l'ouest, qui se trouve exactement sous les arbres de la contre-allée de la route d'Orléans. On le croirait difficilement, mais la voûte de cette galerie n'a qu'une vingtaine de pieds d'épaisseur, à cet endroit où passent chaque jour tant de lourdes voitures...

En quittant cette galerie on arrive à des constructions qui ont été faites pour empêcher la contrebande et pour consolider l'aqueduc d'Arcueil. Là commence une série de détours jusqu'à un second escalier, aboutissant à des excavations inférieures qui s'étendent dans tous les sens. Tout près sont deux piliers, l'un taillé dans la roche calcaire, l'autre en pierre sèche et recouvert par la nature d'une concrétion d'albâtre calcaire. Ce n'est qu'à deux cent-quarante pieds au-delà de ces piliers que commencent véritablement les catacombes.

La visite aux catacombes est devenue presqu'impossible ; on dit même qu'elle est défendue.

Nous recommanderons à ceux qui pourront entreprendre cette excursion souterraine, de se mettre en garde contre les inscriptions qui pullulent là, sur chaque pierre. La plupart sont d'une ineptie sans égale ; beaucoup sont puériles et médiocres, très peu sont dignes d'attention.

Nous ne ferons pas l'itinéraire des galeries à parcourir. Toutes se ressemblent ou à peu près. Les os sont rangés le long des parois de plusieurs grandes salles, en ordre, avec des corniches formées de têtes et de tibias.

Nous mentionnons seulement les principaux objets qui se trouvent là.

Citons, d'abord, la *collection géologique et minéralogique* qu'on voit près de l'entrée. Elle est composée des échantillons de tous les bancs de terre ou de pierre qui forment le sol des catacombes de la Tombe-Isoire. Un peu plus loin, entre quatre murs, qui ont été construits pour soutenir la voûte, existe un *cabinet de pathologie* où M. Héricart de Thury, auquel nous avons emprunté une grande partie de tous ces détails, a réuni et classé les os qui présentent un intérêt pathologique.

L'*autel des Obélisques*, construit en 1810, sert à masquer des travaux qui ont été faits dans le même but que les précédents : sa forme est imitée de l'antique ; les piédestaux des deux côtés sont fabriqués avec des ossements.

Le monument qu'on désigne sous le nom de *Tombeau de Gilbert*, et qui a la forme d'un sarcophage, cache également des travaux de consolidation.

*La fontaine de la Samaritaine* est l'objet le moins attristant de cet immense ossuaire. On a recueilli, dans un bassin, quelques eaux qui se perdaient et l'on a entouré ce bassin d'un mur qui sert d'appui à la rampe d'un escalier dont nous parlerons tout à l'heure. Quelques poissons rouges, qu'on y met de temps en temps, y vivent bien, mais ne s'y reproduisent pas. Ce sont les seuls habitants de cette ville morte. Cette fontaine et ces poissons, au milieu de ces ruines, sont d'un étrange effet.

Un autre monument a reçu la *forme d'une* lampe sépulcrale sur un piédestal, et il en porte le nom.

Une vaste *crypte*, qui fut autrefois une carrière en exploitation, a servi de lieu de dépôt pour tous les corps exhumés, en 1804, de l'ancien cimetière Saint-Laurent; on voit un grand piédestal composé d'ossements; les moulures en sont faites avec de grands tibias. L'entrée de la crypte est ornée de pilastres. Du côté de la Samaritaine ont été entassés les ossements de tous ceux qui ont péri dans les troubles populaires des premières années de la Révolution française, dans les combats de septembre 1788, à la place de Grève, à l'hôtel de Brienne et à la rue Meslay, pour saluer l'entrée de Necker au ministère; d'avril 1789, au faubourg Saint-Antoine, à l'attaque de la maison Réveillon, etc., etc.

Sous l'escalier qui conduit aux catacombes basses, on a pratiqué un aqueduc qui conduit les eaux d'une source voisine au puits de la Tombe-Isoire; un énorme pilier soutient ici la voûte qui s'était déjà lézardée en plusieurs endroits; on l'appelle pilier des *Nuits Clémentines*, parce qu'on a gravé sur ses quatre faces quatre stances du poëme de ce nom, composé sur la mort du pape Ganganelli.

Pour sortir des Catacombes, car on ne retourne point sur ses pas, il faut remonter aux galeries supérieures, traverser un vestibule, puis encore une galerie, et monter un escalier construit depuis 1784 sur le bord du chemin du Petit-Montrouge, appelé aujourd'hui rue des Catacombes. Cet escalier a 54 ou 55 pieds de hauteur perpendiculaire. Puis, enfin, on revoit la lumière du jour, et c'est avec un vif sentiment de satisfaction qu'on respire les émanations salutaires des champs voisins et qu'on entend les bruits de la grande ville. Notre incitabilité en reçoit un développement nouveau. On se rappelle involontairement le voyage du Dante et de Virgile.

Avant de sortir on présente aux visiteurs un grand livre sur lequel on les invite à décrire les sensations qu'ils ont éprouvées. Comme les sensations vraies ne s'analysent pas, il arrive que les feuillets de ce livre sont noircis d'inscriptions grotesques et salis de pensées extravagantes, obscures et obscènes même, qui pourraient être classées dans les curiosités littéraires et qui prouvent la vérité de cette cruelle expression de Voltaire : « Le gros du genre humain a été et sera très longtemps insensé et imbécile.... »

Il y a dans Paris de fréquentes traces de l'existence des catacombes, comme, par exemple, dans l'enceinte du séminaire de St-Sulpice, près du collége Stanislas, et dans un couvent, rue Notre-Dame-des-Champs.

Nous quittons les catacombes et la rive gauche,

et nous allons passer la Seine pour expliquer la position hygiénique de la partie septentrionale de Paris.

## RIVE DROITE.

### 1er Arrondissement.

Le premier arrondissement est borné au nord par les barrières de Clichy et du Roule; à l'ouest par cette dernière jusqu'à la barrière de Passy; au sud par les quais de Billy, *de la Conférence* et des Tuileries; à l'est par les rues de Clichy, de la *Chaussée-d'Antin*, par la place Vendôme et par la rue Saint-Honoré, jusqu'au Louvre.

La superficie de cet arrondissement *est* de 5,810,600 m. c.; le nombre de ses habitants, d'après le dernier recensement, est de 111,245. Il est un des plus salubres, en raison de l'élévation de son sol et de son exposition aux vents de l'est.

Son histoire est celle de tous les arrondissements excentriques: des champs, des marais, des jardins qui se métamorphosent petit à petit en rues, en maisons, en quartiers, en villes.

Ainsi le Roule qui en fait partie était, au siècle passé, le village du Roule. Les actes du XIIIe siècle le nomment ***Rolus***, ***Rotulus***, dont on a fait ***Rolle***, et ensuite ***Roule***. Ce n'est qu'en 1722 qu'il a été érigé en faubourg de Paris; qu'en 1786, qu'il a été enclos dans Paris par les nouveaux murs.

Ainsi de la rue des Saussaies. Au XVIIe siècle, on la nommait rue des *Carrières;* elle prit ensuite successivement les noms de la *Couldraie*, de *chemin des Saussaies*, et enfin celui de la rue des *Saussaies*, qu'elle tient des carrières, coudriers et saules, qui existaient sur le terrain où elle fut percée. En 1734, il n'y avait encore aucune maison.

Les rues Miroménil, Verte, de la Ville-l'Evêque, etc., faisaient partie du territoire du bourg, ou petite ville dite *Ville-l'Evêque*, où les évêques de Paris avaient un séjour ou maison de plaisance, des granges, des terres, des dîmes.

Ainsi de la rue Basse-du-Rempart et des rues avoisinantes. C'est, en 1635, sous le règne de Louis XIII, qu'on bâtit les murs et remparts pour *entourer* la ville, de la porte Saint-Honoré à celle Saint-Denis; c'est à cette époque qu'on commença à bâtir quelques maisons dans cette partie du premier arrondissement.

Ainsi des Tuileries, qui sont le Céramique de Paris. Cette demeure royale qui vit passer tant d'hôtes différents, qui fut le théâtre de tant d'événements divers, fût d'abord, comme son nom l'indique, un lieu consacré à la fabrication de la tuile. Dans les titres du XIVe siècle, on le nommait la *Sablonnière*. Ce fut seulement en 1416, sous Charles VI, qu'on le nomma *les Tuileries*. Ce monarque ordonna que toutes les *tueries* et *escorcheries* de Paris seraient transférées hors des murs de cette ville, « près ou environ des *Tuileries-St-Honoré*, qui, sont près ladite rivière de Seine, outre les fossés du château du Louvre. » De propriété particulière, celle de Nicolas de Neuville, sieur de Villeroi, secrétaire des finances, ce lieu devint, en 1518, propriété royale, celle de François Ier, qui en gratifia sa mère, Louise de Savoie.

Mais l'hôtel des Tuileries ne fut pas longtemps

habité par cette princesse, elle le donna pour en jouir pendant leur vie à Jean Tiercelin, maître d'hôtel du Dauphin, et à Julie Dutrot, sa femme. C'est sur l'emplacement de cette propriété que s'éleva, en 1564, le palais des Tuileries, dont les fondements furent jetés par les ordres de Catherine de Médicis.

Cette demeure royale a subi bien de vicissitudes. L'histoire raconte les drames dont elle fut l'impassible témoin.

Le premier quartier de cet arrondissement, le quartier des *Champs-Elysées*, a 2,629,800 mètres carrés d'étendue, et une population de 23,504 habitants, ce qui constitue 112 mètres par individu.

Ses limites sont : le pont de la Concorde, la rive droite de la Seine jusqu'à la barrière de Passy, le mur d'enceinte jusqu'à la barrière du Roule, les rues du Faubourg-du-Roule, du Faubourg-Saint-Honoré, Royale, la moitié occidentale de la place de la Concorde jusqu'au pont du même nom.

Les cailloux roulés et le limon d'attérissement forment le sol qui borde le fleuve; il existe sous la partie la plus élevée du territoire, près des barrières Ste-Marie et Longchamps, quelques anciennes carrières de calcaire grossier qui s'étendent jusque sous les buttes de Chaillot. De ces points élevés le terrain s'abaisse jusqu'à la place de la Concorde et jusqu'à la Seine. Un grand égoût se voit au quai de Billy. Les élévations diverses de ce quartier sont :

| | | | |
|---|---|---|---|
| Barrière | des Réservoirs. . . | 43,10 | mètres. |
| — | de l'Etoile. . . . . . | 31,15 | — |
| — | de Passy. . . . . | 5,80 | — |
| — | des Bons-Hommes. | 4,45 | — |

Bien qu'il soit situé sur un terrain bas et sablonneux, et que les caves des maisons qui y sont bâties s'emplissent quelquefois d'eau, par exemple, à l'époque des hautes crues de la Seine, — malgré ces légers désavantages, ce quartier est le plus beau, le plus élégant, le plus salubre de Paris. On a eu raison de l'appeler les *Champs-Élysées*. Il y a là une large distribution d'air et d'espace; il y a des promenades charmantes, bien plantées, qui ont le privilége d'attirer toute la fashion de la ville les jours ordinaires, — et toute sa partie bourgeoise les dimanches et les jours de fête.

Il serait assez difficile de dire exactement quels sont les habitants de ce quartier, parce que les positions sociales sont bien peu appréciables en France, et surtout à Paris. Cependant les maisons élégamment et confortablement construites qu'on y voit témoignent assez de l'aisance des gens qui vont s'y loger. Il y a des hôtels habités par des étrangers de distinction; il y a aussi de somptueuses maisons élevées pour des marchands de chevaux, et de carrosses, sans compter une foule d'endroits publics.

Eh bien, malgré les conditions avantageuses de salubrité qu'il réunit, ce quartier compte une mortalité plus forte qu'ailleurs. Sur 1,000 habitants, il y a 20,7 décès, chiffre qu'on doit attribuer au nombre considérable de malades qui vont y chercher la guérison.

Il est bien entendu qu'en parlant du terrain bas et sablonneux, humide conséquemment de ce quartier, nous avons excepté Chaillot, — éminence située entre les Champs-Elysées et la Seine, — que son élévation met à l'abri de ces inconvénients et qui est occupé par de nombreuses maisons de santé.

La partie nord-ouest du premier arrondissement est formée par le quartier du *Roule*, dont les constructions ne sont ni moins solides ni moins confortables que dans le précédent quartier. Il renferme un nombre assez grand de places et de rues larges et aérées, réparties sur un espace de 1,890,000 mètres carrés, et occupées par 41,483 habitants, ce qui donne 55 mètres carrés par habitant. La mortalité est de 18,81 sur 1,000 individus.

Ses limites sont : barrière du Roule, le mur d'enceinte, à droite, jusqu'à la barrière de Clichy, rue de Clichy, rue Saint-Lazare, rue de l'Arcade, rue de la Madeleine, rue du Faubourg-Saint-Honoré, rue du Faubourg-du-Roule.

Des boulevarts extérieurs qui forment la limite de ce quartier, le sol va en s'abaissant jusqu'aux points de contact avec le quartier de la place Vendôme et avec celui des Champs-Elysées, qui le sépare de la rivière. L'égoût de ceinture reçoit celui de l'abattoir du Roule. Les élévations diverses de ce quartier sont : barrière de Clichy, 34 mètres ; rue de l'Arcade (chapelle expiatoire de Louis XVI), 6,60.

Les deux autres quartiers sont de beaucoup inférieurs en étendue et en habitants.

Le quartier de la *place Vendôme* n'a que 630,000 mètres carrés de superficie sur une population de 30,895 habitants, ce qui constitue 20 mètres carrés par individu. La mortalité y est de 13,30. Ses limites sont : les rues de la Madeleine, de l'Arcade, de Saint-Lazare, de la Chaussée-d'Antin, Louis-le-Grand, rue Neuve-des-Petits-Champs, la moitié de la place Vendôme, les rues St-Honoré, et du Faubourg-Saint-Honoré. Le sol de ce quartier, légèrement incliné depuis la rue Saint-Lazare, est généralement bas. Le passage Cendrier, les rues Saint-Nicolas et Basse-du-Rempart font partie du sol inférieur de Paris.

Les élévations diverses sont : Le sommet du boulevard des Capucines, 10,73 mètres; — place Vendôme, 7,57; — la Madeleine, 10.

Le quartier *des Tuileries* a une superficie de 660,800 mètres carrés sur une population de 15,303 habitants, ce qui donne 50 mètres par individu. La mortalité y est de 10,57. Ses limites sont : la moitié orientale de la place de la Concorde, les rues Royale, Saint-Honoré, Froidmanteau, le Louvre, la Seine. Le terrain, formé par les attérissements de la Seine sur les prairies qu'elle inondait, est bas et à peu près de niveau. De nombreux égoûts des rues de Castiglione, de Rivoli, Saint-Florentin, place de la Concorde, assainissent ce quartier riche.

Les élévations diverses sont :

Place du Carrousel. . . . . . 11,15 mètres.
Jardin des Tuileries. . . . . 8,29 —
Rue St-Florentin-St-Honoré. 5,95 —

Ces quartiers sont ouverts à tous les vents, excepté au vent du nord qu'intercepte ou affaiblit considérablement la butte Montmartre. Les vents du sud et de l'est n'y arrivent qu'après avoir balayé une partie de la ville.

La population des trois derniers quartiers diffère peu de celle du premier. Les rues y sont larges, grandes, droites; les maisons y sont richement construites. Aussi sont-elles habitées par les hauts barons de la finance, par des femmes bien entretenues, par des étrangers de distinction, séduits par la renommée de l'arrondissement, et par des diplomates attirés par le voisinage des Tuileries.

—

Dans le premier arrondissement, les naissances sont de 2,373 individus ; les décès de 2,239 : différence, 134 en faveur des naissances. La mortalité journalière y est de 4,4, calculée sur une période de dix ans.

Le nombre des indigents pour cet arrondissement est de 1 sur 27,8. L'industrie qui y est la plus exploitée, la carrosserie, y produit annuellement pour 102 millions de francs.

Edifices remarquables : La pompe à feu de Chaillot ; l'hospice de Sainte-Périne ; des casernes et des ministères ; le palais de l'Elysée ; hôpital militaire du Roule ; hôpital Beaujon ; Arc-de-*Triomphe* ; l'abattoir du Roule ; lycée Bonaparte ; l'embarcadère du chemin de fer du Havre et de Versailles ; l'église de la Madeleine ; les Tuileries ; Monument expiatoire de Louis XVI ; maison de François Ier.

### IIe Arrondissement.

La superficie totale de cet arrondissement est de 10,320,000 mètres carrés, et le nombre de ses habitans de 117,758, ce qui en fait la population la plus nombreuse de tous les arrondissements. Son terrain qui monte vers les barrières, et son voisinage de Montmartre le mettent à l'abri des vents du nord.

De cet arrondissement nous dirons, ou à peu près, ce que nous avons dit du précédent, avec quelques explications particulières de plus.

C'était la portion du vieux Paris, comprise entre la porte Montmartre et celle Saint-Honoré, en se dirigeant vers les hauteurs de Clichy et de Montmartre, c'est-à-dire vers le nord. Au-delà des boulevarts, qui furent plantés en 1668 et achevés en 1705, il y avait peu de constructions; les seules maisons qui y fussent bâties, l'étaient sur l'emplacement de la rue du Faubourg-Montmartre à la ruelle Saint-Georges. A l'endroit où commencent les rues Saint-Lazare et des Martyrs se trouvaient les *Porcherons*, ces guinguettes si courues, si animées, qui n'ont pas d'analogues aujourd'hui, et où les grandes dames déguisées en grisettes ne craignaient pas d'aller boire, danser et rire, pendues au bras de pimpants mousquetaires.

A quelques pas de là se trouvait encore, il y a vingt ans, un lieu de plaisir bien connu, *Tivoli*, où se donnaient, pendant le printemps, l'été et l'automne, des fêtes charmantes où courait tout Paris.

Quant à la Chaussée-d'Antin, c'était, au XVII^e^ siècle, le chemin des Porcherons; il y conduisait de la porte Gaillon. Ce fut successivement la rue de l'Egoût-Gaillon, à cause de l'égoût à découvert qui coulait le long de ce chemin; la Chaussée-Gaillon, parce qu'elle commençait en face de la porte Gaillon; chemin de la Grande-Pinte, à cause de l'enseigne du cabaret; enfin Chaussée-d'Antin, parce qu'elle commençait en face de l'hôtel d'Antin, qui fut plus tard l'hôtel de Richelieu.

Des quatre quartiers qui composent cet arrondissement, il y en a deux considérables quant à l'espace; les deux autres le sont beaucoup moins.

Le moins populeux et le plus petit est le quartier

du *Palais-National*, qui a une étendue de 280,000 mètres carrés et une population de 23,050 habitants, ce qui donne 12 mètres par individu. La mortalité y est de 14,79. Ses limites sont : Place du Palais-National, côté septentrional; rue Saint-Honoré; place Vendôme; rues Neuve-des-Petits-Champs; Neuve et des Bons-Enfants; et rue Saint-Honoré, jusqu'au point de départ.

Le terrain de ce quartier est généralement rapporté. De la butte Saint-Roch, il s'abaisse graduellement dans les trois directions de la place Vendôme, du Palais-National et la rue Neuve-des-Petits-Champs. Les élévations diverses sont :

| | | |
|---|---|---|
| Butte des Moulins. . . . . . | 15,70 | mètres. |
| Fontaine Molière. . . . . . | 10,84 | — |
| Perron du Palais-National. . | 9,30 | — |
| Intérieur. . . . , . . . . . . | 8,78 | — |
| Rue Neuve-Saint-Roch. . . . | 8,70 | — |

Le voisinage du Palais-National, qui s'est nommé successivement Hôtel-Richelieu, Palais-Cardinal, Palais-Royal, Palais-Egalité, Tribunat, et enfin Palais-National, — ce voisinage a toujours attiré beaucoup d'étrangers dans ce quartier, où il y a une grande quantité d'hôtels garnis. Tous les plaisirs s'y sont donné rendez-vous, et les appétits y trouvent leur satisfaction. Il y a le *Théâtre-Français* pour les gens qui ne veulent pas rire, et celui de *la Montansier* pour ceux qui y tiennent beaucoup. Il y a des restaurants fameux : Les trois frères provençaux, Véfour, Véry, etc., et des restaurants à des prix modiques, comme celui de Henri IV, de la Rotonde, Hédouin, etc. où l'appareil masticatoire trouve une occupation plus ou moins agréable. Il y a des cafés, des concerts et des lupanars aux environs. Voilà le quartier du Palais-National.

Sa population est donc composée en grande partie d'étrangers, en grande partie aussi de tailleurs et d'employés des maisons de commerce d'à l'entour. Les filles publiques y sont également nombreuses, et avec elles, il y a cette population nomade qui n'a qu'un nom, et encore n'est-il pas dans le dictionnaire de l'Académie.

Ses rues principales sont larges, mais toutes ne sont pas dans l'alignement. Les autres rues, étroites et noires. Point n'est besoin d'ajouter que les maisons y sont élevées, mal construites, pour la plupart, et *conséquemment* insalubres. A cela, il faut ajouter l'entassement des ménages dans des logements insuffisants, et cependant fort chers, à cause du voisinage du Palais-National. Les maisons sont, pour ainsi dire, bourrées d'habitants. Le plus petit trou, sous les combles, est loué à des ouvriers tailleurs ou à des garçons de restaurant, ou à des ouvrières qui tiennent à se rapprocher à l'endroit où elles travaillent.

Après le quartier du *Palais-National*, vient le quartier *Feydeau*, qui a 330,000 mètres carrés d'étendue sur une population de 31,136 individus, ce qui donne 11 mètres par individu. La mortalité y est plus faible que partout ailleurs : 10,45. Le choléra de 1849 même s'y est fait moins sentir que dans tous les autres quartiers de la ville.

Ses limites sont : rue Louis-le-Grand ; boulevarts des Italiens et Montmartre ; rue Montmartre ; place de la Bourse en entier ; rues Vivienne et Neuve-des-Petits-Champs, jusqu'au point de départ.

Le sol de ce quartier, légèrement relevé aux boulevarts Montmartre et des Italiens, est généralement uni et bas. Les élévations diverses sont : boulevart Montmartre, 12,12 mètres ; — rue Richelieu, près de la rue Feydeau (ancienne porte Richelieu), 7,60 m.

Les rues principales, comme les rues Vivienne, Neuve-des-Petits-Champs, Richelieu, etc., sont larges et droites ; les maisons y sont hautes, mais solidement bâties pour la plupart.

Ces maisons aérées n'abritent pas seulement de riches négociants, des gens jouissant d'une position sociale digne d'envie. *Sous les combles*, dans des mansardes, logent des ouvrières lingères, des ouvriers tailleurs qui ne trouvent souvent de l'ouvrage qu'à la condition de loger à deux pas de la maison où il se distribue, parce que, dans certaines maisons de commerce, de confection, c'est aux premiers arrivés que se distribue le travail.

Après le quartier Feydeau, vient le quartier *du faubourg Montmartre*, quant à l'espace ; il a 780,000 mètres carrés sur 32,661 habitants, 23 m. par individu. La mortalité y est de 18.

Ses limites sont : boulevart Poissonnière ; rues du Faubourg-Montmartre, des Martyrs ; le mur d'enceinte jusqu'à la barrière Poissonnière ; la rue du Faubourg-Poissonnière. Des boulevarts extérieurs le terrain s'abaisse jusqu'au boulevart Poissonnière par une pente assez rapide, surtout rues du Faubourg-Poissonnière et de Rochechouart.

Élévations principales : Barrière Rochechouart, 41,30 m. ; barrière des Martyrs, 38,63 m. ; place Cadet, 11,14 m. ; rue Bergère, n° 2, 9,80 m.

La population de ce quartier n'a pas la physionomie aussi accusée que celle de certains autres. Il y a des commerçants, des boutiquiers, partant des ouvriers, des ouvrières, des commis.

En se rapprochant des rues des Martyrs et Bréda et de la place St-Georges, il y a des employés des différents ministères, qui choisissent avec intention une demeure éloignée de leurs bureaux. Ils savent, sans doute, quels sont les dangers attachés aux occupations sédentaires, quelles maladies résultent de l'inaction du système locomoteur, et ils les combattent par une gymnastique forcée, le soir et le matin.

Quant à la population féminine de ce quartier, elle est toute spéciale ; la maladie sociale s'est localisée. C'est sur les hauteurs des rues des Martyrs, Bréda, St-Georges, Notre-Dame-de-Lorette qu'il faut aller la chercher. Les *lorettes*, les boules-rouges, les femmes entretenues par des fils de famille, ce *monde étrange qui tient* de la Bohême pour l'argot et qui relève de la *Préfecture* de police pour les mœurs ; les lorettes habitent ce quartier, il leur appartient, c'est le *val d'amour* de la rive droite.

C'est dans le quartier du faubourg Montmartre que se trouve la Cité ouvrière qu'on désigne sous le nom de *Cité Napoléon* et qui est de récente fondation. Elle comprend quatre corps de bâtiments : A, B, C, D. Le premier, qui donne sur la rue Rochechouart, est complétement terminé et loué, sauf quelques boutiques. Il rapporte 19,500 francs qui suffisent pour faire face aux charges actuelles, en en defalquant la somme de 15,600 fr. qu'on doit au comptoir national. Les bâtiments B, C, D, élevés déjà, doivent contenir (outre les logements à 160 fr. qui ont, comme dans le bâtiment A, deux pièces et une cuisine), la salle d'asile, la crèche, le réservoir d'eau, les bains et le lavoir, le tout à l'usage de la Cité.

Ajoutons à cela l'approvisionnement en gros des locataires, ce qui les fera bénéficier d'une économie équivalente à celle du loyer ; ils seront donc logés dans des conditions de salubrité très satisfaisantes et de bon marché très réel. Un collègue désintéressé, M. Taillefer, donne gratuitement ses soins aux habitants de la Cité à heures fixes, et même en dehors de ces heures.

On ne peut pas douter de la salubrité et de la convenance extrêmes de cet établissement, quand on voit la cour bien aérée, son jardin bien entretenu, sa fontaine, les paliers qui servent de promenade et de lieu de récréation pour les enfants pendant le mauvais temps ; quand enfin l'on constate sa ventilation suffisante et la grande clarté qui règne dans les derniers étages couverts en vitrage.

L'achèvement des constructions générales coûtera :

| | |
|---|---|
| Bâtiment B. | 52,200 fr. |
| — C. | 33,255 |
| — D. | 61,156 |
| | 146,611 |
| Conduites d'eau, réservoir, bains, bornes-fontaines, gaz, pavage, trottoirs. | 35,000 |
| Total. | 181,611 |
| Rabais proposé. | 15,000 |
| Reste à dépenser. | 166,611 |

En prenant pour base des recettes le prix des locations du bâtiment A, les logements des trois autres bâtiments rapporteront :

| | |
|---|---|
| | 17,600 fr. |
| Augmentation de 200 francs du loyer des boutiques après l'achèvement des bâtiments B et C, soit de 16 boutiques. | 3,200 |
| Revenu actuel de la Cité ouvrière. | 3,900 |
| Revenu total. | 24,700 |

Ces chiffres ne sont pas exagérés, ils sont très modestes, mais significatifs. On a compris tout le bien-être et les progrès de toute sorte qui pouvaient résulter de la création des cités ouvrières. A peine achevé, le bâtiment A a été loué, et loué à des gens tranquilles et laborieux, payant avec exactitude et menant une conduite sans reproche. Il ne reste donc qu'à désirer que les trois bâtiments s'achèvent au plus vite et soient aussitôt en plein rapport. Il *reste également à désirer que les autres cités ouvrières, projetées en 1848 pour chaque arrondissement*, soient bientôt mises en œuvre, afin que les questions de logements salubres et de bon marché ne soient plus insolubles comme elles le sont aujourd'hui.

Dix millions ont été affectés par un décret du gouvernement (22 javn. 1582) à l'assainissement des habitations ouvrières. L'économie et la salubrité publiques pourraient être également satisfaites en employant une partie de cette somme à ces constructions solides et salubres.

Le dernier quartier, le plus grand du IIe arrondissement, est celui de la *Chaussée-d'Antin*. Il a, à lui seul, 930,000 m. carrés d'étendue sur 30,921 habitants, ce qui donne 33 mètres carrés par individu.

La mortalité y est de 15,21. Ses limites sont : les rues de la Chaussée-d'Antin, de Clichy, de la barrière de Clichy, le mur d'enceinte à droite jusqu'à la barrière des Martyrs ; les rues des Martyrs, du faubourg Montmartre, les boulevarts Montmartre et des Italiens. Le sol se compose de marnes gypseuses et calcaires. Le terrain est bas jusqu'au boulevart où il se relève ; le marais Grange-Batelière, aujourd'hui converti en maisons et constructions, faisait partie du terrain inférieur de Paris.

Les élévations diverses sont :

| | |
|---|---|
| Barrière des Martyrs. . . . . | 38,50 mètr. |
| Barrière de Clichy. . . . . . . . | 32,89 — |
| Carrefour de la rue de la Chaussée-d'Antin et du boulevart. . . . | 7,49 — |
| Terrain naturel de la rue Grange-Batelière. . . . . . . . . . | 6,29 — |

Ce quartier est le plus récemment construit de l'arrondissement. On s'explique alors la solidité, l'élégance, l'aération des maisons qu'on y a élevées, puisqu'elles l'ont été sur un plan d'alignement et dans des conditions architecturales modernes. Nous devons ajouter, pour être vrai, que ces maisons, comme toutes celles que l'on construit aujourd'hui, ne nous paraissent pas offrir toutes les garanties hygiéniques désirables. On tient peu compte, à notre époque, de la commodité et du confort dont tenaient compte nos aïeux. Nous bâtissons pour les yeux, nous sacrifions l'utile à l'agréable. Là où, autrefois, on mettait un étage, un appartement de trois pièces, on met, à présent, deux étages, cinq ou six petites pièces où l'air ne joue pas librement.

Mais, encore une fois, qu'importe aux hôtes de ces demeures? Ce sont, pour la plus grande part, des agents de change, des dandys, des habitués de la Bourse et des coulisses de l'Opéra, qui meublent ces petits appartements de petites choses à l'adresse des Guimard et des Camargo modernes, et qui s'inquiètent peu du reste.

A côté des avantages que ce quartier présente il y a quelques inconvénients que nous signalons. Ainsi, sur quelques points, on a constaté une humidité fâcheuse qui semblerait résulter de ce que, à une époque extrêmement éloignée, le terrain, où cette humidité se remarque, a été traversé par un bras de rivière qui a déposé une grande quantité de sable à travers lequel les eaux filtrent aisément pendant la saison des pluies. Ainsi l'Opéra, ainsi la Bourse, ont à se plaindre de cet inconvénient qu'une connaissance plus sérieuse du terrain eût pu éviter.

—

Le chiffre des naissances, en 1846, du deuxième arrondissement, 2,643, comparé à celui des décès, 1481, présente la différence notable de 1,162 en faveur des naissances. Le VI<sup>e</sup> arrondissement seul égale ce chiffre, et le XI<sup>e</sup> et XII<sup>e</sup> en approchent; mais l'arrondissement de Saint-Denis (banlieue) le surpasse à son tour. Mortalité journalière, 4,2.

C'est dans cet arrondissement qu'il y a le moins de pauvres: 1 sur 40,10 habitants. L'industrie y produit annuellement pour 177 millions de marchandises diverses.

Edifices remarquables : le Palais-National avec les théâtres Français et de la Montansier, la Bibliothèque nationale, la Bourse, l'Opéra et l'Opéra-Comique, l'Opéra Italien, les théâtres du Vaudeville et des Variétés, le Conservatoire de musique, l'abattoir Montmartre, différentes usines à gaz, la prison pour dettes, le Gymnase militaire, l'établissement des Néothermes, la cité d'Antin, le marché St-Honoré, les passages Choiseul, des Panoramas, Jouffroy, Verdeau, Colbert et Vivienne.

## IIIe Arrondissement.

Cet arrondissement a une configuration assez singulière. Il se trouve divisé en deux portions inégales dont la première, qui est la plus petite, est bornée au nord par le boulevart Poissonnière, à l'est par la rue Notre-Dame-des-Victoires, la place de la Bourse, la rue Vivienne; au sud par la rue Neuve-des-Petits-Champs, la place des Victoires, la rue Coquillière et la pointe Saint-Eustache; à l'ouest par les rues Montorgueil, du Petit-Carreau et Poissonnière.

La seconde portion, la plus grande, comprise au-delà des boulevarts, dans les faubourgs, est bornée au nord par les boulevarts extérieurs et les barrières Poissonnière et Saint-Denis; à l'est par la rue du Faubourg-Poissonnière; au sud par le boulevart Bonne-Nouvelle, et à l'ouest par la rue du Faubourg-Saint-Denis.

L'étendue de cet arrondissement est de 1,250,000

mètres carrés ; le nombre de ses habitants est de 64,675.

Sa première portion, commençant à la pointe Saint-Eustache, était encore, au commencement du XIIe siècle, des champs (*Champeaux* ou *Campiaus*). Il y avait, à quelques pas de là, une butte, ou mont, considérablement aplani depuis, et dont la rue Beauregard occupait le sommet. Ce qui le constate, c'est le nom qu'avait la rue Montorgueil au XIIIe siècle : *mont Orgueilleux* (*vicus montis superbi*). Ce n'est que dans ce siècle que ce quartier fut entièrement bâti, après que Philippe-Auguste l'eut, vers 1200, enfermé dans Paris.

Il y avait là, autrefois, une agglomération de petites rues et de maisons due au voisinage de la porte Montmartre, construite vers l'an 1200, démolie et reconstruite plus tard, vers l'an 1380, à 16 pieds sud des coins méridionaux des rues des Fossés-Montmartre et Neuve-Saint-Eustache. Depuis, ces maisons et cette porte ont été abattues, le quartier s'est un peu débarrassé et se débarrasse encore petit à petit de ces vieilles masures menaçantes pour la santé et la tranquillité publiques.

Quant à la portion comprise au-delà des boulevarts, c'était ce qu'on nommait la *Nouvelle-France*; la rue du Faubourg-Poissonnière était la *chaussée de la Nouvelle-France*; elle continuait le chemin appelé le *Val-des-Larrons*. Le terrain sur lequel on a bâti la rue Poissonnière a porté anciennement le nom de *Clos-aux-Halliers*, *Masures-Sainte-Magloire*, *Champ-aux-Femmes*. Elle était, tout naturellement, hors de l'enceinte de Paris. Elle a été nommée successivement *Chemin-des-Poissonniers*, rue des *Poissonniers* et des *Poissonnières*, rue de la

*Poissonnerie*, parce que les voitures de marée arrivaient de ce côté pour se rendre à la Halle.

Le quartier le plus considérable de cet arrondissement est celui du *faubourg Poissonnière*. Il a une étendue de 800,000 mètres carrés, et une population de 27,672 habitants, ce qui donne 28,9 mètres par individu. La mortalité y est de 19,54.—Ses limites sont : la rue du Faubourg-Poissonnière, la barrière de ce nom, le mur d'enceinte à droite, jusqu'à la barrière Saint-Denis, la rue du Faubourg-Saint-Denis, le boulevart Bonne-Nouvelle.

Les boulevarts extérieurs sont les points culminants de ce quartier; de là le terrain s'abaisse par une pente assez rapide, en suivant les rues du Faubourg-Poissonnière et Saint-Denis, jusqu'au boulevart Poissonnière qui est un peu plus élevé que les rues qui y aboutissent. Près la porte Saint-Denis le sol se compose de calcaire d'eau douce. Les élévations suivantes précisent son inclinaison :

| | |
|---|---|
| Barrière Poissonnière. . . . | 34,80 mèt. |
| Entrée du faub. Poissonnière. | 41,79 » |

Il occupe, ainsi que les faubourgs Saint-Denis et Saint-Martin, le terrain qui termine la pente des buttes Chaumont et de Belleville. Cette position élevée, la largeur de la plupart de ses rues, la direction des principales du sud au nord, le libre écoulement que leur pente permet aux eaux pluviales et ménagères, enfin la bonne construction de la plupart des maisons, sont des circonstances favorables à la salubrité de ce quartier et de ceux qui l'avoisinent.

Sa population est moins appréciable que celle du quartier Montmartre. Il y a un peu des professions qui abondent dans ce dernier, mais le plus grand nombre des habitants tient à toutes les positions sociales quelconques.

Les quartiers *Montmartre*, du *Mail* et *Saint-Eustache*, ont une étendue de beaucoup inférieure à celle du précédent, et presque égale entre eux.

Le quartier *Montmartre* a 170,000 mètres carrés sur 12,879 habitants, ce qui donne 13,19 mèt. par individu. La mortalité y est de 14,73.

Ses limites sont les rues Poissonnière, du Petit-Carreau, Montorgueil, Mandar, Montmartre et le boulevart Poissonnière.

La plus grande et la plus petite des élévations sont :

Boulevart Poissonnière. . . . 14,69 mèt.

Marché Saint-Joseph. . . . . 9,90 —

Le terrain de ce quartier est incliné de l'est à l'ouest, depuis les rues Poissonnière et du Petit-Carreau, jusqu'à la rue Montmartre, et de son point culminant, qui est le carrefour du Petit-Carreau, il s'abaisse du nord au sud jusqu'à la rue Mandar, et du sud au nord jusqu'au boulevart Poissonnière.

Ses rues sont, pour la plupart, étroites et pourvues de trottoirs insuffisants.

A part la rue Montmartre, cette grande artère de circulation, et les rues Neuve-Saint-Eustache et des Fossés-Montmartre, toutes les autres sont dignes d'appartenir au vieux Paris commerçant qui se souciait peu de loger les hommes plus commodément que les marchandises. Les rues Saint-Joseph, du Croissant, des Jeûneurs, du Gros-Chenet, etc., sont presque inaccessibles aux voitures, et les maisons qui y sont bâties ne sont pas de date récente.

Les habitants appartiennent, pour le plus grand

nombre, au commerce, non pas au commerce de détail qui tient boutique et qui étale ses produits sur des rayons étincelants de luxe ; mais le commerce en gros, celui des châles, des mousselines, des toiles, des calicots, des dentelles, des étoffes de toute sorte. Ce sont ce qu'on appelle des magasins de blanc. En bas sont les marchandises, en haut sont les marchands, les employés, les commis. C'est une population à part.

Dans les rues de ce quartier qui avoisinent le boulevart les maisons sont un peu plus régulières; il y en a de neuves. Et à ce propos, nous signalerons une habitude prise par un certain nombre d'individus, hommes ou femmes. A cause de leur pauvreté, sans doute, ils se condamnent à habiter, les premiers, les logements des maisons neuves, dont ils ne paient ni le premier ni le second terme. Il y a des gens qui ne paient jamais de loyer de cette façon, parce qu'une fois les deux termes dans une maison neuve expirés, ils vont demeurer six autres mois dans une autre maison. C'est ce qu'on appelle, avec une jovialité sinistre, *essuyer les plâtres*. Plaignons les malheureux qui, de gaîté de cœur, ou forcés par une nécessité impitoyable, d'essuyer les plâtres, se suicident lentement ainsi ; les maladies qu'ils contractent à ce jeu pénible, on les connaît.

Le quartier du *Mail* a une superficie de 150,000 mètres sur une population de 12,362 habitants, 12 m. c. par habitant. La mortalité y est de 13,88. Ses limites sont : les rues Coq-Héron, de la Jussienne, Notre-Dame-des-Victoires, la place de la Bourse; les rues des Filles-Saint-Thomas, Vivienne,

Neuve-des-Petits-Champs, de la Feuillade, le pourtour de la place des Victoires à gauche, les rues Croix-des-Petits-Champs et Coquillière.

Le sol ne présente qu'un peu d'inclinaison du côté de la rue Montmartre. Ses élévations diverses sont :

| | | |
|---|---|---|
| Place des Petits-Pères. . . | 12,20 | mètres. |
| — des Victoires. . . . | 11,91 | — |
| — des Vieux-Augustins. . | 8,60 | — |

Nous dirons de la population et des habitudes de ce quartier, ce que nous venons de dire du quartier Montmartre ; quartier marchand, seulement sa spécialité *est celle* des soieries.

*Quant* à ses rues et aux maisons qui les bordent, c'est exactement la même chose.

Le quartier ***Saint-Eustache*** a 130,000 mètres carrés d'étendue sur une population de 11,762 individus, ce qui donne 11 mètres carrés par habitant. *Ses limites sont* : les rues Mandar et Montorgueil, la pointe St-Eustache, la rue de la Tonnellerie jusqu'à la rue St-Honoré, les rues Saint-Honoré, du Four, Coquillière, Coq-Héron et la place de la Jussienne.

Le sol est bas et ne présente aucun mouvement de terrain. Le point le plus élevé et le plus bas sont: rue J.-J.-Rousseau, à l'angle de la rue Verdelet (Postes), 9,70 mètres ; — rue Montmartre, à l'entrée de l'égout Montmartre, 6,90. m.

L'assainissement de ce quartier commence à être mis en œuvre par l'administration. Les halles centrales que l'on a projetées, et dont la première pierre a été posée en 1851, ont nécessité la démolition d'un grand nombre de maisons, dont l'acquisition coûte à la ville des sommes énormes.

Sa population consiste surtout dans un grand nombre de drapiers, de fripiers, de revendeurs. Les employés des halles, commissionnaires, forts, marchandes, etc., s'y logent à cause de sa proximité des marchés.

—

Le nombre des indigents pour cet arrondissement est de 1 sur 31,7. Il occupe 32,000 ouvriers qui produisent annuellement pour 127 millions de marchandises. Naissances, 1,739; décès, 938; différence, 801. Mortalité journalière, 2,7.

Edifices et lieux remarquables : les Messageries nationales, l'hôtel des Postes, la place des Victoires, des bazars et des casernes, la prison de Saint-Lazare, l'hôpital de la République et l'embarcadère du chemin de fer du Nord.

## IVe Arrondissement.

Les quartiers de cet arrondissement sont : le quartier *Saint-Honoré*, ceux de la *Banque*, du *Louvre* et des *Marchés*. Il est borné au nord par la place des Victoires, les rues Coquillière et de la Grande-Truanderie; au midi, par les quais; à l'est, par la rue Saint-Denis; à l'ouest, par la rue des Bons-Enfants. Sa superficie totale est de 614,000 mètres, et le nombre de ses habitants de 48,233 individus. Sa situation topographique est une des plus intéressantes pour nos investigations, surtout puisque longtemps il fut, selon Delamarre et Dulaure, la partie constitutive, le noyau de la rive droite de Paris.

Les anciens plans de Paris nous montrent l'arrondissement dont nous nous occupons enclavé dans le mur d'enceinte construit sur l'ordre de Philippe-Auguste, à l'occasion de son voyage d'outremer, en 1190, et sous prétexte de sûreté.

Avant cette époque, au xe siècle, Paris avait été doté dans cette partie septentrionale d'un autre mur d'enceinte hors les bras de la Seine ; cela est prouvé par une chartre des rois Lothaire et Louis V, mais il avait été détruit, selon toute apparence, et celui de Philippe-Auguste l'avait remplacé.

Ce dernier mur d'enceinte commençait au bord de la rivière, en dehors de l'église Saint-Germain-l'Auxerrois, traversait la rue Saint-Honoré, l'emplacement actuel de la halle au blé, les rues Coquillière, et se terminait à l'endroit du quai des Célestins, où se trouve la caserne de l'*Ave-Maria*. Le bourg de Saint-Germain-l'Auxerrois, ainsi enclos, formait le quatrième arrondissement, et c'était une des parties les plus peuplées de la ville.

A l'époque où Paris se trouvait circonscrit presque tout entier dans l'île du palais, autrement dite Cité, les halles et marchés se trouvaient dans les environs de la rue du *Marché-Palu*, qui en a longtemps porté le nom. Avant le règne de Louis-le-Gros, il y avait un marché où est maintenant la place de l'Hôtel-de-Ville. L'emplacement actuel des halles, qui se nommait alors Champeau ou Petit-Champ, et qui était un faubourg de Paris, avait été choisi par ce monarque, vers 1136, pour l'établissement d'un marché ; il y avait aussi des changeurs et des merciers. Ce n'est donc qu'à Philippe-Auguste qu'on doit faire remonter la construction des halles qui subsistèrent jusqu'à François I<sup>er</sup>, époque où l'on commença à les reconstruire. Elles ne furent achevées que sous Henri II ; et en 1553, on perça les rues qui environnent la halle aux draps, et dont les noms de la Cordonnerie, de la Tonnellerie, de la Poterie, de la Lingerie, etc., prouvent que ces professions avaient jadis leurs halles particulières.

A côté de ces halles, sur une partie du terrain donné par les premiers rois pour y faire le cimetière de Paris, était le cimetière ou plutôt le charnier des *Saints-Innocents, qui* se trouvait ainsi dans l'intérieur de la ville, et qui avait *pour voisinage six* petites rues destinées aux juifs.

*Le carreau de la halle* était l'espace compris entre les rues de la Tonnellerie, du Marché-aux-Poirées et des Piliers-Potiers-d'Etain. C'est là que se débitaient une multitude d'articles, de denrées de toute sorte : fruits et légumes, viandes et draps, etc.

Beaucoup de professions avaient leurs places aux halles ; les bouchers, les charcutiers, les poulaillers ou marchands de volaille, les regrattiers de fruits, etc.

Ce quartier des *Halles formait autrefois*, avec les quartiers de la Banque et du Louvre, le centre de la ville, comme l'île du Palais était le centre de la Cité, comme l'Université était le centre de la rive gauche. Partie constitutive de la vieille ville, du vieux Paris, elle a eu pendant longtemps, et elle a même encore tous les inconvénients que nous avons signalés ; c'est-à-dire que, réunissant presque sur un seul point les professions les plus pénibles, la population la plus indigente et la plus sale, elle doit à cette agglomération et à cette population une insalubrité que constatent tous les recueils administratifs.

Bien que Paris tout entier tende à s'assainir, bien que déjà l'œil de l'étranger ne reconnaisse plus, même dans les plus mauvais quartiers, la ville immonde dont il avait lu la description dans la *Notre-Dame de Paris* de M. Victor Hugo, cette partie de la capitale laisse beaucoup à désirer, et elle choquera longtemps encore les regards.

Nous savons bien que le charnier des Innocents a disparu, et qu'on a transporté aux catacombes les ossements de plusieurs générations. Et encore cette translation, si vivement souhaitée, n'a-t-elle eu lieu que fort tard, un peu avant 1800. Mais si cette cause permanente d'infection et d'insalubrité ne subsiste plus, d'autres causes qui existaient alors, existent encore aujourd'hui.

Ainsi, dans cet arrondissement, pas de places, pas de promenades publiques, spacieuses et belles. Les rues sont nombreuses; mais presques toutes sont sinueuses, étroites, humides et sales. Et, pourtant, c'est dans ces quartiers-là surtout, aux approches d'établissements comme les halles et les marchés, que les voies de communications larges et faciles seraient nécessaires. Il suffit, pour s'en assurer, de parcourir les rues des Déchargeurs, des Fourreurs, des Lavandières, Perrin-Gasselin, des Bourdonnais, de la Tonnellerie, du Chevalier-du-Guet, Saint-Honoré, etc., etc., où les maisons à étages élevés contiennent chacune une moyenne de 30 habitants.

L'état sanitaire du quatrième arrondissement laisse donc beaucoup à désirer. Il occupe trop peu d'espace pour que ses habitants n'y soient pas très mal logés. Il n'offre en moyenne que 12,5 mètres par individu.

Nous devons ajouter qu'on a projeté de prolonger la rue de Rivoli, qui commence à la place de la Concorde, jusqu'à l'Hôtel-de-Ville, comme on le remarque sur notre plan. Cette mesure mettra les quartiers que la nouvelle rue traversera dans une situation plus favorable. Des maisons ont déjà été démolies aux approches du Louvre et dans la rue de l'Arbre-Sec, le prolongement se poursuit avec énergie, et les inconvénients signalés dans le IV^e^ arrondissement disparaîtront, au moins quant aux abords de la nouvelle rue *Rivoli*.

Cet arrondissement est, en outre, exposé presque tout entier, pendant une bonne partie de l'année, à l'influence défavorable des vents d'ouest et de sud-ouest qui chargent l'atmosphère de nuages épais, qui amènent fréquemment des pluies et des brouillards, une température inégale, mais le plus souvent humide et froide.

Pendant longtemps aussi, la composition sablonneuse de son sol, son abaissement complet et le voisinage de la Seine lui ont valu des submersions désastreuses. L'inondation de 1658, entre autres, qui emporta le pont Marie et vingt-deux maisons construites dessus, et qui coûta la vie à cinquante-cinq personnes, cette inondation ne l'épargna pas. Heureusement que le retour d'un pareil danger n'est plus à redouter. La Seine ne peut plus sortir de son lit : on l'a domptée par de magnifiques quais. En tout cas ce voisinage, nous le répétons, est fâcheux; car l'infiltration est toujours possible, et elle occasionne une grande humidité.

Il nous est facile de prouver, par des chiffres,

quelle est l'agglomération de la population dans cet arrondissement, combien peu d'air et d'espace a chaque habitant.

Ainsi le quartier des *Marchés* a une superficie de 80.000 mètres carrés et une population de 10,936 individus, ce qui ne donne que 7 mètres par habitant. La mortalité y est de 19,33. Ses limites sont: rues Saint-Denis, Perrin-Gasselin, du Chevalier-du-Guet, des Lavandières, des Fourreurs, des Déchargeurs, Saint-Honoré, de la Tonnellerie, Mondétour et de *la Chanvrerie.*

Le terrain est bas et presque sans ondulations. Ses élévations diverses sont : rue de la Tabletterie, 11,29, fontaine, 10,40, et place des Innocents, 9,73.

C'est un quartier grouillant d'activité. Ce voisinage des marchés lui donne une physionomie animée et bizarre, qui étonne et choque au premier abord. Des allées et des venues continuelles, des voitures qui se croisent, se heurtent, des femmes qui s'injurient, des porteurs qui se disputent un fardeau, des cris de toute sorte, le pavé jonché le matin de débris de légumes, des émanations désagréables, voilà ce que ce quartier vous offre une bonne partie de la journée.

Sa population est tout aussi bizarre. C'est le quartier du petit commerce, du commerce de détail. Il y a beaucoup de maisons de quincaillerie, et cela vient des pauvres ferronniers auxquels Saint-Louis avait permis d'occuper des places le long du charnier des Innocents; beaucoup de fourreurs, de passementiers ; beaucoup de petites boutiques de lingerie, et c'est là que le Régent venait chercher les approvisionnements de son sérail.

Il y a, en outre, comme dans les quartiers où il y a des établissements importants, la population qui travaille dans ces établissements; ici c'est une population de marchandes, de portefaix, de revendeurs, de commis. Les hôtels garnis y sont en assez grand nombre.

Le quartier *Saint-Honoré* a une superficie de 130,000 mètres carrés, et une population de 12,639 habitants, ce qui donne 10 mètres par individu. La mortalité y est de 14,93. Ses limites sont: rues Saint-Honoré et Froid-Manteau; places de l'Oratoire et du Louvre, rues des Fossés-Saint-Germain-l'Auxerrois, Béthizy, des Mauvaises-Paroles, des Lavandières, des Fourreurs et des Déchargeurs.

Ces limites vont changer vers le côté de la nouvelle rue Rivoli; par exemple, la rue Béthizy disparaîtra prochainement.

Le sol est bas et presque sans mouvement de terrain. Ses élévations diverses sont: Fontaine de la rue de l'Arbre-Sec, 10,70; rue Saint-Honoré (Oratoire), 9,90.

A quelques différences de peu d'importance près, mêmes observations que pour le quartier précédent. Les hôtels garnis surtout abondent dans ce quartier. A Paris, c'est environ le vingt-unième individu qui loge en garni, et dans ce quartier c'est presque le dixième. Il n'y a que les quartiers de l'Hôtel-de-Ville, des Arcis, de la Banque, du Mail, des Tuileries, qui logent plus d'individus en garni, c'est-à-dire le 4,46 — 8,87.

Le quartier de la *Banque* a une superficie de 120,000 mètres carrés, et une population de 13,245 habitants, ce qui donne 9 mètres par individu. La mortalité y est de 14,55. Ses limites sont : rues des Bons-Enfants et Neuve-des-Bons-enfants, de la Feuillade; place des Victoires, rues Croix-des-Petits-Champs, Coquillière, du Four et Saint-Honoré.

Le sol est légèrement incliné dans la direction du nord au sud, c'est-à-dire :

De la Banque. . . . . . . . . . 12,90 mètres.
A la Halle aux blés (fontaine) 10,50 —

Les agrandissements de la Banque de France qui, avant 1812, était à l'hôtel Massiac, au coin de la rue des Fossés-Montmartre, — ces agrandissements ont donné quelque bien-être à ce quartier. Il y a eu, à l'époque de cette translation, des démolitions indispensables qui ont fait disparaître certaines maisons gênant la circulation. Les rues principales, les rues Croix-des-Petits-Champs, de la Vrillière, la place des Victoires, etc., sont plus propres, plus spacieuses, plus aérées que dans les deux quartiers *précédents*. Le commerce qui s'y fait est un commerce plus riche aussi : celui des cachemires, des indiennes, des nouveautés, des draperies.

La population n'est donc pas la même non plus. Les maisons des rues que nous venons de citer sont, en général, bien bâties, et presque toutes datent du règne de Louis XIV, de l'époque où se sont élevés dans ce quartier des hôtels de riches particuliers. Elles sont habitées par des commerçants et des boutiquiers aisés. Il y a également, comme nous venons de le dire, un grand nombre d'hôtels garnis dont l'existence est justifiée par le voisinage des messageries de la rue Saint-Honoré et de celles de la rue Montmartre. Le 5,86 individu loge en garni.

Le quartier du *Louvre* est le plus grand des quatre, en étendue seulement. Il a une superficie de 284,000 mètres carrés, et une population de 11,413 individus, ce qui donne 24 mètres par habitant. La mortalité y est de 20,82. Ses limites sont : du premier guichet du Louvre à gauche, la rive droite de la Seine, jusqu'au pont au Change; la place du Châtelet, les rues Saint-Jacques-la-Boucherie, Perrin-Gasselin, Chevalier-du-Guet, des Lavandières, des Deux-Boules, Béthizy, des Fossés-Saint-Germain-l'Auxerrois; places du Louvre, de l'Oratoire et du Musée.

Le sol de ce quartier est bas et sans ondulations marquées, excepté quelques descentes à la rivière et la montée au pont Neuf, faisant suite à la rue de la Monnaie. Ses élévations diverses sont :

Rue des Deux-Boules. . . . . . . . . . . 11,44 mètres.
Entrée du Louvre, rue du Coq-Saint-
Honoré. . . . . . . . . . . . . . . . . . 10,20 —
Place de l'Ecole. . . . . . . . . . . . . 8,60 —

La place Saint-Germain-l'Auxerrois et la place du Louvre, qui se confondent, n'ont d'abord formé qu'un pré marécageux qui, de longtemps, ne fut point circonscrit dans l'enceinte du vieux Paris. L'église, qui date du VI-VII[e] siècle et qui fut, à ce qu'on croit, bâtie par Chilpéric, a été paroisse royale.

Les rues et les maisons y sont en moins grand nombre que dans les autres quartiers; près de la moitié de sa superficie est prise par le Louvre et ses dépendances. C'est un quartier assez tranquille, où il n'y a pas de grandes artères de circulation, où les rues principales sont assez propres, quoique irrégulières, et où les maisons sont assez bien bâties. Cependant, dans les rues Bailleul, des Poulies, et aux alentours de la rue de l'Arbre-Sec, elles étaient encore d'une mauvaise apparence avant que le prolongement de la rue de Rivoli y répandît plus de régularité. Depuis ce temps leur état sanitaire est devenu plus satisfaisant. Sa population est un peu celle des quartiers voisins dont elle a le trop plein, pour ainsi dire. Les hôtels garnis y sont moins nombreux.

---

Le nombre des indigents de cet arrondissement est de 1 sur 22. Il occupe 21,000 ouvriers produisant annuellement pour 72 millions de marchandises diverses.

Mortalité journalière, 2,4. Naissances (1846), 1,455 ; décès, 721 ; différence : 734.

Edifices et lieux remarquables : Halles centrales, Halle au blé, marché des Innocents, Louvre, Banque de France.

## Ve Arrondissement.

Sa configuration est analogue à celle du IIIe arrondissement; comme ce dernier il est divisé en deux portions inégales, avec cette différence cependant que la portion comprise en-deçà des boulevarts, et qui est la plus petite, l'est bien plus que dans le IIIe arrondissement, et que la portion comprise au-delà des boulevarts, c'est-à-dire la plus grande, l'est aussi beaucoup plus que dans le même arrondissement.

La petite portion, formée presqu'en entier par le quartier Montorgueil, est bornée au nord par le boulevart Bonne-Nouvelle, à l'ouest par les rues Montorgueil, du Petit-Carreau et Poissonnière, au sud par les Halles et une partie de la rue Rambuteau, à l'est par la rue Saint-Denis.

La portion la plus grande est bornée au nord par les boulevarts extérieurs et barrières des Vertus, de la Villette, à l'ouest par la rue du faubourg Saint-Denis, au sud par les boulevarts Saint-Denis et Saint-Martin, au sud-est par la rue du faubourg du Temple, au nord-est par les boulevarts et barrières du Combat, de la Chopinette et de Belleville, et à l'est par les boulevarts et barrières de Pantin et de la Boyauterie.

Sa superficie est de 2,398,000 mèt. c., sa population de 96,628 individus, 24,8 m. c. pour chacun.

Les faubourgs Saint-Denis et Saint-Martin occupent le terrain qui termine la pente des buttes de Chaumont et de Belleville, ce qui donne un avantage réel aux quartiers de la Porte-Saint-Martin, du Faubourg-Saint-Denis et Bonne-Nouvelle.

La portion de cet arrondissement, située au-delà des boulevarts, était autrefois occupée par une grande léproserie où s'arrêtaient les rois de France lorsqu'ils allaient à Saint-Denis. Il s'y tenait également une foire, celle que Louis-le-Gros avait concédée aux lépreux de Saint-Lazare et que Philippe-Auguste avait rachetée en 1181. Ce dernier prince, trouvant plus simple de ne pas payer le prix convenu pour ce rachat, se contenta d'accorder à la maison de Saint-Lazare les produits de cette foire qu'on nommait la foire Saint-Laurent.

Cette foire, qui, dans l'origine, ne durait qu'un jour, dura plus tard quinze jours. Puis les prêtres de la Mission, introduits dans la maison de Saint-

Lazare, ayant obtenu le privilége, destinèrent à l'établissement de cette foire un champ de six arpents, clos de murs, où ils firent tracer des rues plantées d'arbres et construire des boutiques qui eurent bientôt pour locataires des marchands de joujoux, des pâtissiers, des limonadiers, des traiteurs. La foire s'ouvrit le 1er juillet 1661, et dura trois mois; tout Paris y vint. En 1775 Paris n'y venait plus. A la révolution tout fut démoli, l'enclos Saint-Laurent fut dévasté; c'est sur son emplacement qu'on a construit, il y a une douzaine d'années, un grand marché dont le besoin se faisait sentir depuis longtemps.

La seconde partie du vᵉ arrondissement, celle qui se trouve en-deçà des boulevarts, avoisine les quartiers Montmartre et Saint-Eustache.

Les quartiers qui composent le vᵉ arrondissement sont ceux *Montorgueil*, *Bonne-Nouvelle*, *de la Porte-Saint-Martin* et du *Faubourg-Saint-Denis*.

*Le quartier Montorgueil* a une superficie de 150,000 mètres carrés et une population de 17,032 habitants, ce qui donne 8,8 mètres carrés d'espace pour chaque individu. La mortalité y est de 17,83.

Ses limites sont : rues Thévenot, du Petit-Carreau, Montorgueil, de la Tonnellerie, de la Chanvrerie et Saint-Denis.

Le terrain est bas et sans ondulations. Elévation : 8,80 m. (rue Pavée).

Situé au centre de la ville et du mouvement, il a quelques belles maisons dans ses rues principales, mais il n'est pas riche en monuments publics ou en édifices remarquables. Ainsi les seuls qu'on y trouve sont le *Parc-aux-Huîtres* et la *Halle-aux-Cuirs*, cette dernière élevée sur l'emplacement du fameux

*Hôtel de Bourgogne*, qui fut le berceau du théâtre Français.

Les rues principales sont celles Montorgueil, Française, Beaurepaire, Mauconseil et le passage du Grand-Cerf. Elles ne sont pas dans l'alignement; les autres rues ou ruelles, comme les rues Marie-Stuart, Verdelet, des Deux-Portes, etc., etc., sont étroites et malpropres. Dans les unes et dans les autres les maisons sont de construction ancienne, à étages élevés insalubres.

Un inconvénient incontestable attaché à ce quartier, c'est l'exposition de la marée qui séjourne là assez longtemps pour que l'odeur du poisson se fasse vivement sentir. Il serait à désirer aussi que la rue Montmartre eût plus de déclivité dans sa partie basse qui, malgré différents égouts, est souvent couverte de flaques d'eau agnante.

La population du quartier Montorgueil est un peu celle du quartier Montmartre. Il y a de nombreux restaurants, de nombreux marchands de vins; il s'y fait un commerce de cuirs, d'huîtres et de chapeaux de femmes.

Le quartier *Bonne-Nouvelle* a une superficie de 150,000 mètres carrés, sur une population de 15,093 individus, ce qui donne 10 mètres par individu. La mortalité y est de 13,90. Ses limites sont: porte Saint-Denis, rues Poissonnière, du Petit-Carreau, Thévenot et Saint-Denis jusqu'à la porte de ce nom.

Le terrain est élevé; du point culminant, l'église Bonne-Nouvelle, il s'abaisse d'un côté jusqu'au boulevart et de l'autre jusqu'à la rue Thévenot. Elévations diverses :

Eglise N.-D. de Bonne-Nouvelle (rue du même nom). . . . . . . . 21,40 mèt.

Rue de Cléry, n. 29. . . . . . . . 15,80 —

C'est dans ce quartier, aux environs du passage du Caire et de la rue Damiette que se trouvait autrefois la *Cour des Miracles*, repaire des *Francs-mitoux*, des *Malingreux*, des *Sabouleux*, des *Marcandiés*, des *Rifodés* et des mendiants et des voleurs de toute sorte. Cette cour consistait, au dire de Sauval, en une place très considérable et en une rue sans issue, puante, boueuse et non pavée. Pour y entrer, il fallait descendre une assez longue pente, tortue, raboteuse, inégale. Elle était environnée de logis bas, enfoncés, obscurs, difformes, faits de terre et de boue ; cinq cents familles y vivaient entassées les unes sur les autres.

Aujourd'hui, ce qui reste de l'ancienne Cour des Miracles forme une place assez régulière, entourée de maisons neuves de moyenne apparence et beaucoup mieux habitées que par le passé.

Il y a quelques rues assez belles dans ce quartier, assez larges aussi. Il y a la place du Caire, où se réunissent tous les cardeurs de matelas de Paris ; les rues du Caire, Damiette, Poissonnière, de Beauregard, de Cléry, où il y a beaucoup de marchands de meubles. Les autres ne sont pas d'une régularité, d'une propreté et d'une salubrité satisfaisantes ; nous exceptons, bien entendu, le boulevart Bonne-Nouvelle qui a subi, depuis une quinzaine d'années, de nombreuses et utiles réparations. Sur le côté droit, le sol a été abaissé ; il a été exhaussé sur le côté gauche.

Les professions qui s'exercent en plus grand nombre dans ce quartier sont celles des marchands de meubles et des couteliers.

Le quartier de *la Porte-Saint-Martin* contient 1,448,000 mètres carrés, et 38,976 habitants, ce qui fait 37 mètres par individu. La mortalité y est de 21, 54. Ses limites sont : de la barrière de la Villette, les murs d'enceinte jusqu'à la barrière de Belleville; rue du Faubourg-du-Temple; boulevart Saint-Martin à droite jusqu'à la porte Saint-Martin; rue du Faubourg Saint-Martin, jusqu'à la barrière de la Villette.

Des boulevarts extérieurs au point culminant de ce quartier le terrain s'abaisse par une pente rapide jusqu'à la rue Neuve-Saint-Nicolas et jusqu'à la porte Saint-Martin. Le sol, près l'hôpital Saint-Louis, présente des marnes gypseuses et calcaires. Ses élévations diverses sont :

| | | |
|---|---|---|
| Barrière de la Chopinette. . . . | 34, 60 | mètr. |
| — Pantin. . . . . . . . . | 27, 90 | — |
| Hôpital Saint-Louis. . . . . . . . | 15, 20 | — |
| Porte Saint-Martin. . . . . . . . | 10, 80 | — |
| Rue de Lancry (rue des Marais). | 7, 97 | — |

La grande étendue de ce quartier s'explique. Il renferme une partie des boulevarts, plusieurs théâtres, l'Entrepôt et le canal Saint-Martin, plusieurs hospices et établissements divers qui exigent un certain développement et prennent une certaine superficie.

Les rues larges, propres, bien bordées, sont plus nombreuses ici que dans les précédents quartiers. Il y a les quais du canal Saint-Martin, les rues de

Lancry, de l'Entrepôt, Grange-aux-Belles, Neuve-Sanson et du Faubourg-Saint-Martin.

Au boulevart Saint-Martin, comme au boulevart Bonne-Nouvelle, ont été exécutés de très grands et très utiles travaux de nivellement; les maisons qui le bordent sont assez élégantes et assez bien construites. L'été, la partie qui avoisine le Château-d'Eau est fréquentée par la petite bourgeoisie du quartier, par les bonnes d'enfants, par les flâneurs et par les grisettes-ouvrières. Il s'y tient un marché aux fleurs.

*Le quartier du* ***Faubourg-Saint-Denis*** a une superficie moindre, elle est de 650,000 mètres carrés, sa population est de 25,527 individus, 25,50 mètres carrés par individu, et une mortalité de 21,48. Ses limites sont : de la barrière Saint-Denis à droite, le mur d'enceinte jusqu'à la barrière de la Villette; la rue du faubourg Saint-Martin, le boulevart Saint-*Denis jusqu'à la porte* Saint-Denis; rue du faubourg Saint-Denis jusqu'à la barrière de ce nom.

Des boulevarts d'enceinte, points culminants de ce quartier, le terrain s'abaisse rapidement dans la direction du nord au sud jusqu'à la rue Neuve-Saint-Jean ; on remarque aussi de l'abaissement entre les portes Saint-Denis et Saint-Martin. Le sol de l'extrémité du faubourg Saint-Denis est de formation gypseuse. A la porte Saint-Denis se montre le calcaire d'eau douce. Ses élévations diverses sont :

| | | |
|---|---|---|
| Barrière Saint-Denis. . . . . . | 28,09 | mètr. |
| — des Vertus . . . . . . | 25,12 | — |
| Porte Saint-Denis. . . . . . . | 11,30 | — |
| Rue du Faubourg-St-Denis (rue des Petites-Ecuries). . . . . . . | 9,90 | — |

Son élévation et la force avec laquelle les vents du nord-est, et même de l'est, s'y font sentir par les contre-coups qu'ils éprouvent sur les côtés des collines adjacentes, donnent à l'air qu'on y respire une grande sécheresse pernicieuse pour les personnes atteintes d'asthmes aigus, d'anévrismes et d'hémoptysies, ou affectées de congestions cérébrales ou de phthisies pulmonaires. Nous recommanderions préférablement son air sec et mobile aux individus d'une constitution lymphatique ou scrofuleuse.

Le canal Saint-Martin le traverse, entre l'hospice des Incurables et l'hôpital Saint-Louis.

—

La proportion des indigents du v<sup>e</sup> arrondissement est de 1 sur 17,5 habitants.

Naissances . . . . . . . . . . . . . . 3,297
Décès. . . . . . . . . . . . . . . . . 2,359
Différence. . . . . . . . . . . . . . 938
Mortalité journalière, 4,9.

Il occupe 51,000 ouvriers produisant 169 millions. Parmi les édifices publics de ce quartier nous signalerons : l'Entrepôt de la douane, des sels, l'hôpital Saint-Louis, l'hospice des Incurables (hommes), l'Embarcadère du chemin de fer de Strasbourg, la Maison nationale de santé, plusieurs casernes et des théâtres.

—

## VI^e Arrondissement.

Sa configuration est très irrégulière. Il est borné au nord par les boulevarts Saint-Martin et Saint-Denis, à l'ouest par la rue Saint-Denis dans toute sa longueur, au sud par le quai de Gèvres, à l'est par la rue Saint-Martin jusqu'à la rue Chapon, qui le borne également au midi. Sa limite de l'est regarde encore une partie de la rue du Temple d'où elle suit celle de Bretagne pour borner l'arrondissement au sud-est par la rue Ménilmontant. Sa limite du nord-est est formée par les boulevarts et barrières des Trois-Couronnes et Ramponeau. Au nord-ouest il est fermé par la rue du Faubourg-du-Temple.

La superficie de cet arrondissement est de 1,691,600 mètres carrés; sa population de 104,481 *individus.*

Ses quartiers sont ceux : *des Lombards*, *de la Porte Saint-Denis*, *Saint-Martin-des-Champs et du Temple.*

Il était autrefois en grande partie ce qu'on nommait le bourg Saint-Martin ; il occupait l'espace compris entre la rivière et les premières maisons de la rue Saint-Martin, et s'étendait le long de cette rivière entre la Grève et la rue Saint-Denis. Il était, à cette époque, habité par tous les individus qui avaient une industrie bruyante ou insalubre et dont l'exercice, au milieu de la ville, aurait été préjudiciable à la santé publique. Ainsi, il y avait des tanneurs, des pelletiers, des couteliers et toutes les professions qui se rattachaient au commerce de la boucherie qui se faisait dans les alentours. Les corroyeurs étaient à quelques pas de là, dans la rue des Blancs-Manteaux qui s'appelait alors la rue de la Parcheminerie.

En 1060, Henri Ier avait fondé de ce côté, en dehors des murs, au milieu des champs, un prieuré, qu'on avait nommé Saint-Martin-des-Champs. La richesse de ce prieuré avait attiré autour de ses murs une population nombreuse qui s'était alors établie des deux côtés de la grande voie conduisant vers le nord, au monastère de Saint-Laurent.

Les rues Saint-Martin et Saint-Denis étaient alors les rues par excellence ; elles étaient, et elles sont encore les grandes voies de circulation les plus fréquentées, les plus bruyantes, les plus peuplées, nous ajouterons, dans leur partie basse, *les plus boueuses* et les plus encombrées d'obstacles de toute nature. Voltaire disait de la rue Saint-Denis surtout qu'elle était « inabordable à pied, à cheval ou en carrosse. » Quant à la rue Saint-Martin, c'est la rue la plus marchande de la capitale. Cet état de choses s'est beaucoup amélioré depuis.

Au reste, ainsi que nous allons le dire, chacun des quartiers qui composent cet arrondissement a sa physionomie particulière.

Le quartier *des Lombards* est le plus petit. Sa superficie est de 140,000 mètres carrés, et sa population de 16,881 individus, ce qui donne 8 mètres par habitant. La mortalité y est de . Ses 98,82 limites sont : les rues aux Ours, Saint-Martin, des Arcis, Saint-Jacques-la-Boucherie et Saint-Denis.

Le sol de ce quartier est bas et de niveau et se compose, comme tous les bords du fleuve, de terrains d'attérissement et de cailloux roulés.

Il occupe le point le plus déclive de l'arrondissement dont il est la partie la plus humide. Ses rues sont presque toutes parallèles à la Seine, c'est-à-dire qu'elles vont de l'est à l'ouest, ce qui, joint à leur peu de largeur et à la hauteur des maisons qui s'y trouvent, prive complétement ces rues de soleil, même à leurs deux extrémités. En outre elles ne sont parcourues par aucun courant d'air libre, de sorte qu'en les traversant pendant l'été, on court risque d'éprouver un refroidissement subit.

Et pourtant ce quartier regorge d'habitants qui se trouvent entassés, pour ainsi dire, les uns sur les autres, comme on a pu le voir par le chiffre de la population mis en regard de celui de la superficie. Cela tient à l'immense mouvement d'affaires de ce quartier.

Il est un de ceux qui ont conservé le plus longtemps l'aspect du vieux Paris. Jadis c'était le quartier des marchands d'or et d'argent, des prêteurs sur gages, des banquiers, des changeurs, des marchands lombards ou lucquois. Mais depuis longtemps c'est surtout le quartier des confiseries et des pralines. C'est là qu'est né *le fidèle Berger*. Depuis longtemps la rue des Lombards principalement est occupée dans toute sa longueur par des épiciers et des droguistes en gros et demi-gros. Les autres professions qui s'exercent là, sont celles de marchands de toileries, de merceries et de laines. Aussi les habitants appartiennent-ils pour la plus grande partie à la classe aisée des commerçants.

Le quartier de la ***Porte-Saint-Denis*** a 190,000

mètres carrés de superficie sur 19,723 habitants, 9,6 mètres carrés par habitant. Mortalité, 25,15.

Ses limites sont : de la porte Saint-Denis jusqu'à la porte Saint-Martin; les rues Saint-Martin, aux Ours et Saint-Denis jusqu'à la porte Saint-Denis.

Le sol est bas et à peu près de niveau, à l'exception des rues Grenétat et du Ponceau. Ses élévations diffèrent peu :

Rue Saint-Denis (font. Grenétat). 9,20 mètres.
Rue du Ponceau (rue Saint-Denis). 8,68 —

Les causes d'insalubrité y disparaissent chaque jour, bien qu'il suffise de visiter certains enclos et certains passages, comme *celui de la Trinité*, par exemple, pour constater que ce quartier *est un* des moins favorisés.

Le quartier *Saint-Martin-des-Champs* a une superficie de 340,000 mètres carrés, sur une population de 30,984 habitants, ce qui donne 11 mètres par individu. La mortalité y est de 20,88. Ses limites sont : porte Saint-Martin, boulevart Saint-Martin, rue du Temple, Chapon, du Cimetière-Saint-Nicolas et Saint-Martin.

Le terrain présente une légère inclinaison à partir du boulevart, qui en forme la limite septentrionale. Élévations :

Rue St-Martin (Église-St-Nicolas-des-Champs). . . . . . . . . . . . . . 8,80 mètres.
Rue du Pont-aux-Biches. . . . . . . . 8,10 —

Ce quartier et le précédent sont très populeux. Si l'on excepte les rues qui reçoivent directement les vents des boulevarts, toutes les autres sont étroites, mal bâties, et très humides. Il est bien entendu que les rues où les travaux de l'alignement ont eu lieu ne sont pas comprises dans cette dernière catégorie.

Les maisons n'ont pas de cours pour la plupart; aucune n'a de jardin. La classe la plus aisée de leurs habitants est composée en grande partie de détaillants, de petits commerçants. Mais dans la rue des Gravilliers, et celles qui l'avoisinent demeurent beaucoup d'ouvriers doreurs sur cuivre et autres métaux, de fondeurs, de plaqueurs et de polisseurs de bijoux, dont la santé subit de graves atteintes à cause des vapeurs mercurielles et des débris métalliques dont ils sont entourés.

Le quartier du *Temple* est le plus grand des quatre. Son étendue est de 1,021,600 mètres carrés, sur lesquels il y a une partie assez forte affectée à des jardins potagers et dépourvue d'habitations. Le nombre de ses habitants est de 36,893, ce qui donne 27,6 mètres par individu. La mortalité y est de 23,28. Ses limites sont : de la barrière de Belleville, le mur d'enceinte, jusqu'à la barrière de Ménilmontant; la rue de Ménilmontant, la pointe de la rue des Fossés-du-Temple, les rues des Filles-du-Calvaire, de Bretagne, de la Corderie, du Temple et du Faubourg-du-Temple.

Des boulevarts extérieurs, le terrain s'abaisse rapidement jusqu'au boulevart intérieur, et de là, par une pente plus douce, jusqu'aux rues de la Corderie et de Bretagne, comme on voit d'après les élévations suivantes :

| | |
|---|---|
| Barrière des Trois-Couronnes. . . . | 29,60 mètres. |
| — Ménilmontant. . . . . . . . | 27,70 — |
| — de Ramponeau. . . . . . . . | 25,29 — |

Boulevart du Temple. . . . . . . . . 13,36 mètres.
Rue de la Corderie (Couvent du Temple. . . . . . . . . . . . . . . . . . 11,10 —
Terrain naturel des marais du Temple. . . . . . . . . . . . . . . . . . 6,29 —

Il est placé sur le côté méridional du terrain élevé qui fait suite aux buttes de Belleville. Voisin des villages qui couvrent cette montagne, il est exposé à tous les vents, excepté à celui du nord-est. La salubrité est plus satisfaisante qu'ailleurs, surtout depuis la translation de la voirie de Montfaucon, au clos central d'équarrissage situé dans la plaine des Vertus.

Traversé, parallèlement aux boulevarts, par une partie du canal Saint-Martin, il recèle une population laborieuse composée des ouvriers des fabriques et des grands ateliers de mécaniciens, de chaudronniers, de tourneurs, de menuisiers, etc., qui se trouvent dans le voisinage.

—

Il y a dans le VI^e arrondissement un indigent sur 21 individus.

Mortalité journalière, 5,5.

| | |
|---|---|
| Naissances. . . . | 3,055 |
| Décès. . . . . . | 1,890 |
| Différence. . . . | 1,165 |

Il occupe 68,000 ouvriers qui produisent annuellement pour 235 millions de marchandises diverses, et qui font, la plupart, ce qu'on appelle l'article de Paris, c'est-à-dire la tabletterie, la boutonnerie, la broderie, les cannes, les parapluies, la bijouterie, le plaqué, la passementerie, etc., etc.

Edifices et lieux remarquables : le Conservatoire des Arts-et-Métiers, le marché Saint-Martin, la prison des Madelonnettes, le Temple et le marché du Temple, les théâtres du boulevart du Temple, et plusieurs casernes, la tour Saint-Jacques-la-Boucherie, la pompe Notre-Dame.

## VII<sup>e</sup> Arrondissement.

Cét arrondissement se trouve compris entre les rues de Bretagne, du Temple et du Chapon, au nord ; la rue Saint-Martin à l'ouest ; le quai Pelletier, les rues de la Verrerie et Saint-Antoine, au sud ; la rue Culture-Sainte-Catherine et la rue Vieille-du-Temple, à l'est ; il n'a pas une superficie *très considérable : 750,000* mètres la composent. Sa population ne l'est pas beaucoup non plus ; elle est de 72,893 habitants.

Il ne dépasse pas les boulevarts intérieurs. Ses quartiers, comme ceux du précédent arrondissement, occupent le point le plus déclive de cette partie de la ville, et sont dans la même disposition que le quartier des Lombards ; mêmes rues, mêmes maisons, mêmes habitants.

Quelques-unes de ses rues, bien qu'elles aient une largeur suffisante, exhalent des odeurs, provenant des nombreux ateliers qu'elles renferment, et leurs pavés ne sont débarrassés de leurs boues épaisses qu'après des torrents de pluie. Pour s'assurer de ces faits on n'a qu'à parcourir,—avec précaution,—les rues Geoffroy-l'Angevin, des Vieilles-Etuves, Maubuée, Pierre-au-Lard, du Maure, etc.

Les quartiers des *Arcis* et du *Marché Saint-Jean*, autrefois extrêmement insalubres, ont vu les inconvénients de leur situation disparaître par la démolition de 47 maisons aux abords nord-est de l'Hôtel-de-Ville, et sa façade ouest va être également débarrassée des quelques maisons qui l'abritaient de trop. La construction d'un grand égout dans la direction du prolongement de la rue de Rivoli, en permettant aux eaux ménagères et autres de s'écouler facilement, vient de contribuer encore à la salubrité de ces deux quartiers.

Le premier, le quartier des *Arcis*, a une superficie de 90,000 mètres carrés, sur une population de 13,046 habitants;—7 mètres carrés par habitant. La mortalité y est de 19,32. Ses limites sont : place de l'Hôtel-de-Ville; quais Pelletier et de Gèvres; place du Châtelet ; rues Saint-Jacques-la-Boucherie, des Arcis, de la Verrerie, du Coq-Saint-Jean.

Le sol, formé de terrain d'attérissement, est très bas. On remarque, rue Planche-Mibray et quais Pelletier et de Gèvres, un léger mouvement d'élévation pour atteindre la montée du pont Notre-Dame, qui est à 14,10 mètres au-dessus du niveau de la Seine.

Le second quartier, celui du *Marché-Saint-Jean*, a une superficie de 210,000 mètres, sur une population de 18,222 habitants ; 11,6 mètres par individu. Mortalité. 20,86.

Ses limites sont : rues du Coq-Saint-Jean, de la Tixéranderie ; place Baudoyer ; rues Saint-Antoine

Culture-Sainte-Catherine, Neuve-Sainte-Catherine, Francs-Bourgeois, Sainte-Croix-de-la-Bretonnerie, du Temple et de la Verrerie.

Le sol est bas, sans ondulations et formé de terrain d'attérissement.

Elévations diverses :

Rue des Billettes (temple luthérien). . 11,90 mètres
— Pavée (bât. de la Force). . 10,35 —

Ces deux quartiers, le dernier surtout, habités par des familles juives, recèlent souvent des maladies endémiques, des affections dartreuses qui doivent leur cause à une trop grande malpropreté des *cours*, des lieux d'aisances et des escaliers, conduits inévitables d'air infect et d'humidité.

Le quartier *Sainte-Avoye* a une superficie de 200,000 mètres carrés, sur 21,851 habitants, — 9 mètres carrés par individu. La mortalité y est de 19,54. Ses limites sont : rues du Cimetière-Saint-Nicolas, Chapon, du Temple, de la Verrerie et Saint-Martin.

Le sol est bas, sans ondulations et formé de terrain d'alluvion. Élévations :

Rue St-Martin (église St-Merry). . . 22,60 mèt.
— Grenier-St-Lazare (n° 56). . . . 9,08 —

Le quartier Sainte-Avoye est remarquable au point de vue de l'hygiène. Il contient un grand nombre de chapeliers. Nous avons déjà eu occasion de mentionner l'insalubrité de ce métier.

Le quartier du *Mont-de-Piété* a une superficie de 250,000 mètres carrés, sur 19,174 habitants, — 13 mètres carrés par individu. La mortalité y est de 18,30. Ses limites sont : rues de la Corderie, de

Bretagne, Vieille-du-Temple, Sainte-Croix-de-la-Bretonnerie et du Temple.

Son terrain est bas et sans ondulations.

La Vieille rue du Temple s'élève, à la fontaine de l'Echaudé, à. . . . . . 14,60 mèt. et descend, près du marché des Blancs-Manteaux, à. . . . . . . . . . . . . 9,70 —

Ces deux quartiers n'ont pas encore beaucoup profité des bienfaits de la démolition dont nous parlions tout à l'heure. Ce n'est que le commencement du système de l'alignement qui s'y fait remarquer.

Ils ont toujours leurs rues étroites, leurs maisons hautes et humides. Le premier surtout a continuellement à souffrir des exhalaisons qui sortent des foules des chapeliers dont se compose la majeure partie de sa population. Quoique habités par des négociants aisés, par des marchands en gros, droguistes, épiciers, etc., ils n'en sont pas plus salubres, et les affections scorbutiques et rhumatismales y sont fréquentes.

—

Naissances (1846). . . . . . . . . 2,245
Décès . . . . . . . . . . . . . . . 1,316
Différence . . . . . . . . . . . . 929
Mortalité moyenne à domicile, 3,8.

Il y a dans l'arrondissement 1 indigent sur 19,4. Il compte 41,000 ouvriers produisant annuellement pour 153 millions de marchandises diverses.

Edifices remarquables : L'Imprimerie nationale, les Archives, le Mont-de-Piété, la prison de la Force.

## VIII^e Arrondissement.

La presque totalité de cet arrondissement est située au-delà des boulevarts. Il est borné au nord-ouest par la Vieille rue du Temple et la rue de Ménilmontant ; à l'est par les boulevarts extérieurs et les barrières Ménilmontant, des Amandiers, d'Aunay, Saint-André, des Rats, de Fontarabie, de Montreuil, de Vincennes, de Saint-Mandé et de Picpus ; au sud par celles de Reuilly, Charenton, de Bercy et de la Râpée. A partir de cette dernière barrière, les limites sud-ouest sont le quai de la Râpée, et à l'ouest le bassin du canal Saint-Martin. La place de la Bastille et le commencement de la rue Saint-Antoine font encore une de ses limites au sud ; elle rejoint celle du nord par les rues Culture-Sainte-Catherine et des Francs-Bourgeois.

Cet arrondissement est d'une superficie de 6,255,394 mètres carrés sur 112,170 habitants.

De ses quartiers, le *Marais* est le plus petit : étendue, 420,000 mètres carrés ; habitants, 27,409. 16 mètres carrés par individu. Mortalité, 18,69. Ses limites sont : Boulevart des Filles-du-Calvaire et Beaumarchais, place de la Bastille, rues Saint-Antoine, Culture-Sainte-Catherine, des Francs-Bourgeois, Vieille-du-Temple et des Filles-du-Calvaire.

Le terrain ne présente qu'une légère inclinaison qui, à partir du boulevart, se prolonge jusqu'au milieu de la Vieille rue du Temple ; le sol a été successivement exhaussé par des dépôts. Dans la circonscription de ce quartier se trouve la place des Vosges, seul *square* qui soit à Paris.

Elévations diverses :

| | |
|---|---|
| Boulevart Saint-Antoine. . . . . | 13,04 m. |
| Place des Vosges (sol.). . . . . . . | 8,76 — |
| Rue Sainte-Catherine. . . . . . . | 7,19 — |

Depuis longtemps le Marais passe, à juste titre, pour le quartier le plus tranquille, le plus patriarcal même, et cela à cause des habitants qui l'ont choisi. A part quelques-unes, toutes ses rues sont peu troublées par les bruits qui assourdissent dans les autres parties de la ville. Les voitures ne les traversent que par accident, *le quartier* du Marais semble ne pas entrer dans l'itinéraire *des voitures* publiques; quant aux piétons que le hasard de leurs affaires ou de leurs affections aventure dans ces rues, on dirait qu'ils marchent avec une espèce de précaution respectueuse pour les hôtes de ces habitations silencieuses. Ce sont des rentiers pour la plupart, des propriétaires qui veulent bien se retirer du bruit de la grande ville, mais qui, cependant, ne veulent pas non plus s'en éloigner tout-à-fait.

Les maisons sont, en grande partie, peu élevées et bien bâties. L'espace n'y est pas mesuré avec la parcimonie imprudente qui préside maintenant à la construction des maisons de Paris. Beaucoup sont pourvues de jardins; toutes ont de vastes cours où l'herbe croît entre les pavés, il est vrai, mais où l'air joue librement.

Les rues sont extrêmement propres, grâce à l'écoulement régulier des eaux ménagères et à l'accès qui y est donné aux vents de l'est, du nord et du sud; grâce aussi à leur largeur raisonnable.

Le voisinage de ce qu'on appelle aujourd'hui la place des Vosges, qui est plus connue des rentiers et des bonnes d'enfants qui la fréquentent sous le nom de place Royale, — ce voisinage est une des raisons qui attirent au Marais les familles aisées qui ont quelque souci de la santé de leurs enfants.

En outre des rentiers et des propriétaires, la population qui s'y recrute, mais en petite quantité, est composée de courtiers de commerce, d'ouvriers, de voituriers et de cochers de place.

Le quartier du *Faubourg-Saint-Antoine* a une population de 20,464 individus et une superficie considérable, 1,040,000 mètres carrés ; 50,8 par habitant. Mortalité, 24,18. Ses limites sont : rues d'Aval, de Lappe, de Charonne, le mur d'enceinte, à droite, jusqu'à la barrière du Trône ; la rue du Faubourg-Saint-Antoine ; la place de la Bastille et le boulevart Beaumarchais, jusqu'à la rue d'Aval.

*Des boulevarts d'enceinte*, points culminants de ce quartier, le terrain s'abaisse, dans la direction de l'est à l'ouest, par une pente d'abord rapide et ensuite plus adoucie, jusqu'à la place de la Bastille.

Elévations diverses :

Point culminant entre les barrières de Montreuil et de Charonne. . . . . 33,22 mèt.
Rue des Boulets (rue de Charonne). . 16,40 »
Rue de Charonne (en face la fontaine). 8,90 »

Les trois rues principales de ce quartier sont : les rues du Faubourg-Saint-Antoine, de Montreuil et de Charonne. Elles sont larges et bien ouvertes aux vents de l'est, du nord-est et du sud-est. Sa population est composée, en grande partie, d'ébénistes, de menuisiers, de mécaniciens, d'ouvriers fileurs, faïenciers ; d'ouvriers en papiers et toiles peintes, miroitiers, doreurs, potiers, etc.

Les coliques métalliques et les paralysies, mal ou peu soignées, sont bien pour quelque chose dans le chiffre de la mortalité qu'on y a constatée. Dans la plupart de ces professions il y a des accidents nombreux, des maladies fréquentes, celles dont nous venons de parler, occasionnées, pour la plupart, par l'emploi du mercure et des oxydes métalliques.

Ainsi la colique de plomb avait atteint, en 1836, 424 ouvriers, dont 18 ont succombé. En 1839, sur 211 ouvriers, il y eut 8 morts ; les cérusiers seuls, au nombre de 139, comptaient 7 morts dans le chiffre précédent. En 1842, il y avait, par suite de cette maladie, 22 morts sur 316 *malades*.

Depuis, un masque à éponge a été présenté par M. Chevallier, et employé chez M. Lefèvre à Lille ; tout fait espérer que son fréquent usage diminuera beaucoup les suites funestes du contact avec le plomb.

Ce sont particulièrement les boissons alcooliques qui rendent les ouvriers cérusiers plus accessibles aux influences délétères de ce métal. L'usage du lait, de l'eau sucrée et l'abstention des alcooliques empêchent souvent, surtout après le chômage du dimanche et du lundi, que la maladie ne se déclare.

L'industrie du bronze, une des plus importantes de Paris, et qui est cultivée également dans les quartiers du Mont-de-Piété, du Temple, Saint-Martin-des-Champs, a choisi notre quartier pour principale résidence. Pour s'en faire une idée, on n'a qu'à voir les masses d'objets de bronze exportés par les grands négociants-commissionnaires d'exportations, comme, par exemple, par la maison Debbeld, dans la rue de l'Echiquier, 36 ; et par d'autres. Cette industrie produit environ 23 millions de francs. Le salaire des ouvriers, en moyenne de 4 fr. 18 cent., est réduit presque à la moitié par un chômage de juin à août, et de janvier à mars.

Nous ferons, pour ce quartier et pour ceux qui forment ce qu'on appelle le faubourg Saint-Antoine, les observations faites à propos de certaines rues et de certaines maisons du faubourg Saint-Marceau et du quartier Saint-Victor. Il est habité par une population plus laborieuse et moins pauvre, mais il y a encore d'incommodes maisons et d'insalubres rues.

Le quartier *Popincourt* ressemble beaucoup au faubourg du Temple, s'il ne l'emporte pas sur celui-ci par la grande quantité de jardins potagers qui occupent son rayon extérieur. Il a une étendue de 1,922,400 mètres carrés, sur une population de 33,279 individus, ce qui donne 58 mètres carrés par habitant. La mortalité, 26,94, y est plus forte que dans tous les autres quartiers de Paris, excepté celui de la Cité placé dans des conditions tout-à-fait exceptionnelles.

Ses limites sont : du boulevart Beaumarchais, la rue Ménilmontant jusqu'à la barrière de ce nom ; le mur d'enceinte jusqu'à la barrière de Fontarabie ; les rues de Charonne, de Lappe, d'Aval et le boulevart Beaumarchais.

Des boulevarts extérieurs le terrain s'abaisse rapidement jusqu'au boulevart. Elévations diverses :

| | |
|---|---|
| Barrière des Amandiers. . . . . . . . | 34,90 mèt. |
| — de la Roquette. . . . . . . . . | 30,20 » |
| Rue de la Roquette, nos 90 et 92. . . | 12,78 » |
| — — (près l'égout). . . | 8,35 » |

Terrain naturel des anciens marais Popincourt. . . . . . . . . . . . . 6,29 m.

Les fabriques de bronze qui se trouvent dans ce quartier, ainsi que dans une partie du suivant, sont préjudiciables à la santé, bien qu'à un moindre degré que les professions qui travaillent le plomb. Ainsi le zinc volatilisé, absorbé par la respiration à l'état d'oxyde très divisé, produit des douleurs de tête, un sentiment de brisement des membres, des nausées et des vomissements. C'est surtout à la fonte des alliages de cuivre et de zinc, à l'*ouverture des creusets* et au coulage des moules, que cela arrive. Ces *accidents* se terminent d'ordinaire après quelques heures par un *mouvement fébrile*; mais ils se font sentir même chez les gens qui habitent auprès des *fonderies*.

Le voisinage du Père-Lachaise ne paraît pas apporter à ce quartier des inconvénients considérables, bien qu'il y touche par une de ses limites.

Le dernier quartier du VIIIe arrondissement est celui des *Quinze-Vingts*. Il vient même en troisième ligne, à cause de son étendue qui est de 2,872,994 mètres carrés. Sa population est de 31,018 individus,—92,6 mètres par habitant. Quant à sa mortalité, 24,64, il occupe le cinquième rang parmi les quartiers de forte mortalité. Ses limites sont : place de la Bastille, de la rue Contrescarpe, jusqu'à la rue du Faubourg-Saint-Antoine; rue du Faubourg-Saint-Antoine jusqu'à la barrière du Trône; le quai de la Râpée et la place Mazas.

De la barrière de Reuilly, le terrain s'abaisse jusqu'à la Seine, d'une part, et dans une autre direction, jusqu'à la place de la Bastille, par des pentes assez douces. Des marnes gypseuses et calcaires composent le sol de la barrière de Reuilly, et les bords du fleuve présentent un terrain d'atterissement. Élévations diverses :

| | | |
|---|---|---|
| Barrière de Reuilly | 28,90 | mètres. |
| — du Trône | 27,00 | — |
| — de Charenton | 17,80 | — |
| — de Bercy | 8,90 | — |
| Rue de la Râpée | 7,50 | — |
| — Traversière | 7,23—5,97 | — |

I est habité en grande partie par des ouvriers des ports et des chantiers, par des menuisiers, des charpentiers, des jardiniers et des blanchisseuses.

Situé sur l'eau, il en présente une superficie de 225,988 m. c., 7 par habitant, 0,077 par rapport à la superficie de Paris.

—

Tous ces faubourgs ou quartiers se distinguent par la spécialité des industries concourant à l'ameublement, les ébénistes, tapissiers, fabricants de bronze et de papiers peints. D'après les recensements de la chambre de commerce, il occupe à ces professions, avec leurs auxiliaires, environ 42,000 personnes, qui ont fait en 1847 et en 1849 pour 137 millions, et en 1848 pour 34 millions de francs d'affaires. Dans ce chiffre de 42,000 personnes, il y a 5,713 patrons dont 856 occupent plus de 10 ouvriers ; 2,505 en occupent de 2-10, et 2,252 travaillent seuls ou à deux. L'ébénisterie seule, principalement choisie par des ouvriers allemands, compte 1,915 patrons, et 9,046 ouvriers, qui, ayant un penchant prédominant à travailler pour leur compte, sont souvent forcés de placer leurs produits par la vente *à la trôle*, ce qui est très pénible.

Trôler, qui vient sans doute du mot allemand *trollen*, ou du mot *troller* (lâcher la meute), signifie aller çà et là. Pour voir ce commerce plein d'activité, il faut aller dans les hôtels-marchands des rues Bourg-l'Abbé et Grenétat, qui sont visités dès le matin par les trôleurs. La santé de ces ouvriers serait beaucoup moins compromise, et ils seraient en état d'utiliser leur temps d'une manière plus économique, et par conséquent plus lucrative, s'il existait un nombre de 8,000 places tout au plus dans des bazars établis à cet effet dans des conditions de bon marché.

Les tourneurs en chaises, les fabricants de fauteuils confectionnent les bois de ces meubles; la garniture en appartient aux tapissiers dont nous allons parler. Ces ouvriers, au nombre de 3,459, gagnent un salaire journalier moyen de 3 fr. 26 cent. pour les premiers, et de 4 fr. 11 cent. pour les seconds. Les tourneurs sur bois et les ébénistes-sculpteurs donnent ensemble, avec plus de 300 patrons et de 1,300 ouvriers, un mouvement d'affaires de 3 millions environ.

C'est aussi dans ce faubourg qu'existent les grandes associations d'ébénistes, de fabricants de fauteuils et de tourneurs en chaises, très curieuses à visiter.

Le sciage du bois de placage occupe à lui seul plus de 300 personnes, et coûte près de 2 1/4 millions.

Les tapissiers, qui décorent les appartements, car depuis longtemps la confection des tapis a été reléguée dans des fabriques spéciales, ont cependant un domaine immense; et c'est le goût qu'ils apportent à leur travail qui leur donne une certaine supériorité sur leurs confrères étrangers. Ils font pour 21 millions d'affaires avec 3,920 ouvriers hommes et femmes, payés les uns à 4 fr. 32 cent., et les autres à 1 fr. 61 cent. en moyenne journalière. Ceux des quartiers de notre arrondissement travaillent presque uniquement pour l'exportation, surtout les ouvriers du quartier des Quinze-Vingts.

Le nombre des indigents dans cet arrondissement est de 1 sur 10.

Naissances (1846), 3,306; décès, 3,217; différence, 89.

Mortalité journalière, 6,1.

*Édifices remarquables* : Abattoir Ménilmontant, prison des Jeunes-Détenus, prison de la Roquette, hôpital Bon-Secours, hôpital St-Antoine, plusieurs casernes et magasins de fourrages, maison hospitalière d'Enghien, le marché Beauveau, l'hôpital Sainte-Marguerite, la prison Mazas ou de la *Nouvelle-Force*, l'*Embarcadère* du chemin de fer de Lyon, l'hospice des Quinze-Vingts, plusieurs marchés à charbon.

## IXe Arrondissement.

Il se compose de l'*île Saint-Louis*, de la *Cité*, de l'*Arsenal* et de l'*Hôtel-de-Ville*.

Le premier quartier, l'*île Saint-Louis*, a une superficie de 134,000 mètres, et une population de 7,625 habitants, 17,5 mètres carrés par individu. Mortalité : 24,18. Ses limites sont : quais de Bourbon, d'Anjou, de Béthune, d'Orléans. Ses éléva-

15*

tions diverses : pont Marie, 13,39; carrefour de l'île Saint-Louis, 9,86; quai de Béthune, 8,20.

Au IXe siècle, cette île appartenait à l'église cathédrale : aussi a-t-elle porté longtemps la dénomination d'*île de Notre-Dame*. On avait ouvert, sous Philippe-Auguste, pour compléter les fortifications de Paris, un retranchement qui la divisait en deux parties; la partie orientale avait été nommée *Ile-aux-Vaches*, l'autre *Ile-Tranchée*. Le tout portait le nom d'*île Notre-Dame*.

Aux XIVe et XVe siècles, elle était inhabitée et servait à des jeux et aux blanchissages des toiles, et ce ne fut guère qu'après 1614, un peu avant que le roi en fit l'acquisition, que l'on commença à y bâtir. Ce ne fut qu'en 1646 qu'elle fut couverte de maisons et que les trois ponts qui y aboutissent furent achevés. Ce sont les ponts Marie, de la Tournelle, de la Cité. Avant leur construction, il y avait, au nord et au midi, des ponts de bois qui avaient été emportés par le débordement de 1296.

Elle forme maintenant à elle seule une petite ville de troisième ordre. Elle est bordée de beaux quais, avantageusement située, et l'on y jouit d'une assez grande tranquillité. Malgré une surface évaporable de 180,000 m. c. d'eau, 23,6 par habitant, l'humidité n'y est pas trop sensible, l'air y est très pur, constamment renouvelé, surtout à l'époque des vents de l'est et du sud-est. Les rues y sont larges; les maisons y sont pour la plupart peu élevées et habitées, comme le Marais, par des gens retirés des affaires. Le bon teint des indigènes vient encore déposer en faveur de la salubrité de ce quartier.

Le quartier de la *Cité* est borné à l'ouest par la

rue de la Barillerie, et pour le reste, par la Seine. Son étendue est de 187,500 mètres carrés, sa population de 12,117 individus, 15,5 m. c. par habitant. La mortalité qui y règne est assez difficile à définir d'une façon bien exacte. Les relevés officiels la portent à 38,02, en y mêlant les individus apportés à la Morgue, et ce chiffre, on le comprend, ne peut pas être le vrai. Ses limites sont : rue de la Barillerie, quai Desaix, marché aux Fleurs, quai de l'Archevêché, bâtiments de l'Hôtel-Dieu, quai du Marché-Neuf jusqu'au pont Saint-Michel.

La surface évaporable d'eau est de 200,000 m. c., 16,5 par individu.

Le sol de ce quartier est bas, généralement de niveau, et formé de terrains d'attérissement et de transport; il a été successivement élevé au-dessus du niveau des inondations. Élévations diverses :

| | | |
|---|---|---|
| Petit-Pont. . . . . . . . . . . | 10,86 | mètres. |
| Parvis Notre-Dame. . . . | 9,11 | — |
| *Butte du Terrain*. . . . . . | 8,19 | — |

L'île de la Cité n'est pas tout entière du IXe arrondissement. Sa partie nord-ouest, de la rue de la Barillerie jusqu'au pont Neuf, appartient au quartier du Palais-de-Justice, c'est-à-dire au XIe arrondissement.

Elle s'appelait autrefois *Ile du Palais*, à cause du palais qui y existait depuis un temps immémorial, à l'endroit où est maintenant le Palais-de-Justice. Dans l'origine, sa longueur était d'environ 370 toises — 721,14 mètres; mais lors des premiers travaux de construction du pont Neuf, elle fut agrandie à son extrémité occidentale, par l'adjonction des deux îles qui s'y trouvaient. Elle reçut également un nouvel accroissement à sa partie orientale, par sa réunion à un vaste amoncellement de gravois, appelé la *Motte-aux-Papelards*, et sur lequel a depuis été bâti le quai de l'Archevêché.

Il est présumable qu'une bonne partie de l'île de la Cité était autrefois habitée par des juifs privilégiés qui, en payant de fortes sommes, s'étaient ainsi soustraits au bannissement, et vivaient sous la protection du palais du roi. Les rues de Jérusalem et de Nazareth, et celle de Galilée, que des agrandissements ont fait disparaître, viennent fortifier cette supposition.

L'*édilité* parisienne a promené le marteau dans ces rues étroites, tortueuses, autrefois dénuées de pavés, mais en revanche pourvues *d'immondices*, hideuses à voir et malsaines à habiter, vestiges de la vieille Lutèce, épargnés longtemps. Cependant, à part quelques rues principales, agrandies et assainies, comme les rues de la Barillerie, de la Cité, d'Arcole et de Constantine, qui sont les artères de la circulation entre la rive droite et la rive gauche; à part ces rues, presque toutes les autres appartiennent aux temps écoulés. Les maisons informes qui y sont encore debout se rappellent avoir vu passer les cohortes avinées des clercs de la Basoche, avec flambeaux ou torches, et les joyeuses farandoles des Barbatoires et de la fête des fous. Ces rues et ces maisons semblent rester là comme échantillons d'un autre âge, comme les bornes milliaires de l'histoire de Paris.

Les petites rues aux Fèves, Saint-Eloi, Saint-Landry, des Marmousets, de la Licorne, de la Calandre, et surtout la rue Glatigny qu'on appelait autrefois le *Val d'Amour*, parce qu'elle était habitée par un grand nombre de filles publiques, l'impasse

Ste-Marine, avec son Spectacle d'Arcole, toutes ces rues ont un aspect irrégulier et sombre, qui choque la vue et qui rappelle involontairement à l'esprit la population de truands, de malandrins et de filles, folles de leur corps, du moyen-âge. Les costumes n'y sont plus, mais les mœurs sont restées. Les tapis-francs et les débits de liqueurs qui s'y dissimulent sous des carreaux ternis, servent d'asile à une population sale, déguenillée, suant la misère, l'ivrognerie et la débauche, chiffonniers, souteneurs de filles prostituées, etc.

Il est bien entendu que cette population n'est pas *toute* celle du quartier de la Cité; elle en fait partie comme les rues aux Fèves, Saint-Eloi, de la Calandre font partie du quai aux Fleurs qui est une belle promenade, un lieu bien propre et bien exposé. Nous en dirons autant de l'angle sud-est de l'île; la pointe de l'Archevêché est dégagée de maisons et se trouve également bien exposée. Quelques-unes des rues qui avoisinent l'église métropolitaine, les rues Chanoinesse et du Cloître entre autres, bien que mal distribuées et mal éclairées, bien qu'humides et insalubres enfin, sont habitées par une colonie de rentiers que n'a pas séduits le Marais et qu'a attirés le voisinage de Notre-Dame.

C'est sur la place Notre-Dame, la place réputée la plus froide de Paris, à l'une des extrémités du quartier de la Cité pour ainsi dire, que se trouve l'Hôtel-Dieu auquel nous consacrons plus loin un chapitre.

Le reste de l'arrondissement est situé sur la rive droite et borné au nord par la rue Saint-Antoine; à l'ouest, par la place de l'Hôtel-de-Ville; au sud, par les quais de la Grève, des Ormes, Saint-Paul, des Célestins et Henri IV; à l'est, par le bassin du canal

Saint-Martin. Il comprend les quartiers de *l'Hôtel-de-Ville* et de *l'Arsenal.*

Le premier a une étendue de 185,000 mètres carrés sur 14,404 habitants, 12 mètres par individu. Sa mortalité est de 18,56.

Ses limites sont : place de l'Hôtel-de-Ville, rue de la Tixeranderie, place Baudoyer, rues Saint-Antoine, de Fourcy, des Nonaindières; quais des Ormes et de la Grève. La surface d'eau est de 70,000 mètres carrés, presque 5 par habitant.

Le sol, formé de terrains d'attérissement, est fort bas. *Ses élévations diverses* :

Rue du Monceau-Saint-Gervais (église Saint-Gervais). . . . . . 12,80 m.
Place de la Grève (sol). . . . . . . . . 6,45 —
Port-au-Blé (corps-de-garde). . . . . . 5,30 —

Ce quartier, dont l'Hôtel-de-Ville occupe à peu près le milieu, a, par bonheur, subi des améliorations dont nous avons déjà parlé; c'est-à-dire que de nombreuses démolitions ont dégagé la Maison Commune et la place de Grève des constructions anciennes et chancelantes qui l'entouraient, qui l'étouffaient même. On y a exécuté de remarquables travaux d'élargissement, de nivellement et d'assainissement dont le besoin se faisait depuis longtemps sentir.

Toutefois ces premiers travaux, tout considérables qu'ils aient été, sont restés insuffisants. L'Hôtel-de-Ville est dégagé ; il est débarrassé de son entourage de maisons qui se tenaient de trop près; il est flanqué d'un jardin bien entretenu et il a devant lui une large et belle place, tout cela est vrai; mais ce qui ne l'est pas moins, c'est que les rues avoisinantes attendent encore les bienfaits de l'élargissement, du nivellement, de l'assainissement qui consisteraient en la démolition de quelques maisons au nord de l'église Saint-Gervais, et au déblaiement des constructions qui dérobent la vue de la Seine.

Du côté de l'ouest, le percement de la rue Rivoli ouvrira à ce quartier, en quelque sorte, une ventilation salutaire. Les rues du pont de la Réforme, de l'Hôtel-de-Ville, Lobau et une partie de la rue St-Antoine, sont presque les seules dont on puisse jusqu'à présent citer la salubrité, la largeur et la propreté. Quant aux autres, aux petites rues François-Miron, du Pourtour-Saint-Gervais, Grenier-sur-l'Eau, etc., elles sont étroites, obscures, humides, et les maisons qui les bordent sont habitées par la classe indigente ou laborieuse de ce quartier ; par les ouvriers des ports et des chantiers, par des ouvriers maçons, des couvreurs, des garçons boulangers, des serruriers, des porteurs d'eau, des menuisiers qui logent pour la plupart dans les maisons *garnies, au mois ou à la nuit*, dont pullulent les environs de l'Hôtel-de-Ville. Ce quartier est même celui où elles se trouvent en plus grand nombre, puisque les relevés officiels prouvent que le 4,46 de ses habitants demeure en hôtel garni. Il n'y a pas de quartier où de neuf individus, plus de deux demeurent en hôtel, et en moyenne c'est à Paris le vingtième qui habite un garni.

Le quartier de l'*Arsenal* a une étendue de 533,994 mètres carrés, et 18,458 habitants ; — 34 mètres par individu, et une mortalité de 21,92.

Ses limites sont : rue de la Contrescarpe, place de la Bastille, rues Saint-Antoine, de Fourcy, des Nonaindières; quais des Ormes, Saint-Paul, des Célestins, Morland.

L'eau évaporable est représentée par 154,000 m. carr., presque 3 mètres et demi par individu.

Le sol, formé de terrains d'attérissement, est généralement peu élevé. Elévations diverses :

Place de la Bastille. . . . . . 8,36 et 13,00
Quai Morland (bibliothèque de l'Arsenal). . . . . . . . . . 9,00
Quai des Célestins.. .. . . . . . . 6,28

Ce quartier a la physionomie tranquille du quartier du Marais. Les souvenirs de l'hôtel royal Saint-Paul, *bâti par* Charles V, n'y vivent plus; les vastes dépendances, maisons *et jardins*, de cette somptueuse demeure ont servi et servent *maintenant* à des constructions particulières. On a percé des rues sur leur emplacement, entre autres celle de la Cerisaie, dans un jardin, sur une allée de cerisiers.

Les maisons de ce quartier sont, en général, bien bâties; la plupart ont une architecture sévère et froide, bien appropriée aux hôtes qui les ont fait bâtir. Ses rues sont larges et ouvertes aux vents d'est et de sud-est. Sa population, à peu de chose près, est celle du Marais : mêmes allures et mêmes mœurs. On le croirait encore habité par la magistrature.

—

Le nombre des indigents, pour cet arrondissement, est de 1 sur 11,8.

Il occupe 15,000 ouvriers qui produisent annuellement 55 millions de marchandises diverses.

Naissances, 1,725; décès, 2,731; différence 1,006.

Mortalité journalière, 3,2.

Edifices publics : Grenier de réserve, Administration des poudres et salpêtres, l'Arsenal, bibliothèque de l'Arsenal, plusieurs casernes, le lycée Charlemagne, l'Hôtel-deVille, la Morgue, l'Administration des hôpitaux, l'Hôtel-Dieu, l'église Notre-Dame, l'Archevêché.

---

## POLICE SANITAIRE.

Il nous reste à passer en revue plusieurs institutions ayant en général pour but d'améliorer l'état hygiénique de la capitale, telles que le pavage, la distribution des eaux, les fontaines, le nettoiement, l'arrosement, les égouts, les voiries, la vidange et les cimetières. Avant d'aborder ces questions importantes, qu'il nous soit permis de diriger l'attention du lecteur sur une loi, précédée d'un rapport faisant époque dans l'hygiène de Paris. Nous regrettons que leur étendue nous empêche de les reproduire dans notre livre ; le *Moniteur*, ou tout autre journal de la même date, nous suppléera.

Les mesures les plus urgentes, relativement aux logements insalubres, prises par la préfecture de police, ont été complétées ou remplacées par la *loi sur l'assainissement des logements insalubres*, proposée par M. de Melun le 8 décembre 1849, et votée après une longue et intéressante discussion le 13 avril 1850.

A Paris, les soins de rechercher et d'indiquer les mesures indispensables d'assainissement des logements et dépendances insalubres mis en location ou occupés par d'autres que par le propriétaire, l'usufruitier ou l'usager, sont confiés à une commission nommée par délibération de la commission municipale de Paris du 14 juin 1850, et composée de MM. Beau, actuellement membre du conseil de surveillance des hôpitaux.

Bareswil, professeur de chimie à l'école Turgot ;

Mort, membre du conseil des prud'hommes ;

Séguier, membre de l'Institut ;

Boutron, membre de l'Académie de médecine, et président de la commission ;

Dumer, conseiller référendaire à *la cour des comptes* ;

Bruyère, inspecteur-voyer du premier arrondissement ;

Mêlier, président de l'Académie de médecine ;

Trebuchet, secrétaire du conseil d'hygiène publique et de salubrité du département de la Seine, chef de bureau à la préfecture de police ; secrétaire de la commission ;

George, juge au tribunal *de commerce* ;

Thoyol, ingénieur en chef du chemin de fer de Rouen ;

Letellier de la Fosse, ancien membre du tribunal de commerce.

Jahan, maître des requêtes, membre suppléant ;

Richaud, maître des requêtes, membre suppléant.

Ajoutons encore qu'en vue de la santé des habitants une loi du 27 mars 1851, concernant l'*expo-*

*sition en vente des comestibles gâtés, corrompus ou nuisibles*, est venue compléter les articles 475, nº 14, 478, 479, 318, 423, 477, 481, qui tendaient déjà à réprimer les fraudes dans la vente des marchandises.

Les mesures qui intéressent la santé publique, sont dans les attributions du Conseil d'hygiène publique et de salubrité du département de la Seine, dont il sera question dans le chapitre consacré aux institutions et établissements divers ayant rapport à la médecine. Abordons maintenant les questions annoncées.

### Pavage.

L'importance d'un pavage, bien ou mal exécuté pour la santé des habitants, l'influence de l'humidité retenue, ou évaporée, ou enlevée, selon le genre de pierre qu'on emploie, est si grande, que nous lui consacrerons quelques pages dont nous sommes en partie redevable à un travail bien approfondi de M. Boudin.

Les habitants de Paris actuel ne se doutent guère de ce que fut le Paris d'autrefois, à voir la plupart de ses rues, surtout les plus fréquentées, garnies de larges trottoirs où les piétons cheminent tranquillement, et d'une chaussée bien pavée où les sabots des chevaux et les roues des voitures ont un appui solide.

Pendant deux ou trois siècles, la malpropreté de la ville fut grande. Sa position, dans une espèce de vallée, sur un fond d'argile très facile à détremper, dans le voisinage du Marais, la rendait si sale et d'un accès si difficile, que quelques historiens, Delamarre entre autres, ont avancé que c'est à cause de ces inconvénients et de cette insalubrité qu'elle avait été nommée *Lutetia* (*a luto*).

Sans remonter aux premiers temps de la tradition pour connaître les différents systèmes de chemin en usage dans ce pays, nous dirons que dans la Gaule romaine les meilleurs chemins des campagnes étaient établis presque de la même manière qu'on établit le *macadamisage* d'aujourd'hui. Ces routes, faites de cailloux et de pierres concassées, s'appelaient alors, comme aujourd'hui, *chemins ferrés*, *routes ferrées*, *ferratum iter*, *ferratæ viæ*, comme les désigne le Glossaire de Ducange. Leur nom populaire était plus vrai, plus significatif : *chemins bruneaux*, *chaussées bruneaux*, parce que, faits de cailloux brunâtres, ils tranchaient sur la blancheur des routes pavées. C'est ce nom qui donne l'étymologie de celui de plusieurs localités, notamment du *clos Bruneau*, devenu un quartier, puis une rue du faubourg St-Marcel. L'abbé Lebœuf prétend qu'on ne l'appelait ainsi qu'en raison de son territoire pierreux ou des chemins ferrés qui le traversaient.

Ces cailloux brunâtres, ces *chemins bruneaux* se rapprochent beaucoup du *briquetage* employé dans les grands travaux de pavage exécutés par les Romains. «Ces chemins, — dit Monteil, *Histoire des Français*, chap. VI, note 6,— ont servi de modèles à tous les chemins ferrés couverts de cailloutage, qui ont été faits depuis ce temps jusque vers le milieu du dernier siècle. Il n'est pas de province où il n'y en ait. » Ce système de route s'est conservé dans quelques provinces du centre, par exemple, dans le Limousin.

Quant au pavage de Paris, il ne remonte guère au-delà de Philippe-Auguste. Ce monarque, « que la puanteur intolérable qui s'élevait des boues et «immondices de la ville avait chassé de son palais,» songea, le premier, «à faire paver toutes les rues et « places publiques pour en faciliter le nettoiement.» Ce pavage fut de cailloutis, dont nous venons de parler; ce ne fut que beaucoup plus tard qu'on lui substitua le grès.

Et encore, lorsque nous parlons du pavage ordonné par Philippe-Auguste, nous n'entendons parler que du pavage des rues qui formaient *la croisée de Paris,* c'est-à-dire deux rues principales, l'une allant de l'est à l'ouest, l'autre du nord au sud, et se croisant toutes deux au centre de la ville.

Ce qui vient à l'appui de l'assertion que nous émettions tout à l'heure à propos du pavage en cailloutis et en grès, c'est la découverte faite en 1832, lors du creusement de la tranchée de l'égout de la rue Saint-Denis, des traces de deux anciennes voies. L'une, à 19 centimètres au-dessous du sol actuel et *revêtue de larges blocs de grès,* constitue le pavé de Philippe-Auguste ; l'autre, à 9 centimètres au-dessous de la première et construite en *cailloutis,* est une voie romaine du temps des empereurs.

Aujourd'hui l'on consacre annuellement une somme de 1,900,000 fr. à l'entretien du pavé de la ville de Paris, qui occupe une surface d'environ 3,600,000 mètres carrés. Tous les six ou huit ans on *relève à bout* les rues à grande circulation ; les rues à circulation moyenne ne sont relevées que tous les quinze à vingt ans ; les rues à petite circulation ne le sont que tous les vingt à trente-cinq ans. Le nombre des pavés est de 60 millions, celui des pavés employés annuellement est de 1,800,000. Un pavage neuf revient à 10 ou 12 fr. le mètre carré dans les quartiers excentriques, à 14 ou 15 fr. dans les quartiers industriels, à 17 fr. dans quelques quartiers exceptionnels. Dans les plus fréquentés, les pavés sont mis au rebut après deux ou trois relevés à bout, c'est-à-dire après vingt ans ; ils durent jusqu'à 60 ans dans les quartiers excentriques.

Le pavé employé est abondamment fourni par le bassin tertiaire de Paris, qui a des richesses pour tous les besoins. Ainsi il a la craie pour la chaux hydraulique ; l'argile plastique pour la brique, le calcaire grossier pour les pierres de construction ; le calcaire siliceux pour la chaux grasse, la pierre à plâtre, les marnes, le sable, le grès, la pierre meulière. Le pavé est extrait des sables *supérieurs* et moyens. Il est en nature de grès, presque exclusivement composé de silice. L'agrégation de cette silice donne aux échantillons des aspects *différents* quant à la cassure, et cette différence fait la qualité de la roche. La cassure est tantôt saccharoïde, et alors la roche est friable ; tantôt elle est légèrement esquilleuse, c'est la meilleure qualité ; tantôt enfin, elle est conchoïdale, et alors les pavés ne résistent pas longtemps aux ébranlements occasionnés par les voitures.

Sur le quai Saint-Paul, dans la rue de Lyon, au pont de la Tournelle, et ailleurs encore, on a employé des porphyres belges, roches à pâte homogène d'amphibole et de feldspath, provenant des carrières de Quenast. Ils sont supérieurs aux blocs de grès du bassin de Paris, en ce qu'ils forment un pavage solide, uni, roulant, constamment sec.

Avant 1835, on employait des pavés cubiques de 0,24 de côté. A partir de cette époque, on a expérimenté les pavés en parallélipipèdes de 0,16 de largeur sur 0,23 de longeur, et cet échantillon a servi dans les quartiers élégants.

Parmi les améliorations apportées au pavage, on compte le taillage des pavés, connu sous le nom d'*ébossage* et de *smillage*, qui permet d'obtenir pendant trois à quatre ans une surface bien *roulante*, mais un peu glissante pour les chevaux. Le système de fondation consiste à placer les blocs sur une forme de sable de 0,23 d'épaisseur, et à garnir leurs joints de ce sable, sans addition de chaux. Quant au pavage des rigoles, il s'opère sur une fondation de pavés de rebut et se compose de boutisses et de pavés piqués alternés. On a essayé, dans quelques rues, l'établissement de ruisseaux au moyen d'une couche de bitume de 0,50 de largeur, afin de prévenir l'infiltration de l'eau à travers les joints des pavés.

La solidité et le bon état du pavage employé à Paris ont leur importance, on le comprend, lorsqu'on sait que 22,938 voitures publiques et particulières y circulent chaque jour et transportent, en moyenne, 200,034 personnes. Ce nombre de personnes multiplié par 365 donne pour l'année plus de 57 millions d'individus transportés ; 32,321 autres voitures se chargent du transport des marchandises.

On voit qu'à Paris, la question du pavage est une des plus importantes au point de vue de l'hygiène publique.

Nous devons parler maintenant du revêtement en bitume des trottoirs et des chaussées.

La pierre asphaltique se compose d'un calcaire imprégné d'une certaine quantité de bitume et d'huile de pétrole, dans la proportion de 8 à 15 pour 100. Les principaux centres d'exploitation de cette roche sont : Pyrimont-Seyssel et Seyssel-Volant (Ain), Chavaroche (Savoie), Limmer (Hanovre), Val-de-Travers (Suisse). Le goudron minéral, ou bitume, se recueille à Autun, Goujac, Bastennes, etc.

Pour le revêtement des trottoirs on emploie généralement un mastic composé de 92 parties de roche asphaltique broyée et bien tamisée, avec 6 à 8 parties de bitume. Au moment d'être employé, ce mastic est placé dans une chaudière avec une partie de goudron minéral, brassé pendant deux heures et converti en une pâte à laquelle on ajoute une demi-partie de sable siliceux pour la confection des *dallages fermes*.

On a également employé le bitume au revêtement des chaussées, rue Lafitte, rue Richelieu, avenue Marigny et dans différents endroits. Mais, bien que ces essais aient réussi, on n'emploie fréquemment le bitume qu'au revêtement des trottoirs. Le système des chaussées fendues, ou à thalweg central, est aujourd'hui remplacé par des chaussées dont le faîte est au milieu de la rue, et qui s'appuient latéralement contre les bordures des trottoirs. Le granit et le bitume sont seuls employés dans la confection de ces derniers. Le prix du mètre *carré* d'un trottoir de granit est de 22 fr. ; les frais d'entretien sont peu considérables. Le prix du mètre d'un trottoir de bitume est de 7 fr. ; son entretien annuel est de 60 centimes. Dans les nouvelles rues, les frais du premier pavage et du demi-trottoir sont à la charge des propriétaires. Les bordures à faces extérieures verticales paraissent céder la place aux bordures en *encorbellement*, qui ont l'avantage de s'opposer au jaillissement de l'eau des ruisseaux.

Il y a deux ans, on a fait aux Champs-Elysées,

sur une longueur de 200 mètres, l'application à froid de la roche asphaltique. Dans ce procédé, qui appartient à M. Desvarennes, la roche est cassée en morceaux de 3 à 7 millimètres et arrosée avec un liquide composé de 2 parties d'huile de résine et de 1 partie de goudron minéral. Lorsqu'après avoir été remuée, la roche est enduite du liquide, on la laisse reposer pendant 24 heures. Les plus gros fragments sont ensuite disposés sur un bon macadamisage. Les plus petits *bouchent* les interstices. Après avoir ajouté du sable, on pilonne la surface et l'on passe le rouleau dessus. Une épaisseur de 0,05 de roche asphaltique se réduit par la compression à 0,035.

Le granit et la lave d'Auvergne employés aussi pour trottoirs coûtent 13 fr. le mètre carré.

Le pavage en bois a été également expérimenté. Il a l'avantage de diminuer le bruit, la boue et la poussière ; mais il est dispendieux, dangereux pour les chevaux, et il se laisse trop facilement pénétrer par l'humidité et donne ainsi lieu à un dégagement préjudiciable à la santé.

Dans la rue de la Barillerie, on a fait un essai qui présente quelques garanties de succès. On a recouvert le pavé déjà existant d'une couche légère de bitume sur laquelle on a passé le rouleau pour l'uniformiser, et depuis un an une seule cassure s'est manifestée, malgré le passage fréquent de lourdes voitures. Il resterait à connaître maintenant le prix de revient de ce mode de revêtement.

Nous avons parlé du macadamisage : nous ne voulons pas y revenir. Nous constatons seulement que, bon pour les routes et pour les rues de certaines localités, en province, ce système de pavage présente trop d'inconvénients à Paris, pour être pris en sérieuse considération.

Terminons en donnant la surface des trottoirs à Paris.

Elle es tde 880,000 mèt. On compte, pour chaque habitant, une surface de 34 mètres.

## Eclairage public.

Puisque nous nous trouvons dans les rues, il ne paraîtra pas *déplacé que nous* donnions quelques notices sur l'éclairage de Paris.

Paris, mal pavé, était mal éclairé. Aux torches des bourgeois cependant, aux lanternes informes des Parisiens ont succédé les lanternes *incomplètes* accrochées aux carrefours. L'éclairage à l'huile, à cette heure presque entièrement proscrit des rues de la capitale, est remplacé par les becs de gaz qui, à leur tour, seront peut-être remplacés dans l'avenir par la lumière électrique.

La France a de tout temps hautement professé sa prédilection pour ce qui brille, les lumières. En 1784, c'était Ami Argand à Lyon qui donnait une nouvelle impulsion à l'éclairage ; en 1785 c'était Lebon qui proposait la thermo-lampe ; en 1807 c'était Carcel qui plaçait le mouvement dans le pied de la lampe qui porte son nom. Mais comme les grandes découvertes paraissent toutes devoir faire leur tour de voyage, qui dégénère quelquefois en une émigration, l'invention de Lebon a dû faire ses épreuves outre-Manche en 1805 avec Murdoch pour être réimportée en France par Winsor en 1815,

Cependant on n'en a fait un usage général qu'en 1829 ; l'usine de l'hôpital Saint-Louis a été une des premières constructions.

D'après M. Boudin, la longueur des conduits de gaz dans Paris est de 280,000 mètres, et il reste encore à construire 120,000 mètres. Le nombre des becs existant actuellement est de 74,933 répartis entre les différentes compagnies ; il est représenté comme il suit :

| | Voie publique. | Particuliers. | Totaux. |
|---|---|---|---|
| Anglaise. | 2,563 | 25,000 | 27,563 |
| Française. | 7,713 | 20,000 | 27,713 |
| Parisienne. | 1,191 | 6,000 | 7,191 |
| La Carrière. | 1,118 | 6,500 | 7,618 |
| De Belleville. | 570 | 3,000 | 3,570 |
| De l'Ouest. | 678 | 700 | 1,278 |

Il nous est impossible de passer sous silence les inconvénients du gaz provenant d'un lavage imparfait. En arrivant au bec de consommation, il noircit *l'acétate de plomb* et ramène au bleu le papier de tournesol rougi. Il ternit les *métaux* voisins, il exerce une action décolorante sur les étoffes teintes, et il provoque fortement une toux irritante.

Cette pratique défectueuse des compagnies vient de ce qu'elles sont plus curieuses d'essais qui peuvent diminuer les prix de revient et augmenter le rendement du gaz ; elles n'ont pas soupçonné qu'il y eût à espérer un profit dans le changement du procédé routinier, et elles sont mues par la crainte d'augmenter leurs frais par un lavage plus exact. Depuis 1845, on a reconnu les avantages des procédés Mallet et Aumolle, et il est à souhaiter qu'on en fasse de plus en plus usage. La concurrence a déjà amélioré un peu cet état de choses peu convenable pour la santé.

### Eaux et fontaines.

En parlant du pavage nous avons dit ce que la France et Paris devaient aux Romains. Ces soldats civilisateurs ont également laissé des traces de leur passage à propos des eaux, fontaines et aqueducs. Par exemple l'aqueduc d'Arcueil que l'empereur Julien fit construire pour conduire de cette eau dans son palais des Thermes, rue de la Harpe, ne trouvant pas l'eau de la Seine suffisamment bonne. Ainsi encore l'aqueduc de *Clermont en* Auvergne, dont on voit des traces imposantes, et qui avait *deux* lieues de longueur. Ainsi, enfin, le pont du Gard, à Nîmes, qui est considéré comme un des restes les plus remarquables des constructions romaines.

Mais ces constructions n'étaient pas nombreuses. Les habitants de Paris, en grande partie, se servaient de l'eau de Seine pour tous les usages.

Jusqu'au règne de Philippe-Auguste, l'aqueduc du Pré-Saint-Gervais, qui conduit les eaux de diverses sources réunies près de Romainville, alimentait les premières fontaines établies à Paris. Sous ce même roi, l'abbaye Saint-Martin-des-Champs fit établir celui de Belleville pour les besoins du monastère. Cependant 300 ans plus tard sous Louis XII, les deux aqueducs n'alimentaient encore que seize fontaines au nord de Paris, tandis que la partie du sud et la cité en étaient privées.

L'aqueduc d'Arcueil amenant l'eau au palais des Thermes, avait été détruit par les Normands au IXe siècle, et ce ne fut qu'en 1544 qu'on en retrouva des vestiges. Les travaux de réparation, entrepris sous Henri IV, furent interrompus à sa mort ; et ce n'est qu'en 1613, que Louis XIII posa la première pierre de l'aqueduc actuel d'Arcueil, recevant les eaux des sources de Rongis, et en 1624 ces eaux furent amenées à Paris par l'aqueduc construit d'après les dessins de Jacques Desbrosses. Elles donnaient 30 pouces d'eau; 18 furent employés au service des maisons royales, et les 12 autres au service de la ville.

On parvint plus tard à augmenter la quantité des eaux de Rongis, qui fournissaient 83 pouces d'eau; on ajouta, en 1655, les sources des Maillets et de *Pirouette*; dès 1671, les sources de Cachan qui appartenaient à l'abbé de Saint-Germain-des-Prés. Toutes ces eaux, réunies par l'aqueduc d'Arcueil, alimentaient le palais du Luxembourg, les fontaines des faubourgs Saint-Jacques, Saint-Marcel et Saint-Germain.

Il arrivait cependant fréquemment, dans les temps de sécheresse surtout, que les quartiers éloignés de la rivière manquaient complétement d'eau.

Pour faire une plus équitable répartition, on se décida à établir deux pompes sur la Seine, qui élevèrent l'eau à 60 pieds. L'une fournit 30 pouces, l'autre 50, au moyen de tuyaux de 6 pouces de diamètre, depuis les cuvettes qui les recevaient dans la première chambre de l'une des maisons du pont Notre-Dame, qui servait de réservoir. De là l'eau était distribuée dans 16 nouvelles fontaines, construites dans les quartiers les plus éloignés.

La police des eaux était sous la juridiction du prévôt de Paris, l'administration en appartenait, pour celles des maisons royales, *au grand fontainier de France*, et, pour celles destinées aux fontaines publiques, au *prévôt des marchands* et aux *échevins.*

La population et les besoins de la ville s'augmentant, on dut songer à faire amener une plus grande quantité d'eau à Paris. Parmi les projets publiés à cet effet, on remarque ceux des sieurs Deparcieux, Dauxiron, Capron et Perrier frères. Ces derniers, mécaniciens, obtinrent la permission d'élever dans Paris et aux lieux convenables des pompes ou machines à feu pour prendre l'eau de la Seine et la conduire dans les différents quartiers et faubourgs, pour, de là, être distribuée dans les rues et dans les maisons. Ils devaient en outre faire construire des fontaines de distribution pour faciliter l'approvisionnement, et placer sous le pavé des tuyaux de conduite.

Un canal de pierre passe sous le chemin de Versailles, et vient déverser les eaux de la Seine dans un bassin bâti également en pierre, l'un et l'autre creusés à 3 pieds (0,974 m.) au-dessous des plus basses eaux. Dans ce bassin plonge le tuyau d'aspiration des pompes qui s'élèvent au-dessus. Deux machines à feu dont les chaudières, de 5,41 mèt. de diamètre, contiennent toujours une égale quantité d'eau en ébullition, produisent de la vapeur qui passe dans un cylindre de 1,62 mètres de diamètre posé verticalement et garni d'un piston. Deux soupapes, s'ouvrant alternativement, font entrer la vapeur ou dessus ou dessous le piston pour lui imprimer un mouvement rapide de haut en bas, et dans toute la longueur du cylindre qui le contient. Chaque fois que le piston est remonté, un jet d'eau froide subitement lancé condense la vapeur et fait le vide dans le cylindre. La force de ce mouvement est égale à un poids de plus de 30 milliers*. Ce piston est attaché à l'extrémité d'un balancier très élevé sur son axe et dont le jeu de fléau imprime à son autre bout le mouvement à une pompe de 0,7046 m. de diamètre et de 2,7068 m. de levée, dont le piston aspire l'eau du fond du bassin ; c'est enfin le balancier même qui ouvre et ferme les soupapes mentionnées.

Cette machine, dont le fourneau est entretenu par un seul homme, donne par minute 8 à 10 pulsations qui aspirent environ 4 muids d'eau. (1 muid =68,21 lit.)L'eau est ensuite foulée par la pompe, dans un vaisseau cylindrique et plein d'air comprimé, lequel force l'eau à monter dans les réservoirs situés à environ 184 mètres de distance et à 35 m. d'élévation au-dessus des basses eaux de la Seine par un tuyau de conduite de 0,1456 de diamètre. Cette conduite sert aux eaux provenant des deux machines, et fait passer dans les réservoirs, toutes les 24 heures, 400,000 p. c. (13,710,9 m. c.) d'eau du poids de 28,800,000 liv. ou 48,600 muids d'eau. Quant aux réservoirs, au nombre de quatre, ils sont construits sur le haut de la montagne de Chaillot, chacun a 30 toises de longueur (58,47 m.), 10 toises (19,49 mètres) de largeur et 9 pieds (2,92 m.) de profondeur. Ils sont destinés à la provision et à la clarification de l'eau, et contiennent ensemble 48,600 muids.

Après les travaux des frères Perrier vinrent, en 1779, d'autres travaux de même nature. La con-

---

*Un millier = 1,000 kilogrammes, poids du mètre cube d'eau : tonneau de mer.

duite des eaux avait, à cette époque, 11,814 toises (23,025,9 m.) de tuyaux sous le pavé des rues.

Sous la République et l'Empire, on apporta de notables améliorations dans la distribution des eaux. On établit le canal de l'Ourcq ; pendant six semaines de l'année, il fournit 8,510 pouces d'eau ; et pendant les dix mois et demi restant, il n'en fournit que 2,637.

En 1807, on éleva dans le grand courant de la Seine, au lieu appelé *le Terrain*, situé au-dessus des principaux égouts, un établissement pour la purification et la distribution dans Paris de l'eau du fleuve. Il consiste en un tuyau d'aspiration qui plonge profondément dans la Seine ; les eaux s'élèvent dans le bâtiment à l'aide d'un manége, et sont conduites par des rigoles dans différentes pièces et versées en petites quantités sur des filtres à plusieurs couches. Après s'être épurée, l'eau qui, par la filtration, avait nécessairement perdu son contenu d'air, se rend sous forme de pluie dans un réservoir en bois de sapin, d'où elle est distribuée dans les divers quartiers. Douze mille voies d'eau sont fournies chaque jour par cet établissement.

Depuis 1700, la conduite des eaux aux fontaines, l'entretien de ces fontaines et l'ordre à observer par les porteurs d'eau et le public, pour y puiser l'eau, sont dans les attributions des corps municipaux.

Les décisions de police prises à ce propos, depuis celles de 1369 jusqu'à celles de 1829, se résument ainsi : Défense de laver du linge autour ou dans les fontaines ; d'y abreuver les chevaux et autres animaux ; de faire ni déposer aucune ordure près et dans ces édifices ; privilége aux habitants de puiser aux fontaines publiques avant les porteurs d'eau,

Les ordonnances du 24 oct. 1849, et du 30 mars 1837, concernent la police des fontaines, des bornes-fontaines et des porteurs d'eau. Celle du 15 mai 1849 y apporte quelques modifications dans l'intérêt de l'ordre et de la salubrité publique.

En 1835, il y avait à Paris, 87 fontaines publiques, 19 fontaines marchandes, 24 poteaux d'arrosement, 450 à 460 bornes-fontaines publiques et 39 bornes-fontaines marchandes. Aujourd'hui, les bornes-fontaines sont au nombre de 1850, et elles sont situées à *des distances convenables* sur la partie la *plus* élevée des rues. Ouvertes à heures fixes, le matin, et dans l'après-midi, elles facilitent par leur *écoulement* dans les rigoles naturelles, tracées entre le pavé et le trottoir, le mouvement des petites immondices. Les points les plus bas des rues possèdent des ouvertures ménagées sous le trottoir ou à côté, par lesquelles les eaux des bornes-fontaines vont se perdre dans les égouts, et de là dans la Seine, ou dans les canaux nouvellement construits paral*lèlement aux quais*.

Dans les endroits où la disposition du terrain ne permet pas un écoulement vers la rivière aux eaux ménagères ou de fabrique, on a établi des puisards, et même des puits artésiens d'absorption, comme sur quelques boulevarts extérieurs au nord de la ville. et sur le quai Valmy. Cependant les eaux des bains (surtout de Baréges), des amidonneries et féculeries (ancien procédé), et des buanderies étanchent promptement ces puisards par la formation qui se produit de savons à base terreuse ou métallique. Ces puisards alors, au lieu d'absorber les eaux, donnent lieu à des flaques d'eau stagnante qui propagent l'infection quelquefois à plusieurs centaines de mètres.

Les bornes-fontaines sont donc un véritable bienfait, car, non-seulement, elles concourent à l'assainissement des rues de Paris, mais elles facilitent aussi l'entretien de la propreté dans les ménages pauvres qui vont y puiser l'eau nécessaire aux besoins de leur famille, et que sans cela ils seraient forcés d'acheter.

Voici le tableau du volume d'eau dont dispose actuellement cette ville :

| | |
|---|---|
| 1° En eaux des sources du Nord. . . | 11 pouc. |
| 2° En eaux d'Arcueil. . . . . . . | 46 — |
| 3° En eaux du puits de Grenelle. . | 30 — |
| 4° En eaux de Seine. . . . . . . . | 600 — |
| 5° En eaux de l'Ourcq. . . . . . | 5,000 — |
| Total. . . . . | 5,687 |

pouces d'eau sur lesquels elle n'en dépense que 3,187 pouces. La provision restante, 2,500, appartient au canal de l'Ourcq.

Ce canal a subi, depuis qu'il est ouvert, de nombreuses modifications. L'ingénieur Brulé avait proposé le premier plan, en 1736, de faire dériver une partie de la Beuvronne et une partie de l'Ourcq, dans le but de fournir aux distributions à faire dans Paris, et aussi pour alimenter un canal de navigation s'ouvrant de la Seine à l'Oise. L'Assemblée constituante l'adopta en 1791, et après des changements au plan primitif, il fut terminé en 1823.

Il sert de communication entre la Marne et la Seine. Cinq rivières l'alimentent, et, à son tour, il alimente un très grand nombre de bornes-fontaines des quartiers populeux.

Le canal à deux versants qui porte le nom de *Canal de la Seine à la Seine,* parce qu'il réunit ce fleuve au-dessus de Paris, a son cours inférieur près de Saint-Denis, et 12,000 mètres de développement. Il a deux branches, le canal Saint-Denis et le canal Saint-Martin. Le premier contourne la ville de Saint-Denis, le second part, comme l'aqueduc de ceinture, du bassin de la Villette et aboutit à la gare des fossés de l'Arsenal.

**Bains et lavoirs.**

Dans les derniers mois de son existence, l'Assemblée nationale avait accordé au ministère du commerce une somme de 600,000 francs, destinée à favoriser la création de bains et de lavoirs publics, dont les prix fussent en rapport avec le salaire des classes ouvrières. Les municipalités auraient concouru jusqu'à deux tiers du montant de la dépense totale.

Par décret présidentiel du 6 janvier dernier, le crédit voté par l'Assemblée a été de nouveau mis à la disposition du ministre. Un projet de blanchissage à bon marché, présenté par M. Guillaume, architecte, et par M. Victor Bois, ingénieur, a obtenu, à ce que nous savons, l'approbation de la commission ministérielle, et une société se propose de l'exécuter sous le patronage de l'Etat. Grâce à ce projet et au nouveau système de M. Guillaume, ingénieur, on doit blanchir 23 pièces de linge de corps d'un ouvrier au prix minime de 75 centimes par mois, et lui fournir un bain à 25 centimes, tandis que le même blanchissage a été évalué, par la commission du gouvernement, à 2 francs 10 centimes, au minimum pour l'ouvrier marié, et à 3 francs 25 cent., s'il est garçon et en hôtel garni. Si l'on compte ensuite le prix d'un bain par mois 50 cent. le chiffre annuel du gouvernement est de 31 fr. 20 cent., et celui de M. Guillaume, 12 fr. par an.

Quant aux lavoirs existant actuellement, la qualité diffère beaucoup; il y a les établissements bons et spacieux des rues St-Maur et Cochin, et ensuite les lavoirs du passage du bois de Boulogne, et de la rue des Lyonnais donnent dans la rue de Lourcine, réunissent *trente blanchisseuses*. Les rues Cochin et des Lyonnais où des tonneaux *placés dans une écurie* derrière l'hôpital du Val-de-Grâce.

Quant à la quantité, il y a dans Paris :

| | Nombre. | Places. |
|---|---|---|
| Lavoirs et buanderies. . . . . . | 91 | 5,276 |
| Bateaux-lavoirs sur le canal Saint-Martin. . . . . . . . | 17 | 482 |
| Bateaux-lavoirs sur la Seine. . . | 64 | 2,486 |
| | 171 | 8,244 |

Ce qui fait 48,21 blanchisseuses par bateau ou lavoir, et pour 127,83 habitants de Paris *une* place de blanchisseuse *constamment occupée*.

On voit facilement que ce chiffre ne suffit pas pour entretenir la propreté d'une population de plus d'un million d'habitants. Aussi faut-il ajouter que beaucoup de villages comme Cachan, Sèvres, Clamart, Bagneux, ne vivent presque que du blanchissage, et que les familles pauvres ayant de l'eau à leur disposition, lavent leur linge chez elles souvent aux dépens de leur santé.

Il n'y a rien de plus important pour la salubrité

publique que la propreté du corps, surtout chez la classe ouvrière qui, à Paris, forme presque les deux tiers de la population entière. La plupart des professions industrielles mettent le corps en transpiration; il se trouve en outre au milieu des poussières, souvent délétères, des liquides et des graisses qui nécessitent un changement fréquent de linge et l'usage périodique des bains.

Paris ne possède que 125 bains publics avec 4,064 baignoires; ce nombre est insuffisant, et le prix de 50 cent., 45 centimes par abonnement, est trop élevé; et ce prix empêche que l'on ne prenne annuellement plus de 1,800,000 à 2 millions, ce qui fait à *peu près* par an 2 bains par personne; ce chiffre semble incroyable. Combien de personnes, cependant, prennent 20, 30, 50, 100 bains par an, et combien, par conséquent, n'en prennent pas du tout.

A Londres, on entend mieux ce côté hygiénique de la vie. Un seul établissement y fournit 200,000 bains à 20 centimes. A Paris, le prix de 50 centimes les rend inaccessibles aux bourses pauvres, nous venons de le dire; les patrons parisiens sont quelquefois forcés de donner des bains gratuits à leurs ouvriers; ils en exigent même l'usage, —comme dans les fabriques de céruse où l'on fait prendre à chaque individu un bain sulfureux par semaine.

On devrait du reste, surtout pour les bains de Baréges, en même temps qu'on y verse l'eau froide, faire arriver l'eau chaude par le fond des baignoires pour éviter la buée et l'odeur d'hydrogène sulfuré. On désinfecte les eaux de Baréges avant de les verser sur la voie publique avec 100 grammes de sulfate de zinc en poudre grossière (prix : 3 centimes); mais on devrait aussi mêler les eaux des blanchisseurs avec du lait de chaux avant de les verser. On en obtient un savon calcaire ; le résidu est incolore et peut de nouveau servir au lessivage.

### Nettoyage et arrosement.

Nous avons dit déjà combien étaient boueuses et puantes les rues de cette bonne ville de Paris, dans les anciens temps. On ne les balaya pas tout d'abord. Les ordonnances royales et les mesures de police ne furent pas exécutées à la lettre. Insouciance d'un côté, obstination de l'autre, le mal subsistait. En 1348, sous le roi Jean, on trouve une ordonnance de police du prévôt de Paris, portant : « qu'il est fait défense à toute personne de balayer « les rues pendant la pluie et après qu'elle est pas« sée, jusqu'à ce que les eaux claires de ruisseau « soient écoulées..... »

Cette ordonnance avait pour but d'empêcher les ruisseaux de se grossir de boues et d'immondices, propres à corrompre les eaux de la Seine à l'endroit où ils s'y jetaient ; elle ne voulait pas qu'on corrompît l'eau du fleuve, mais elle tolérait, pour ainsi dire, qu'on infectât les rues de la capitale par le séjour trop prolongé d'ordures, de boues, de fumiers qu'on ne pouvait aller jeter que dans certaines voiries.

Au temps où les quelques rues de la *croisée de Paris* seulement étaient pavées, les habitants se cotisaient entre eux pour faire les frais d'un tombereau destiné à enlever les boues et les immondices, et à les porter aux champs. Mais ce beau zèle se ralentit à ce point, que le prévôt de Paris fut forcé de rendre une ordonnance qui condamnait à 3 livres parisis d'amende ceux qui laisseraient quelques ordures sur les rues. Un peu plus tard même, en 1388, ces ordonnances furent encore plus sévères : l'amende fut de *soixante sols*, et l'on menaça de la prison avec le régime *du pain et de l'eau* quiconque, nobles, bourgeois ou manants, enfreindrait ces ordonnances.

Seulement, comme ces ordonnances interdisaient de jeter les immondices dans les rues par les fenêtres, les habitants, voisins de la Seine, les jetèrent dans la rivière, et la salubrité de la ville n'y gagna pas.

Enfin des ordonnances très détaillées de François Ier en 1539, et de Henri IV en 1608, attaquèrent le mal dans sa racine. La confiscation ou l'amende et la prison furent prononcées contre les contrevenants. Et, en 1638, un arrêt du conseil du roi désigna les diverses voiries où *les entrepreneurs du nettoiement* devaient porter les immondices. Puis la ville redevint malpropre, ses rues impraticables, et il ne fallut rien moins que la création d'un conseil de police, en 1666, pour perfectionner le nettoiement de Paris.

Depuis ce temps les choses se passent autrement. Les rues de Paris sont propres ; passé une certaine heure de la matinée (8 heures en hiver et 7 heures en été), on ne peut rien y déposer sous peine d'amende. Des tombereaux passent, chargent les tas d'ordures et les transportent hors de la ville, dans des endroits affectés à ce, comme dans les décharges publiques.

Les travaux de nettoiement sont adjugés publiquement en trois parties, savoir : curage des égouts, balayage des rues et enlèvement des boues.

L'arrosement des rues a été pratiqué d'après les ordonnances du 23 mai 1787, du 8 mai 1789 et principalement du 2 août 1800. En dernier lieu, une ordonnance du 27 juin 1834, dont les dispositions ont été renouvelées en 1850, prescrit que, pendant tout le temps que dureront les chaleurs, les propriétaires ou boutiquiers devront faire arroser à 11 heures du matin et à 3 heures de l'après-midi, la partie de la voie publique au devant de leurs maisons. Ils doivent faire circuler les eaux des ruisseaux pour éviter la stagnation et il leur est défendu de se servir de cette eau stagnante pour l'arrosement. Les bornes-fontaines ont été établies à cet effet.

Ajoutons qu'on voit dans les rues, disposées en différents endroits, des colonnes en fer dites poteaux d'arrosement qui servent à faciliter l'emplissage des charrettes à l'aide desquelles on arrose la voie publique.

### Égouts.

Les fossés dont on avait entouré les murailles du vieux Paris ont servi d'égouts pendant une longue succession d'années. C'est-à-dire que Paris avait une ceinture d'infection. On a utilisé quelques-uns d'entre eux en les voûtant, et en y établissant des constructions spéciales; tel est l'ancien fossé qui, de la rue de l'École-de-Médecine se dirige vers la Seine, à l'endroit du palais de l'Institut.

On comprend facilement de quelle importance il est pour une ville de l'étendue de Paris de posséder des égouts bien construits. Les 21 pouces d'eau qui tombent annuellement représentent l'énorme quantité de 1,904,000 m. cubes, qui, joints aux 40,000 m. cubes employés pour le lavage des rues, et aux 4,620 m. c. d'eaux ménagères forment ensemble une masse de 1,948,620 m. cubes dont il faut débarrasser la voie publique.

Avant 1830, il n'y avait que 20,000 mètres d'égouts sous les rues. En 1835 on en a construit pour un million de francs environ, 8,300 mètres. Aujourd'hui Paris en compte environ 75 à 80,000 mètres.

Parmi les grands égouts de rive droite, nous citerons celui de Chaillot, et du canal Saint-Martin, et sur la rive gauche, nous mentionnerons ceux des Invalides et de l'École militaire; le premier date de 1670, le second, de 1754.

L'égout qui va être construit rue de Rivoli, dans tout son prolongement, sera le point de départ d'un nouveau système, si l'on en juge par la partie commencée rue de la Tixeranderie, devant l'Hôtel-de-Ville. Il aura 3 mètres de largeur et 2 de hauteur, de manière à pouvoir y placer la double conduite des eaux et du gaz, comme à Londres.

Disons également quelques mots des égouts latéraux en voie de construction en ce moment.

Il n'est personne qui n'ait été frappé de l'état d'insalubrité du petit bras de la Seine partant du petit pont de l'Hôtel-Dieu et allant jusqu'au pont

Neuf. L'eau de ce petit bras était salie : 1° par l'eau lui provient de la place Maubert et des localités environnantes; 2° par l'eau qui s'écoule par l'égout de la rue de la Bûcherie; 3° par l'eau qui arrive à la rivière et qui provient de la rue Saint-Jacques et autres rues avoisinantes; 4° par les eaux fournies par l'Hôtel-Dieu; 5° par les eaux de la rue de la Harpe et des rues avoisinantes; 6° par les eaux fournies par les égouts des quais des Orfèvres et des Augustins. Plus bas, l'eau était salie par les égouts qui se trouvent au bas de l'Institut.

Sur la rive droite de la Seine, en remontant, on remarquait : 1° que les égouts des Tuileries et du Louvre salissaient l'eau qui sert aux établissements de bains et aux bateaux de blanchisseuses; 2° que quatre égouts, à partir du pont Neuf au pont au Change, versaient leurs eaux soit dans la rivière, soit sur une berge à sec, ce qui était une cause d'insalubrité assez grave et pouvant produire des fièvres analogues à celles produites par les étangs et les marais; 3° que les égouts du quai de Gèvres contribuaient à l'insalubrité de la Seine et rendaient l'eau impropre à être employée au blanchissage du linge, de même que les égouts à partir du pont d'Arcole jusqu'au dessus du pont d'Austerlitz.

Ces inconvénients ont été signalés; on a compris l'utilité, l'opportunité de mesures de salubrité et d'assainissement. Le petit bras de la Seine, du pont de l'Hôtel-Dieu jusqu'au pont Neuf, a été canalisé. On a commencé à construire de grands égouts latéraux qui partent, l'un de la barrière de la Gare et ayant son issue à la hauteur de Grenelle, l'autre de la barrière de Bercy et se terminant au-dessous de Passy. La construction de ces deux égouts est poussée avec activité; elle est achevée dans la moitié du parcours.

Nous applaudissons à cette mesure importante. La construction de ces égouts était devenue indispensable; elle était d'autant plus nécessaire que chaque jour les eaux qui proviennent des industries qui s'exercent dans Paris augmentent. Il en résultera un avantage immense sous le rapport de la salubrité: Les eaux qui servent pour les bains seront saines, le linge de la classe populaire sera lavé dans des eaux qui ne seront pas salies par les égouts.

### Voiries. — Vidanges.

L'ancienne voirie de Montfaucon au nord et celle de l'Enfant-Jésus, supprimée en 1781, au sud, étaient pour Paris des foyers permanents d'infection. La réunion de plus d'un million d'hommes produit encore une telle quantité de vidanges que leur accumulation devait créer pour la partie Est de Paris des inconvénients d'autant plus insupportables que les buttes, qui abritaient en quelque sorte la ville des odeurs infectes, commençaient à disparaître par le travail des carrières voisines.

En outre du clos d'équarrissage, il s'y trouvait des boyauteries et d'autres établissements insalubres qui auraient été mieux placés au sud-est de la ville, puisque les vents de sud-est sont les plus rares à l'horizon de Paris, si le voisinage de la Marne, de la Seine et du canal de l'Ourcq ne les eût fixés au nord de cette ville. La poudrette de Montfaucon était trop près du mur d'enceinte, à l'extrémité de la butte Chaumont qui regarde l'ouest, pour que les vents du nord ne portassent pas l'infection aux faubourgs St-Martin et du Temple, et par conséquent à l'hôpital St-Louis.

Les débris d'animaux étaient si considérables et si bien à jour qu'une quantité incroyable de rats s'y était produite. On n'a pu les extirper qu'avec beaucoup de peine et successivement pour ne pas les faire émigrer dans la ville en leur enlevant brusquement la chair chevaline. On comptait 2,500 à 2,600 rats tués par nuit par les équarrisseurs à une époque où leur peau avait quelque valeur dans le commerce. (*Parent-Duchâtelet, rapport général sur la voirie de Montfaucon.*)

On était même forcé d'établir une chasse aux rats avec des primes de tant par cent. Maintenant leur destruction s'opère à l'aide d'un mélange de 1 pour 100 d'acide arsénieux porphyrisé et de 8 pour 100 de farine de froment, dont on fait des boulettes avec de la graisse, du lard grillé et du vieux fromage.

Pour remédier autant que possible à ces inconvénients, un arrêté de police a voulu que les dépôts de fabriques d'engrais et de poudrette fussent relégués à deux kilomètres des barrières. Cet arrêté s'exécute depuis plusieurs années. La voirie spécialement dite est maintenant à 9 kilom. de l'intérieur de la ville, dans la forêt de Bondy. Le dépotoir de la Villette se trouve près de l'embranchement du canal de l'Ourcq et de celui de St-Denis.

Le clos central d'équarrissage est actuellement dans la plaine des Vertus, près d'Aubervilliers. Deux autres existent près d'Argenteuil et près de St-Denis,

On y plonge les chairs sortant de l'appareil où elles ont été cuites à la vapeur dans une solution de carbonate de potasse, et on les fait sécher tout de suite, pour servir à la fabrication du bleu de Prusse et à d'autres emplois.

Une autre cause d'infection et un autre sujet de plaintes nombreuses et réitérées de la part des habitants a été la vidange des fosses d'aisances qui ne s'opère jamais sans entraîner des inconvénients.

Autrefois les fosses d'aisances n'étaient pas étanches, et les liquides, s'infiltrant dans la terre, infectaient les puits voisins : c'est alors seulement qu'on pensait à les vider. A l'heure qu'il est, les fosses doivent être étanches, avantage qui, cependant, a produit l'inconvénient des vidanges plus fréquentes ; l'odeur, les émanations agissant sur les ouvriers vidangeurs et sur les objets d'ameublement, les batteries de cuisine, les peintures et les marchandises, sont plus fortes que dans l'ancien système de construction. C'est donc un véritable bienfait que la mise en pratique d'une nouvelle manière de vidange.

Opérer au fur et à mesure la séparation des liquides et des solides, c'est ce que Gourlier, architecte, paraît avoir proposé le premier avant 1790. Par des constructions spéciales qui, dans le système des fosses mobiles, ont été modifiées par un grand nombre d'inventeurs, il est permis de recevoir les urines directement et séparées des produits solides, et de les faire écouler en dehors. D'après les conseils de M. Boussingault, on en pourrait faire un engrais précieux pour l'agriculture, en fixant l'ammoniaque de l'urine au moyen de la magnésie.

Une des questions les plus importantes dont nous devons les notices aux travaux de M. Gaultier de

Claubry, celle de la désinfection des fosses d'aisances, a fait des progrès très notables depuis une ordonnance du préfet de police rendue le 12 septembre 1850, et concernant la désinfection de ces fosses. L'expiration d'un bail passé avec la ville permettait de substituer à la séparation mécanique des liquides et solides la désinfection au moyen des sels de zinc, en y ajoutant, comme l'a fait M. Paulet, un mélange émulsif d'huile et d'un alcali. C'est en mêlant les sels zinciques avec les produits des fosses, par un brassage convenable, qu'on obtient des liquides clairs peu *colorés et presque inodorés* que l'on écoule, à l'aide d'une pompe *aspirante* ou d'un siphon, dans les égouts, désinfectés encore par le surcroît salin qu'on est forcé d'employer. M. Gaultier de Claubry, membre du conseil de salubrité, s'est beaucoup occupé de cette partie de l'assainissement de Paris. Il dit, dans les *Annales d'hygiène publique*, que les produits conservés se dessèchent sans répandre d'odeur, en subissant quelquefois seulement un travail subséquent ; que la proportion en est supérieure à celle de la poudrette que l'on n'obtiendrait qu'après longtemps, et avec une infection des environs très grande; qu'ils sont enfin immédiatement applicables à l'agriculture.

MM. Quesney, entrepreneurs de vidanges, régularisent et complètent la désinfection au moyen d'un jet de liquide réglé à volonté, si certaines parties des produits ont échappé à l'action du réactif. On aura complétement résolu le problème des vidanges inodores, si l'on combine avec ces procédés l'appareil de M. Billaudel pour la séparation des solides et liquides par filtration, et l'appareil de M. Duvoir-Leblanc, qui consiste à faire pénétrer l'extrémité du tuyau du siége dans l'eau que renferme une caisse fermée portant un tuyau de trop-plein au moyen duquel les matières solides sont entraînées par l'eau que l'on introduit dans la cuvette. Sur cette dernière est greffé un tube qui, en communiquant avec l'appareil de ventilation, met en mouvement l'air qui traverse la cuvette. Cependant, de tous ces moyens, pour éviter l'infection des villes, la désinfection chimique reste encore le plus actif. Les ordonnances de police, en date du 23 octobre et du 28 décembre, précisent tout ce qui touche au service des fosses et de la vidange. Elles présentent un ensemble très bien élaboré qui pourra servir de modèle dans tous les cas semblables.

Les *urinoirs* de Paris forment deux classes différentes : les uns sont fermés et appelés colonnes de salubrité ; les autres sont ouverts. Il n'y a rien à reprocher aux premiers, ils remplissent assez bien leur but; mais les urinoirs ouverts, bien que curés tous les jours avec le plus grand soin, sont des endroits de dégoût et d'émanations désagréables qu'on ne trouve ni à Londres ni dans les autres grandes villes de l'Europe. La surface gris-verdâtre qu'on leur a donnée est trop grande, et on ne peut plus propre à l'évaporation de l'ammoniaque, et au dépôt des différents cristaux des sels d'urine. Il y a cependant çà et là des établissements de ce genre dans des formes plus convenables, et mieux appropriés à leur but.

## Cimetières.

Les cimetières s'agrandissent chaque jour ; leurs anciens murs d'enceinte tombent et sont reculés.

La ville des morts empiétera bientôt sur la ville des vivants. Et pourtant ces nécropoles ne sont plus, comme elles l'étaient autrefois, dans l'intérieur, à deux pas des habitations et des habitants.

Les anciens cimetières des Innocents et de Clamart se trouvaient hors du vieux Paris, il est vrai, mais ils avaient été renfermés dans le sein de la ville par suite de l'accroissement successif et considérable de la population.

Les désavantages qui résultaient de leur voisinage étaient faciles à comprendre ; il a fallu néanmoins *dix siècles avant que* cet état de choses cessât, et que le Parlement de *Paris sentît* la nécessité de défendre l'inhumation dans l'intérieur *de la ville* et d'ordonner l'établissement de plusieurs cimetières hors de ses faubourgs. Cela date du 1er décembre 1780. Loin d'être radicale, cette mesure a dû être complétée plus tard, par une exhumation générale qui a été exécutée en très peu de temps, et sans aucun préjudice pour la santé ou pour la morale publiques.

Le cimetière de Clamart, qui a été fermé au commencement de ce siècle, était situé dans le faubourg Saint-Marcel, sur les bords d'une rivière et dans un terrain très bas. Voisin de plusieurs hôpitaux, il aurait mérité d'être *fermé* beaucoup plus tôt.

A cette heure, Paris possède trois cimetières : celui de l'Est, qui est le Père-Lachaise ; celui du Nord, ou de Montmartre ; et celui du Sud, ou de Montparnasse.

Le Père-Lachaise (ancien cimetière du Mont-Louis) est placé sur une hauteur ouverte à tous les vents, et entouré de plantations d'arbres.

On a l'habitude d'entourer, du reste, tous les cimetières de plantations d'arbres qui doivent voiler non-seulement l'empire des morts aux yeux des vivants, mais qui certainement ont pour effet, sinon pour destinée, d'intercepter les courants d'air contenant des gaz qui se dégagent par les fournaises des caveaux. Cette mesure de convenance et de salubrité ne sauve pas malheureusement d'un reproche le cimetière du Père-Lachaise qui, quoique le moins défavorablement placé de tous les autres cimetières, ne présente pas encore toutes les garanties désirables contre le danger.

Ainsi les tombeaux qu'on y voit, souvent destinés à la sépulture d'une famille entière, offrent, en général, l'aspect de caves souterraines dont l'entrée, pratiquée sous forme de niche sur les flancs des hauteurs, laisse à découvert quinze et même vingt fournaises successivement placées les unes au-dessus des autres. Cette disposition est dangereuse; quelque soin qu'on mette à boucher le côté libre de chaque cercueil, les cadavres transmettent directement à l'atmosphère les miasmes délétères, suites de leur décomposition, tandis qu'ils perdent la plus grande partie de leur activité en saturant la terre, quand ils en sont de toutes parts environnés.

Quant au cimetière de Montmartre, il est placé trop haut pour que son terrain ne manque pas de l'humidité nécessaire à la décomposition des cadavres, et celui de Montparnasse est de trop près entouré d'habitations humaines et même de cabarets, pour que sa position soit exempte de désavantages physiques et moraux.

On a en France, à Paris, une habitude dont les effets sont quelquefois très fâcheux. On enterre vingt-quatre heures après le décès, constaté assez régulièrement dans les grandes villes par les médecins vérificateurs qu'on appelle *médecins des morts*. Dans les localités de second ordre et autres, la simple notoriété publique remplace l'exécution légale de la vérification par l'officier civil, vérification qui n'offre elle-même qu'une garantie très imparfaite contre le danger des inhumations précipitées.

Dans les localités où les médecins sont commis à cette vérification des décès, la société trouvera les garanties désirables, puisque les médecins apporteront à l'accomplissement de ce devoir l'instruction et l'attention indispensables. Mais dans les communes privées de cet avantage, la constatation des décès sera toujours purement illusoire.

Bien que l'attention de l'autorité ait été plusieurs fois appelée sur ce sujet, il n'existe nulle part en France ce qui existe dans le nord de l'*Allemagne*, où l'on n'enterre qu'après trois fois vingt-quatre heures : *des maisons* ou *salles mortuaires*. Souhaitons que les résultats heureux de cette précaution la fassent prendre ici.

## Travaux prochains d'assainissement.

Les grands travaux d'assainissement les plus prochains sont si nombreux qu'il importe d'en donner une notice restreinte.

La commission municipale a décidé l'ouverture d'une rue qu'on appellera : rue des Écoles. Elle aura 22 mètres de largeur, une place à l'angle de la rue actuelle des Mathurins, et une autre, de 40 m. c., à l'endroit du collége de France et de la Sorbonne, qui prendra jour sur cette place.

La première section de cette rue doit partir de la rue de la Harpe pour atteindre la rue Saint-Jean-de-Latran. De là elle passera par l'École polytechnique pour aboutir au Jardin des Plantes ; elle répandra l'air et la lumière dans ces quartiers négligés longtemps. Le devis des travaux de cette première section s'élève à 4 millions.

La rue Saint-Martin forme une butte de 3 mèt. d'élévation à l'endroit où la nouvelle rue de Rivoli la traversera. Comme il serait impossible de déchausser les maisons jusqu'à un tel point, on a décidé d'exproprier toutes ces maisons de manière à porter à 20 mètres la largeur de la rue St-Martin, dans la section comprise entre la rue des Lombards et celle de la Vannerie.

Ce travail, estimé au chiffre de 750,000 fr., probablement trop bas, sera complété par l'établissement d'un square planté devant la tour St-Jacques-de-la-Boucherie jusqu'à la rue Saint-Martin.

La rue de Rivoli doit être prolongée également dans la direction de l'ouest, vers les Champs-Élysées. Une grille de 2 mètres sera établie de l'angle de la rue des Champs-Élysées jusqu'aux galeries de l'Élysée-National, en formant le côté droit de l'avenue Gabrielle. Les fossés seront comblés et remplacés par un trottoir. L'on fera des transactions avec les propriétaires des maisons longeant l'avenue Gabrielle pour l'édification des façades monumentales prenant jour sur cette avenue.

Au moment où nous mettons sous presse les journaux annoncent qu'un nouveau plan d'achèvement du Louvre, sur les dessins du célèbre architecte, M. Visconti, a été arrêté dans le conseil du gouvernement.

Suivant ce projet on élèverait dans la partie de la place du Carrousel qui avoisine l'ancien et le nouveau Louvre, deux hôtels, l'un pour le ministère de l'intérieur, l'autre pour le ministère de la police et deux casernes monumentales.

L'un de ces hôtels serait adossé à la galerie de *Philibert-Delorme*, l'autre formerait la jonction des deux palais. Au nord *les deux hôtels* auraient façade sur la place du Musée.

Les deux casernes, en retour d'angle sur la place du Carrousel, seraient séparées par un jardin, à travers lequel s'établirait la communication de la place du Musée à celle du Carrousel.

—

# ITINÉRAIRE AUX HOPITAUX

## TRIANGLE D'ORIENTATION.

**Ecole de médecine. — Hôtel-Dieu. — Hôpital de la Charité.**

Pour avoir des points de départ fixes autour desquels toutes nos excursions pussent rayonner, nous avons dû adopter un triangle. Les trois coins en sont figurés par trois principaux établissements de médecine : d'abord l'*Ecole de médecine*, en face l'hôpital de la Faculté ou des Cliniques, tous les deux situés dans le quartier Latin, place et rue de l'École-de-Médecine ; ensuite l'*Hôtel-Dieu* et l'administration générale des hôpitaux et hospices, dans l'île de la Cité, près de l'église Notre-Dame ; et enfin l'*hôpital de la Charité*, situé rue Jacob, 45, près de l'Académie nationale de médecine, elle-même située rue des Saints-Pères, 39.

Nous n'avons pas signalé un unique point de départ pour ne pas trop gêner le choix de la première demeure et parce que les trois points que nous venons d'indiquer correspondent également aux trois grands groupes d'hôpitaux éloignés du centre ; de cette manière on peut se rapprocher de l'hôpital préféré sans trop s'éloigner des autres. Ainsi, les demeures choisies dans le voisinage de l'Hôtel-Dieu ne sont pas trop éloignées de l'hôpital Saint-Louis ; celles qu'on a choisies auprès de la Charité permettent des visites fréquentes aux hôpitaux situés rue de Sèvres, et le séjour près de l'Ecole de médecine nous rapproche de la foule des hôpitaux dits excentriques compris dans la partie méridionale de Paris.

Orientons-nous maintenant sur ce sol classique de la science, dans ce centre médical qu'on nomme le quartier de l'École-de-Médecine.

### Ecole de médecine.

L'*École de médecine*, — dont une foule studieuse de jeunes hommes monte et descend les escaliers et arpente la cour et les corridors à chaque heure du jour, est bâtie sur l'emplacement du collége de Bourgogne, fondé en 1331 par Jeanne de Bourgogne, en faveur de vingt pauvres écoliers de cette province.

Élevé sous les règnes de Louis XV et Louis XVI, d'après les dessins de Gondouin, cet édifice est composé de quatre corps de bâtiments environnant une cour de 22 mètres de profondeur sur 32 mètres de largeur. La façade sur la rue, qui en a 66, offre un péristyle formé de quatre rangs de colonnes ioniques, et au-dessus duquel est un bas-relief représentant Louis XV, accompagné de Minerve et de la Générosité offrant des priviléges à la Chirurgie, et le génie des Arts présentant au roi le plan de l'École. Un second péristyle, de six colonnes corinthiennes, annonce l'entrée de l'Amphithéâtre. Son fronton, triangulaire, est orné d'un bas-relief de Berruer, représentant la Théorie et la Pratique se donnant la main sur un autel. Sur le mur du fond sont, en médaillons, les portraits de J. Pitard, d'Ambroise Paré, de G. Mareschal et de J. de La Peyronie, quatre chirurgiens illustres.

L'Amphithéâtre, qui devrait contenir trois mille auditeurs et qui n'en peut recevoir que douze cents, est décoré de fresques par Gibelin et des bustes de Lamartinière et de La Peyronie, par Le Moine. Dans la salle de l'Assemblée est le tableau de Girodet : Hippocrate refusant les présents offerts par les ambassadeurs du roi de Perse. Une bibliothèque de trente mille volumes, placée dans l'aile gauche du bâtiment, est ouverte aux médecins et aux élèves tous les jours, de onze à quatre et de sept à dix heures du soir. A côté est un musée anatomique et pharmacologique, et contenant une collection d'instruments de physique et de chirurgie. Dans l'aile droite se trouve la salle de la Faculté et le secrétariat dont il est question dans les Observations générales sur le séjour à Paris et dans le chapitre sur la législation médicale.

En face de la Faculté il y a les *cliniques de la Faculté*, à côté desquelles sont placés les ateliers et magasins de M. Luër, habile et ingénieux fabricant d'instruments de chirurgie.

Plus haut, en face la rue Hautefeuille, est l'*École pratique* et ses pavillons de dissection élevés sur l'emplacement du couvent et de l'église des Cordeliers où furent enterrés une foule de personnages célèbres, et où se tint le fameux club des Cordeliers dont Danton et Camille Desmoulins furent les plus fougueux et les plus éloquents orateurs. Marat, qui demeurait au numéro 22, où se tient maintenant le cours de l'École de médecine, fut aussi enterré dans l'enclos des Cordeliers.

Dans l'enceinte de l'école pratique, il y a le *musée Dupuytren*, un laboratoire de chimie, plusieurs sociétés et les amphithéâtres des cours auxquels conduit une porte placée au fond de la cour à gauche. La porte de droite conduit aux pavillons de dissection.

Au coin de la rue Hautefeuille est le café de la Rotonde où se réunissent très souvent des médecins étrangers, à cause des gazettes en différentes langues qu'ils y trouvent. Nous entrons dans la rue Hautefeuille. Au numéro 32, à gauche, sur l'emplacement d'un ancien couvent des Prémontrés, siége la société médicale allemande dont il est question au chapitre des sociétés savantes. Plus loin, dans la même rue, se trouve encore le musée Thibert qui, dans quelque temps, sera transféré rue Saint-André-des-Arts, et, à deux pas, dans la rue Serpente, au n° 16, sont les ateliers de M. Nachet, opticien très habile et très recherché à cause de ses microscopes.

En revenant rue de l'École-de-Médecine, on a sous la main les librairies médicales, les fabricants d'instruments de chirurgie, entre autres M. Charrière, et généralement tout ce qui a trait à notre science. Sans sortir de cette rue, on peut faire toutes les acquisitions désirables.

Si nous voulons nous diriger vers le théâtre de l'Odéon ou le jardin du Luxembourg, par la rue Antoine-Dubois, autrefois rue de l'Observance, où est la clinique des maladies des yeux de M. Sichel (au numéro 6), et par la rue Voltaire, nous nous arrêterons dans cette dernière à l'étalage de Delahays, libraire au rabais. Tout en *bouquinant* on fait là des trouvailles bibliographiques quelquefois précieuses.

### Hôtel-Dieu.

Le second point du triangle est l'*Hôtel-Dieu*, presqu'en face duquel est située l'Administration centrale des hôpitaux où nous reviendrons plusieurs fois pour certains renseignements ; elle fait l'encoignure de la place du Parvis-Notre-Dame, en face de l'église métropolitaine.

En avançant dans la direction du Palais-de-Justice, on a, à sa droite, le dédale des petites rues de la Cité, derniers vestiges du vieux Paris que l'Édilité parisienne assainit chaque jour ; parmi ces rues, on remarque la rue *aux Fèves* qu'un roman de M. Eugène Sue a rendue célèbre et qui possède, à vrai dire, un nombre assez raisonnable de tapis-francs et de lupanars. Une clinique ambulante n'y serait pas déplacée chaque nuit. A gauche, on a les quais, entre autres le quai du Marché-Neuf à l'extrémité duquel se dresse un lourd bâtiment d'un aspect assez sombre où l'on voit entrer sans cesse des gens qui ressortent aussitôt ; c'est la *Morgue*. C'est le lieu où sont apportés les individus trouvés morts sur la voie publique, les noyés, les asphyxiés, les suicidés. Ils y sont déshabillés, couchés nus sur des dalles de marbre noir ; on suspend leurs vêtements au-dessus de leur tête et ils restent là jusqu'à ce qu'ils soient reconnus par des parents ou par des amis. Lorsque quelqu'un disparaît, c'est par la Morgue que commencent les recherches.

En revenant sur la rive droite, en aval, on prend le quai des Orfèvres, on passe devant la *caserne des sapeurs-pompiers* et devant la *Préfecture de police ;* la première rue que l'on rencontre est la rue du Harlay qui conduit à la cour du Harlay, derrière laquelle est situé le dispensaire où vont, plusieurs fois par semaine, les vierges folles du département de la Seine ; par-là aussi on va à la place Dauphine, un centre des voitures à trente centimes, des omnibus allant dans presque toutes les directions. Sur cette place est l'habitation de Georges Oberhæuser, au nº 19. A deux pas d'elle est le vieux pont *Neuf*, construit en 1608, qu'avoisinent des *écoles de natation* et des *bains* à différents prix.

Ne quittons pas le pont Neuf sans parler de la statue équestre en bronze représentant Henri IV. Elle est placée au milieu du môle ou terre-plein qui forme la pointe de l'île de la Cité, à l'endroit où se rejoignent conséquemment les eaux des deux bras de la Seine.

### Hôpital de la Charité.

Le troisième point de départ de notre triangle est l'*hôpital de la Charité*, dont le fronton symbolique porte, au milieu, un pélican sculpté qui nourrit ses petits avec sa chair et son sang, suivant la tradition populaire. La façade de cet établissement est rue Jacob, presque à l'angle de la rue des Saints-Pères, que des murs bordent jusqu'à la hauteur de l'*Académie nationale de médecine*, en face de la rue Saint-Dominique-Saint-Germain ; nous renvoyons au chapitre où il est plus amplement question de cette académie.

En face de la Charité est la librairie de Firmin Didot, libraire de l'Institut. En descendant un peu la rue Jacob, à l'endroit où elle perd son nom pour prendre celui de rue de l'Université qui conduit directement à l'Assemblée nationale, on prend le côté droit de la rue des Saints-Pères qui mène à la Seine. Le quai de gauche est le quai Voltaire; le quai de droite est le quai Malaquais; au numéro 17 de ce dernier demeure M. Amussat dont les conférences particulières sont très recherchées. A deux minutes de là, en face du pont des Arts, sont la bibliothèque Mazarine et l'Institut de France, où siégent les cinq académies dont il se compose.

En traversant le pont des Arts, on se trouve devant les vastes galeries du Louvre où trône immuablement la royauté de l'art, et devant les vastes bâtiment des Tuileries, ci-devant siége de la royauté constitutionnelle, à deux pas de ce jardin que Pierre Corneille appelait : « Le pays du beau monde et des galanteries ! »

Après avoir fait connaître à nos compagnons ces trois points de départ, nous leur ferons visiter les sept groupes d'établissements médicaux que nous avons imaginés dans le but de leur épargner du temps, des fatigues et des omissions.

## GROUPES D'HOPITAUX.

### Hôpitaux St-Louis et de la République.—Hospice des Incurables (hommes). Maison Nationale de Santé.

En sortant de l'Hôtel-Dieu, nous avons devant nous la place, ou plutôt le parvis Notre-Dame, où jadis les condamnés venaient faire amende honorable, et où ils étaient *prêchés* et *mitrés* devant l'échelle patibulaire de l'archevêque de Paris. A gauche sont les bâtiments de l'administration des Hôpitaux et Hospices dont les portes du rez-de-chaussée conduisent au bureau central d'admission, ouvert de 9 à 4 heures. A droite se dresse la vieille basilique qui, depuis six cents ans, a assisté, témoin impassible, à bien des événements. C'est dans cette cathédrale que la Révolution inaugura le *culte de la Raison;* c'est de là que les *Te Deum* s'élèvent aux jours des actes solennels de la France.

On se dirige vers le nord en prenant la rue du pont d'Arcole qui doit son nom à un héroïque combattant de 1830. On quitte la Cité, — en laissant à sa droite, sur le quai Napoléon, la maison bâtie sur l'emplacement de celle où vécurent Héloïse et Abeilard, — et l'on arrive sur la place de l'Hôtel-de-Ville, autrefois place de Grève, une des places les plus basses de Paris.

L'Hôtel-de-Ville, où plusieurs sociétés médicales tiennent leurs séances, est, avec la place de Grève, le monument le plus riche en souvenirs historiques; son origine se perd dans la nuit des premiers temps de Lutèce. C'est là, sur cette place, dans cet hôtel, que se jouèrent les actes les plus importants des tragédies populaires, que se passèrent les scènes les plus tumultueuses et les plus terribles de l'histoire française. Sainte-Foix, l'auteur des *Essais sur Paris*, dit que si tous ceux qui ont perdu la vie sur cette place s'y trouvaient réunis, ils y formeraient une assemblée plus nombreuse qu'aucune de celles qui ont assisté à leur supplice.

La rue du Temple qui est, pour ainsi dire, la limite du Marais, nous mène aux boulevarts. A droite est le boulevart du Temple qui réalise, à la lettre, pour le peuple parisien, le mot du peuple romain : *Panem et circenses.* C'est là, en effet, que chaque soir, huit ou dix théâtres de drame et de vaudeville offrent à un public toujours avide et toujours tumultueux un aliment littéraire qui rivalise assez bien, pour la qualité, avec les brioches et les pommes qui s'y débitent dans les entr'actes. Aussi ce boulevart est-il généralement connu sous le nom de *boulevart du crime*, à cause de la prodigieuse consommation qu'on y fait, chaque soir, de victimes innocentes et persécutées, et toujours bien portantes nonobstant. A deux pas de là, sur le boulevart, est le restaurant du *Cadran-Bleu*, où vont les amateurs de parties fines et où se tint, le 4 août 1792, l'assemblée qui activa l'insurrection du 10 août.

A gauche de la rue du Temple est le boulevart St-Martin d'où l'on aperçoit les portes St-Martin et St-Denis. Nous nous hâtons de franchir le boulevart, le commencement du faubourg et le pont tournant jeté sur le canal, et d'entrer dans ce qui est véritablement le faubourg du Temple. C'est le chemin de la *Courtille* où sont disséminées les guinguettes et d'où descendent, le mercredi des Cendres, toutes les folies du carnaval. Nous nous hâtons, parce que les services de l'hôpital Saint-Louis sont un peu matiniers. A la hauteur de la rue Bichat, la première après le quai Jemmapes, nous nous arrêtons et nous entrons dans cette rue. A l'endroit où elle se réunit au tronçon qui était autrefois la rue des Récollets et qui est maintenant la continuation de la rue Bichat, au numéro 21, nous trouvons le remarquable hôpital bâti sous Henri IV auquel nous consacrerons souvent nos matinées.

Nous profitons de notre présence dans ce quartier éloigné pour nous rendre à l'*hospice des Incurables* (hommes) en retraversant le canal en face de la rue des Vinaigriers et en descendant un peu le quai Valmy pour reprendre la rue Bichat.

L'*hospice des Incurables* s'étend jusqu'à la rue du Faubourg-Saint-Martin. Il a été édifié sur l'emplacement du monastère des Récollets (*Recollecti*), fondé par Marie-de-Médicis. Si l'heure de la visite est passée, le concierge, comme dans beaucoup d'hospices moins fréquentés, vous montre, moyennant une légère rétribution, l'intérieur de cet hospice très bien entretenu.

On en sort par la porte qui donne sur le numéro 150 du faubourg St-Martin, par lequel, en 1814, les alliés firent leur entrée dans Paris, à la tête de quarante mille hommes de toutes armes, et escortés de dix-huit royalistes. Parmi ceux-ci était M. de Maubreuil qui avait attaché à la queue de son cheval la croix de la Légion-d'Honneur.

Comme ces visites successives et ces courses matinales à travers Paris nous ont pris du temps et nous ont mis en appétit, nous interrogeons notre montre et notre estomac pour savoir si nous avons encore assez de temps et assez de forces pour aller jeter un coup d'œil sur les constructions presque terminées de l'*Hôpital de la République;* il y en a pour trois quarts d'heure environ. Si la réponse de la montre et de l'estomac est négative, nous remettons cette visite à un moment plus opportun et nous redescendons dans la ville pour y chercher un déjeuner un peu plus substantiel que celui que nous offriraient les restaurants plus que modestes de ces environs-là. Toutefois, en revenant par la porte Saint-Martin et en entrant dans la rue de ce nom, nous pouvons nous arrêter un instant à la *direction des nourrices*, au numéro 18 de la rue Sainte-Appoline, la première à droite, où était la limite d'enceinte du vieux Paris.

En descendant la rue Saint-Martin, nous apercevons à notre gauche, avant d'arriver à la rue Réaumur, les bâtiments et dépendances d'un établissement national d'une utilité incontestable qui renferme les modèles des machines, outils et appareils propres à tous les arts industriels : c'est le Conservatoire des Arts-et-Métiers, fondé en 1793 sur la proposition de Grégoire, ancien évêque de Blois. On peut le visiter, dans ses détails, de midi à 4 heures, sur la présentation d'un passeport. Les cours de chimie et de physique, professés en hiver par M. Pouillet, attireront surtout notre attention. L'entrée nouvelle de ce précieux établissement, faite à deux pas de l'ancienne, que défend une grille, n'est pas encore livrée au public.

Toujours en descendant, et toujours à notre gauche, nous remarquons le petit hôpital Saint-Méry, qui dépend du bureau de bienfaisance du 7e arrondissement, et qui est situé au numéro 10 de ce cloître Saint-Méry où se passèrent, en juin 1832, les scènes les plus sanglantes d'un drame politique.

C'est ici qu'après vous avoir indiqué le pont Notre-Dame, le quai aux Fleurs, voisin du Palais-de-Justice, et où viennent, les mercredis et les samedis, les pépiniéristes-fleuristes des faubourgs et de la banlieue, — votre guide vous quittera ; il a rendez-vous avec ceux de ses confrères qui sont allés à l'hospice des Incurables et qui vont visiter l'*hôpital de la République* auquel, dès l'origine, on avait destiné le nom d'hôpital Louis-Philippe, et dont le dernier nom sera peut-être celui d'hôpital du Nord.

Accompagné de ceux qui ont projeté de le visiter, nous nous dirigeons vers la rue du Faubourg-Saint-Martin que nous montons jusqu'à la hauteur de l'église Saint-Laurent et de la rue de la Fidélité, à gauche, que nous prenons et qui nous conduit dans le faubourg Saint-Denis. A l'angle de la rue du Faubourg et de la continuation de la rue de la Fidélité, est placée la *Maison Nationale de Santé*, en langue vulgaire l'*hospice Dubois*; surnommée ainsi parce que Antoine Dubois y faisait ses opérations. En face est une maison de réclusion où fut enfermé Beaumarchais, à propos de son *Mariage de Figaro*, la prison de Saint-Lazare, que nous signalons à cause du traitement de la syphilis appliqué aux filles publiques qui en forment les trois quarts de la population. L'entrée ne s'obtient que sur demande à M. le préfet de police.

Un peu plus haut, dans la rue à droite, nous remarquons l'embarcadère du chemin de fer de Strasbourg et celui du chemin de fer du Nord, à quelque distance l'un de l'autre, et nous arrivons bientôt à notre destination, soit par les rues de Chabrol, des Magasins, du Nord, soit par celles de Lafayette et du Nord, soit enfin par la rue des Abattoirs.

Les constructions de l'hôpital de la République sont élevées rue Ambroise-Paré sur un vaste terrain, à cette heure presque désert, mais qui, selon toute apparence, s'entourera de maisons nombreuses lorsque l'emménagement de l'hôpital sera effectué.

A en juger par les travaux exécutés et en voie d'achèvement, ce monument sera d'un aspect magnifique, somptueux même, et pourtant il ne réunit pas, selon nous, toutes les conditions d'un bon hôpital. Avouons, en revanche, qu'il possède aussi beaucoup d'avantages et que, surtout au dire des non-médecins, il sera une des meilleures constructions hospitalières.

Il a beaucoup de ressemblance avec l'hôpital Beaujon, faubourg du Roule. Il est composé régulièrement de dix corps de bâtiments réunis par des arcades couvertes autour d'une cour oblongue, pouvant être également utilisée comme jardin ; six corps de trois étages contiendront six cents malades, trente dans chaque salle, avec des chambres pour les gardes-malades et des latrines à l'extrémité libre de chaque aile. Les entablements sont soutenus par des barres de fer courbées en forme d'arcs.

Les quatre autres corps sont disposés deux à deux à la face méridionale et à la face septentrionale. Ces derniers sont plus petits que les autres et sont destinés à la buanderie, à la communauté des sœurs hospitalières, aux bains d'eau et de vapeur. Au-dessus de ces deux ailes s'élève une espèce de clocher qui, en outre qu'il trouble l'harmonie de l'architecture générale, est encore inutile et même dangereux.

La façade d'entrée, composée de deux corps de bâtiments, forme deux larges pavillons joints par un rez-de-chaussée. Les étages supérieurs sont destinés à l'administration, aux aumôniers, aux internes, aux pharmaciens, et le rez-de-chaussée appartiendra à la pharmacie, à la cuisine, aux bureaux et aux consultations externes gratuites, qui seront pourvues d'entrées particulières.

Les arcades, au nombre de trente sur les côtés latéraux, et de dix sur les côtés parallèles à la façade, en tout quatre-vingts, forment une promenade très utile, en ce sens surtout qu'elles forment corridor pour les chauffoirs établis au rez-de-chaussée seulement, entre les dix corps de bâtiments.

Au premier étage, c'est différent. On a cru pouvoir utiliser ces arcades aussi comme promenoirs. On a cru pouvoir le faire sans inconvénients pour les malades et l'on a sacrifié l'utile à l'agréable. Tous les médecins qui ont, jusqu'*ici*, visité les travaux, ont été frappés du danger qui résultera *infailliblement* de cette disposition. Tous ont compris que les malades, en faisant le tour de ce promenoir, s'exposeront dix fois à l'air chaud et dix fois à l'air froid, en passant, sans transition, du soleil à l'ombre.

En somme, l'aspect de cet hôpital est monumental et digne de sa destination. Les désavantages que nous avons signalés, quoique préjudiciables à la santé des malades, sont presque effacés par les avantages réels qui résulteront de la situation et de la construction des bâtiments; nous n'y reviendrons plus.

Nous ne fatiguerons pas davantage nos compagnons qui ne sont pas habitués aux longues excursions à travers une ville immense, et nous leur indiquerons deux voies de retour.

L'une, aboutissant au centre de Paris, part de l'église Saint-Vincent-de-Paul qui domine toute la rue Hauteville, une des rues les plus basses de Paris à l'endroit où la rue des Petites-Écuries la traverse. On arrive en ligne droite au boulevart Bonne-Nouvelle, on tourne à gauche du côté du Bazar où le

Diorama fut incendié il y a deux ans ; on suit ce boulevart jusqu'à la porte Saint-Denis, arc de triomphe de vingt-quatre mètres de hauteur sur une largeur égale, flatterie de pierre à l'adresse du *grand* roi qu'elle écrase. Encore ne savons-nous pas si c'est là une flatterie ; c'est peut-être une épigramme à la façon de celle qui est contenue dans un vers de Boileau; car, dans un bas-relief qui représente le passage du Rhin, Louis XIV est là qui n'ose se risquer et qui :

Se plaint de sa grandeur qui l'attache au rivage.

Découvert à la manière des anciens arcs de Titus et de Constantin à Rome, ce monument a été construit, en 1672, sur les dessins de François Blondel.

En entrant dans la rue Saint-Denis, nous n'oublions pas, à droite, un établissement très curieux, l'entrepôt des glaces. Plus bas nous nous arrêtons un instant devant la belle fontaine des Innocents, construite en 1551, sur les dessins de Pierre Lescot et ornée de bas-reliefs très précieux dus au ciseau de Jean Goujon. En prenant la rue de la Ferronnerie où se donnait, au XV^e^ siècle, le spectacle de la danse Macabre, et la rue St-Honoré, nous passons devant la maison qui porte le numéro 3. C'est là que Henri IV, le fondateur de l'hôpital Saint-Louis, fut assassiné par Ravaillac.

Mais, pour ceux de nos compagnons que les longues promenades n'effraient ni ne fatiguent, pour ceux qui aiment les beaux spectacles, les beaux horizons, nous indiquerons un autre chemin. Nous les conduirons à Montmartre, ou par la rue des Abattoirs dont nous avons parlé plus haut, par la rue Rochechouart, et ceux qui seront tentés de donner un coup d'œil à l'hôpital des chiens, chats, singes, oiseaux, etc., établi boulevart Rochechouart, numéro 28, nous retrouveront à la barrière des Martyrs où nous serons arrivés après avoir suivi la rue Rochechouart, la rue du Nord, la barrière Poissonnière et les boulevarts extérieurs jusqu'au boulevart des Martyrs. De là, à la chaussée des Martyrs il n'y a qu'un pas. Nous le faisons et au numéro 15 de cette chaussée nous apercevons une maison de refuge pour soixante vieillards et infirmes, connue sous le nom d'*Asile de la Providence*.

Montmartre est une commune d'une circonscription restreinte. En montant un peu vous arrivez aux Carrières, cavités profondes, qu'agrandit et creuse chaque jour la main audacieuse de l'homme que des éboulements fréquents n'arrêtent pas. En montant encore vous arrivez près du télégraphe et, de cette position, vous jouissez d'un de ces spectacles imposants que ne donne pas toujours l'aspect des villes. Paris, la grande ville, est là, sous votre regard, avec ses horizons pittoresques : vous entendez battre les artères de ce grand corps, vous voyez le sang, la vie circuler dans le dédale de ses rues dont les mille bruits se perdent dans un bruit unique. C'est une belle chose que ce spectacle. Mais on s'y arrache et l'on redescend, par la barrière des Martyrs, par la rue de ce nom qui conduit à l'église Notre-Dame-de-Lorette, un temple à moitié profane à cause des jolies pécheresses par lesquelles il est assidûment hanté. On peut encore redescendre par la barrière et par la rue Rochechouart où les excursionistes, harassés et altérés, après avoir visité la Cité ouvrière, dite Napoléon, trouvent au numéro 36 à se rafraîchir et à se reposer en buvant, s'ils l'aiment, une bière qui est aussi bonne qu'il est permis à une bière parisienne de l'être.

De la rue Rochechouart, nous arrivons dans la rue du Faubourg-Montmartre, par la rue Cadet, et nous sommes à quelques minutes des boulevarts. Du reste, pour ceux que la locomotion fatigue, il y a à Paris une providence tantôt jaune et tantôt verte; cette providence coûte trente centimes, ce sont les omnibus qui, pour ce prix, vous conduisent d'une extrémité de Paris à l'autre, et de toutes les barrières au centre de la ville. Il est seulement important de choisir un itinéraire semblable à celui des omnibus : ils ne changent jamais le leur.

## Hôpitaux St-Antoine, Ste-Marguerite, Bon-Secours, hospice des Quinze-Vingts.

Nous sortons, une seconde et dernière fois, de la place du Parvis-Notre-Dame pour passer le pont de la Réforme, en laissant la cathédrale à droite, derrière nous; nous gagnons la rue Saint-Antoine, soit par la rue du pont de la Réforme, soit en longeant le quai des Ormes par celle du Petit-Musc, soit encore par la rue Saint-Paul où s'évoque naturellement le souvenir du déplorable règne de Charles VI, et dans l'une des maisons de laquelle est mort François Rabelais. A deux pas de là sont les bâtiments et dépendances de l'Arsenal, où était jadis une fonderie de canons. C'est à l'Arsenal, où demeurait la duchesse du Maine, que fut ourdie la fameuse conspiration de Cellamare, qui avorta par le fait d'un de ces petits grains de sable dont parle

Pascal. C'est à l'Arsenal aussi qu'est mort le bon et spirituel Charles Nodier, académicien cependant, et bibliothécaire érudit. Au numéro 21 de la rue du Petit-Musc, existe l'*établissement des Blessés indigents*, un des monuments les plus anciens de l'assistance privée.

Au numéro 24, quai des Célestins, et au numéro 2, quai Saint-Paul, se trouve l'établissement des eaux de la Seine, clarifiées et épurées, appartenant à M. Happey. Il dispute la palme au filtrage Souchon, avantageusement modifié par M. Bernard et C[e], rue de Constantine, 34. Le système de M. Bernard a été du reste l'objet d'un rapport très favorable du conseil de salubrité, en date du 26 mars 1852.

La rue Saint-Antoine aboutit à la place de la Bastille qui doit son nom au monument féodal dont Hugues Aubriot, prévôt des marchands, posa la première pierre, en 1369, et dont le peuple renversa la dernière en 1789. Cette place est décorée, à son milieu, par la colonne de Juillet, surmontée du Génie de la Liberté, qu'on a représenté s'envolant. De là on voit d'un côté l'embarcadère du chemin de fer de Lyon, et de l'autre, à l'entrée du boulevart Beaumarchais, les buttes Chaumont et les hauteurs de Belleville.

Le canal passe sous la colonne, au milieu des cendres des combattants des deux dernières révolutions parisiennes, placées dans deux caveaux en hémicycles, un de chaque côté du canal. Pour monter au faîte de cette colonne, on donne une légère rétribution au gardien.

Outre le boulevart Beaumarchais, qui doit son nom au glorieux père de Figaro, et le boulevart Bourdon, où se trouvent les greniers de réserve, — nous avons devant nous quatre rues : les deux du milieu seulement arrêteront nos pas et notre attention, la rue St-Antoine et la rue de Charenton. Dans cette dernière, au numéro 38, est l'*hospice des Quinze-Vingts*, bâti sur l'emplacement de l'hôtel des Mousquetaires noirs. La fondation en remonte à saint Louis. Au nº 89, il y a une entrée de l'*hôpital Ste-Marguerite*.

Nous suivrons cette rue si nous voulons visiter la *Maison nationale de Charenton*, et si nous préférons aborder l'hôpital Sainte-Marguerite par son entrée de derrière, mais nous pouvons nous servir des petites voitures desservant cette commune et stationnant place de la Bastille. Le prix de ces véhicules, fixé à 50 centimes, ou 10 sous vieux style, est extrêmement modique si l'on considère la longueur du chemin et l'avantage qu'on a de pouvoir partir tous les quarts d'heure.

On a, depuis la barrière de Charenton jusqu'à la réunion de la Seine et de la Marne, une petite demi-lieure de chemin à faire. En face, de l'autre côté du pont jeté sur ces deux rivières, est située l'*École vétérinaire d'Alfort* que le médecin étranger ne manquera pas de visiter en profitant de l'influence d'un pour-boire donné au concierge. La salle de dissection et le musée sont remarquables. Pour visiter le musée on a besoin de s'adresser à l'un des conservateurs. Si l'on tient à rentrer promptement à Paris, on prend le chemin de fer de Lyon, dont Charenton forme la première station. C'est aussi ce chemin de fer qu'on prend, lorsqu'on a la fantaisie d'excursions éloignées et qu'on veut aller à Fontainebleau, Sens, Tonnerre, Dijon, Nuits, Beaune et à Châlons-sur-Marne.

L'embarcadère est situé rue Mazas, près du pont d'Austerlitz, rive droite de la Seine, en face du Jardin-des-Plantes et de l'embarcadère du chemin de fer d'Orléans.

En suivant la rue du Faubourg-Saint-Antoine pour aller à Charenton, ce qui allonge naturellement la route, nous rencontrons à droite, à la hauteur de la rue Traversière, l'ancienne annexe de l'Hôtel-Dieu : l'*hôpital Sainte-Marguerite*, au numéro 110. C'est aussi l'ancien hospice des Orphelins, qui furent transportés en 1800 dans la maison de la rue d'Enfer, qu'ils occupent maintenant.

Plus loin, à l'endroit où la rue Saint-Antoine bifurque, avant d'arriver à la grande rue de Reuilly, se trouve l'*hôpital Saint-Antoine*, bâti sur l'emplacement de l'abbaye Saint-Antoine. A l'angle de la rue de Reuilly était une croix en pierre avec cette inscription : L'AN MCCCLXV FUT TENU ICI LE LANDIT DES TRAHISONS ET FUT PAR UNE TRÈVES QUI FURENT DONNÉES, MAUDIT SOIT-IL QUI EN FUT CAUSE ! C'est Louis XI qui l'avait fait élever pour perpétuer le souvenir de la félonie des princes qui s'étaient armés contre lui. Tous les ans, en cet endroit, il se tient une foire aux pains d'épices.

La rue de Charonne, qui commence en bas de la rue du Faubourg, nous conduit à l'*hôpital Bon-Secours*. Au numéro 86 est l'entrée des Filles-de-la-Croix où était le tombeau de Cyrano de Bergerac. Plus loin est l'hôtel Mortagne, qui fut habité par Vaucanson.

Par la rue des Boulets nous allons à la barrière du Trône qui nous conduit à Vincennes et à Saint-Mandé, où nous visitons l'*hospice Saint-Michel*. En revenant par la barrière de Saint-Mandé nous entrons dans la rue de Picpus, où l'on élève un hospice pour les Israélites. A gauche, au nº 12, est l'*hospice d'Enghien*, maison hospitalière fondée par la duchesse de Bourbon. Voilà tout ce qu'il y a de remarquable en établissements médicaux dans cette partie de la ville.

### Courbevoie : Asile Lambrechts.

Une visite à Courbevoie est chose agréable à faire lorsqu'on a du temps à gaspiller, et que la journée est belle. On prend les Champs-Élysées, on suit l'avenue de Neuilly, en passant devant le bois de Boulogne ; on traverse le pont de Neuilly, et l'on entre à droite à Courbevoie.

Mais le plus sage, croyons-nous, est de prendre les voitures qui partent tous les quarts d'heure de la rue de Rivoli, numéro 4, ou le chemin de fer de Versailles, rue Saint-Lazare, dont Courbevoie est la deuxième station. Nous y trouvons, rue de Colombes, la fondation Lambrechts, un hospice pour les vieillards, les aveugles et les orphelins, membres de l'Eglise protestante. C'est la seule maison de ce genre dans le département de la Seine.

### Jardin-des-Plantes, hôpital de la Pitié, Clamart, Salpétrière.

Une promenade agréable entre toutes est celle qui nous est offerte lorsque nous allons au Jardin-des-Plantes.

En partant du carrefour de Bussy, où s'élevait autrefois la porte de Bussy que Périnet Leclerc ouvrit, par trahison, aux troupes du duc de Bourgogne, en 1418, — à l'endroit de jonction des rues Mazarine, de l'Ancienne-Comédie, Dauphine, de Bussy et Saint-André-des-Arts, on suit cette dernière rue jusqu'au bas de la place Saint-Michel, où aboutit la rue de La Harpe, et l'on prend le quai Saint-Michel. Le chemin le plus direct est toute la ligne des quais : Montébello, de la Tournelle, Saint-Bernard et d'Austerlitz. Tout près, dans la rue des Bernardins, 34, se trouve la maison de Bruener, opticien renommé.

Sur le quai de la Tournelle nous passons devant le grand établissement de la *Pharmacie centrale des hôpitaux*. Vient le quai Saint-Bernard qui longe l'entrepôt des vins et le Jardin-des-Plantes et qui nous conduit jusqu'à la place Valhubert où aboutit le pont d'Austerlitz élevé en souvenir de la bataille gagnée par les Français sur les Autrichiens et les Russes.

Nous sommes devant la principale entrée du plus beau et du plus curieux jardin dont puisse s'enorgueillir la métropole. Là ne viennent pas seulement, comme aux Tuileries et au Luxembourg, les désœuvrés et les badauds. Tout le monde y vient, parce que tout le monde y trouve les plaisirs qu'il cherche. Pour ceux-ci, il y a la partie zoologique, — la ménagerie assez bien approvisionnée en hôtes exotiques, et les caves aux ours, et le palais des singes, et encore d'autres choses que nous oublions. Pour les savants, pour les gens curieux qui ne se lassent pas d'étudier la nature dans toutes ses manifestations, pour nous qui donnons à nos plaisirs un but utile, le Jardin-des-Plantes est plein d'attraits et nous y revenons toujours avec plaisir.

Nous ne parlerons ici que des magnifiques carrés de fleurs et de plantes de toute espèce, des quatre parties du monde, depuis la plus haute jusqu'à la plus humble, depuis le cèdre jusqu'à l'hysope. Toutes sont étiquetées avec soin et rangées avec intelligence dans leurs classes respectives, suivant leurs genres et d'après leurs familles. Nous n'oublierons pas les splendides serres où s'épanouissent les plus rares plantes exotiques qu'une température de 35° a rendues autochthones. Quant aux nombreux cours d'histoire naturelle qui ont lieu dans un amphithéâtre à ce *destiné*, nous renvoyons au chapitre de l'enseignement.

Mais le temps nous presse et nous sommes forcés de quitter les vastes galeries minéralogiques, le cabinet d'anatomie comparée, le labyrinthe voisin du fameux cèdre du Liban, rapporté, dit-on, dans un chapeau par de Jussieu, et d'où le regard plane sur tous les lointains de la grande ville.

Nous sortons de ce curieux jardin où sont réunis les trois règnes de la nature.

A la porte de sortie donnant sur les rues Geoffroy-Saint-Hilaire et Cuvier, nous rejoignons les confrères qui ont eu désir de visiter l'*hôpital de la Pitié*, et qui, demeurant dans le voisinage de l'Ecole de médecine, ont pris pour arriver un itinéraire différent de celui que nous avons indiqué. Ils ont suivi les derrières du Panthéon par la rue de la Vieille-Estrapade, ont descendu la rue Mouffetard jusqu'à la rue Copeau, et la rue Copeau jusqu'au n° 1, à l'endroit de la jonction de cette rue avec les rues

Geoffroy-Saint-Hilaire, Saint-Victor et Cuvier, où se trouve le grand hôpital de la Pitié.

Sa porte principale est en face de la rue Saint-Victor par laquelle sont arrivés nos confrères voisins de l'Hôtel-Dieu, et que, notre visite faite, nous reprenons jusqu'à la place Maubert d'où les rues aboutissantes, les rues Galande et Saint-Jacques, nous permettent de regagner l'île de la Cité, si nous avons appris que des opérations importantes doivent être faites dans les amphithéâtres de l'Hôtel-Dieu, ou si le besoin d'un déjeuner nous ramène en ville.

Dans le cas contraire nous prenons à droite, en sortant de la Pitié, *la rue Geoffroy-Saint-Hilaire*, ayant à notre droite les bâtiments *de l'hôpital et* à gauche les galeries zoologiques du jardin; nous traversons la petite rivière de Bièvre que des murs dérobent à notre vue et nous arrivons à la *fontaine qui* est sur le point de départ de la rue Geoffroy-Saint-Hilaire. A deux pas de là est le ***Marché aux chevaux, aux ânes et aux chiens***, où l'on avait transporté en 1687 l'instrument de supplice de l'Estrapade. Nous tournons à droite, en prenant la rue du Fer-à-Moulin, dans laquelle se trouve *Clamart* dont le rideau d'arbres entoure une partie de la place Scipion où sont les bâtiments de la *Boulangerie* générale des hôpitaux, et dont les murs de derrière dominent les restes du cimetière Sainte-Catherine. Clamart était, en 1646, un hôtel auquel attenait un cimetière ; c'est là qu'on enterrait les criminels, ou du moins ceux que la loi humaine avait jugés tels. On les enterrait sans permettre à leurs familles de marquer de leurs larmes ou d'une croix de bois la place où ils étaient. Depuis, ce cimetière a été fermé et transformé en amphithéâtre de dissection.

Là, nous prenons congé de ceux de nos compagnons qui veulent rentrer dans Paris, en remontant à droite par la rue Mouffetard et la place du Panthéon. Avec les plus infatigables nous descendons la rue du Fer-à-Moulin et celle de Poliveau et nous rejoignons ceux qui, s'étant débandés au Jardin-des-Plantes, en sont sortis par la place Valhubert et nous attendent sur le boulevart de l'Hôpital, à l'endroit où aboutit la rue de Poliveau. Devant nous est un établissement destiné à recevoir des vieillards, des infirmes et des aliénées. C'est l'*Hospice de la Salpêtrière*, contenant près de cinq mille personnes.

Nous consacrons une heure à nous faire montrer cet établissement immense qui, avec ses rues, ses places, son église, ressemble presque à une petite ville. Pour visiter la division consacrée aux aliénées il nous faut avoir recours à l'obligeance d'un de nos confrères chargé de ce service.

L'appareil locomoteur ordinaire de l'homme-médecin se contente de cet exercice excursionnaire et n'en veut pas davantage. Il en est même qui, trop fatigués, choisissent les appareils locomoteurs, à 1 fr. 25 cent. stationnant à l'embarcadère du chemin de fer d'Orléans et de Tours, ou les locomoteurs-omnibus à 30 centimes qui desservent les quais jusqu'au centre de la ville.

**Hôpitaux du Midi et Cochin, Larochefoucauld, Maternité, Sourds-et-Muets, Val-de-Grâce, Enfants-Trouvés et Orphelins, Lourcine, Sainte-Anne.**

Une excursion dans le quartier Saint-Jacques offre une telle agglomération d'établissements remarquables, que nous nous bornerons à indiquer l'ordre qu'ils occupent dans la rue principale, la rue Saint-Jacques, et celle du Faubourg-Saint-Jacques. En gravissant la rue Saint-Jacques jusqu'à la hauteur de la place Cambrai, ce qui ne se fait pas sans quelque fatigue, il faut l'avouer, car la montée est rude, et sans nous retarder à contempler le palais des Thermes, reste mutilé du temps de Julien l'Apostat, ou à payer notre tribut d'admiration aux magnifiques collections de l'hôtel de Cluny, autrefois le musée Dusommerard, nous donnons un regard à l'enclos de Saint-Jean-de-Latran dont l'entrée principale est au numéro 2 de la place Cambrai, et un souvenir à Bichat. C'est dans la grande tour carrée à *quatre étages* qui recevait jadis les pèlerins, que ce célèbre médecin se livrait à ses travaux anatomiques; c'est là qu'il mourut, le 22 juillet 1802.

Nous nous arrêtons un instant devant le Collége de France, fondé, en 1530, par François I$^{er}$, où la chaire de M. Magendie, suppléée par M. C. Bernard, et celle de M. Coste nous réuniront souvent. Juste en face du Collége de France, au numéro 102, se trouve une série de passages, souvent tortueux, aboutissant aux rues de la Sorbonne, des Maçons-Sorbonne et de La Harpe, qu'il est nécessaire de connaître lorsqu'on a à circuler entre l'École de médecine et le Collége de France. La Sorbonne ou l'Académie de Paris n'offre à la rue Saint-Jacques que sa partie postérieure, et, pour visiter son intérieur, il faut gagner les rue et place de la Sorbonne.

Après avoir dépassé le Collége de France, on arrive au point culminant de la rue Saint-Jacques. A droite, un bout de la rue Soufflot récemment percée vous mène au jardin du Luxembourg; à gauche, vous vous trouvez en face d'un monument gigantesque, le Panthéon, dont le fronton sculpté est dû au ciseau de David d'Angers, et dont l'inscription : *Aux grands hommes la patrie reconnaissante*, a été composée par M. Pastoret.

La place du Panthéon est, du reste, splendidement entourée. D'un côté, la mairie du XII^e arrondissement, bâtie sur le modèle de l'École de droit; de l'autre côté, l'École de droit, bâtie, comme le Panthéon, sur les dessins de Soufflot, et la nouvelle bibliothèque des Génovéfins, dite Sainte-Geneviève, que ne masque plus son ancien local, le collége de Montaigu, fondé en 1314. Erasme, l'auteur de l'*Éloge de la Folie*, et Jean Calvin furent élèves de ce collége, et Rabelais, le joyeux curé de Meudon, y partagea pendant quelque temps les études, les œufs pourris, les vins gâtés et le taudis des *paovres escholiers* qui firent donner à cet établissement le nom de *collége des Haricots*. A quatre siècles de là, lorsque les récalcitrants de la garde nationale y furent incarcérés, ce collége devint l'*hôtel des Haricots*, dénomination qu'on a donnée depuis à toutes les maisons d'arrêt de la garde nationale. La chapelle du collége renfermait le tombeau de l'Allemand Ulrich Gering, un des trois imprimeurs appelés par la Sorbonne, à Paris, pour y fonder la première imprimerie.

Mais continuons notre chemin. Au bout de quelques minutes de marche, nous nous trouvons à la hauteur de la rue de l'Abbé-de-l'Épée et de l'*Institution des Sourds-et-Muets* que cet homme de bien fonda, en 1774, lorsqu'il entreprit de perfectionner le langage mimique, et de le faire servir au développement intellectuel des sourds et muets. Puis à gauche, dans l'impasse des Feuillantines, est l'ancien couvent des Feuillantines, transformé en collége depuis 1790, et que Victor Hugo a célébré dans ses vers. Un peu plus haut est l'*hôpital militaire du Val-de-Grâce* dont l'église est due à un vœu d'Anne d'Autriche, inféconde à cause de l'impuissance de Louis XIII. La coupole en a été peinte par Philippe de Champaigne. Là, vit le souvenir du chirurgien Larrey, médecin en chef des armées de Napoléon, et dont la statue en bronze, par David d'Angers, orne la cour d'entrée.

A l'endroit où cesse la rue Saint-Jacques et où commence le faubourg, il y a, à droite et à gauche, deux établissements rapprochés l'un de l'autre.

Le premier a son entrée sur le champ des Capucins, un quinconce garni de quelques arbres rabougris dont l'attitude morne et désolée est due peut-être à la pauvreté du sol qui n'est autre que le plafond des Catacombes, sur lesquelles nous avons déjà marché et sur lesquelles nous marcherons encore plus longtemps : c'est l'*hôpital du Midi*, où Ricord rassemble la *studiosa juventus* en été sous les arbres, et en hiver dans un amphithéâtre trop étroit pour la foule.

Le second établissement dont nous voulons parler sert de refuge à des femmes en couches qui n'ont pas les moyens de se soigner chez elles : c'est l'*hospice de la Maternité*, vulgairement appelé la *Bourbe*. Cet asile de tant de misères intimes a reçu une consécration douloureuse, car c'est là que fut porté, le 7 décembre 1815, le cadavre encore chaud du maréchal Ney, fusillé dans l'avenue de l'Observatoire, à l'endroit où l'on danse aujourd'hui (Closerie des Lilas, bal public beaucoup fréquenté par les étudiants et les grisettes).

L'hospice de la Maternité est très peu accessible aux médecins étrangers, ainsi que nous le disons dans le chapitre : *Observations générales.* C'est à peine si des professeurs et des chefs d'hôpitaux y parviennent quand ils sont bien recommandés ; les étudiants français n'y entrent pas, ils doivent se contenter des quelques lits que contient l'hôpital de la Faculté, et sont forcés de suivre des cours particuliers qui, à leur tour, n'abondent pas non plus en femmes enceintes et en couches.

A l'extrémité du faubourg Saint-Jacques, — avant d'arriver au rond-point de la barrière d'Arcueil qui a eu de tout temps une destination lugubre, car c'était depuis 1830 le lieu réservé aux exécutions capitales*, et c'était au XVI^e siècle un repaire de voleurs, — se trouvent, à gauche l'*hôpital Cochin*, et à droite l'Observatoire, dont l'entrée est en face du jardin du Luxembourg, et qui, en outre des intérêts scientifiques qui s'y rattachent, nous donne une des plus belles vues sur Paris et ses environs.

Nous n'oublierons pas de visiter le dépôt de l'aqueduc d'Arcueil qui amène l'eau des sources de Rongis à Paris, et qui offre encore des souvenirs d'ori-

* En décembre 1851 on a enfin cessé de faire de la peine de mort un spectacle démoralisant ; on exécute maintenant devant la prison de la Roquette, ce qui rend le concours de la foule moins grand.

gine romaine, à ce qu'on prétend. Il se trouve près de la porte d'entrée de l'Observatoire.

L'Observatoire est élevé de 33 mètres au-dessus du niveau de la Seine et de 58 mètres au-dessus du niveau de l'Océan. La cuvette de son baromètre est de 65 mètres au-dessus du niveau de la Seine au point de l'étiage du pont de la Tournelle qui est de 25 mètres au-dessus du niveau de l'Océan. La latitude est de 48° 50' 13".

Après avoir donné un coup d'œil à cet établissement remarquable à plus d'un titre, dont les caves, d'une profondeur égale à l'élévation de l'édifice, servent à des expériences sur la *réfrigération et la congélation des corps*, nous allons de la rue Cassini à la rue d'Enfer où nous trouvons au n° 100 l'*établissement des Enfants-Trouvés et Orphelins*. Un peu plus haut est l'*infirmerie Marie-Thérèse* où s'écoulèrent les dernières années de l'illustre auteur des *Martyrs et du Génie du Christianisme*. En face de la dernière demeure de Chateaubriand est la demeure actuelle de Béranger, le chansonnier populaire. Et à cinq minutes de là, sur la route de Montrouge, au n° 15, à gauche, se voit l'*hospice Larochefoucauld*.

En rentrant dans Paris et en redescendant la rue d'Enfer on a, au numéro 67, l'ancien couvent des Dames Carmélites où vint s'enterrer, vivante, sous le nom de sœur Louise de la Miséricorde, la duchesse de la Vallière, cette trop timide maîtresse de Louis XIV. Au numéro 46 est le *jardin de Botanique* médicale de la Faculté. Au numéro 45 est l'École des Mines.

Si, un beau matin, en sortant de l'*hôpital du Midi*,

nous avons la fantaisie et le temps d'entreprendre encore une petite excursion, nous descendons la rue des Capucins et celle des Bourguignons et nous tournons à droite dans celle de Lourcine qui nous conduit à l'hôpital du même nom. Pour s'en aller on suit la rue de Lourcine jusqu'à la rue Mouffetard qui, continuée sous le nom de la rue Descartes et de la Montagne-Sainte-Geneviève, où l'on passe devant l'École polytechnique, mène à la place Maubert, où commence la rue Galande, pour se jeter bientôt dans le bas de la rue Saint-Jacques. Ceux qui demeurent dans l'intérieur du quartier Latin quittent la rue Mouffetard, à la hauteur de la rue de l'Arbalète, où se trouve l'*École de pharmacie*, au n° 21, et son jardin botanique (no 9), et gravissent la rue des Postes qui mène à la rue des Fossés-St-Jacques et à la rue Saint-Jacques.

Ou bien encore ceux qui, en sortant de l'hôpital du Midi, préféreront l'air plus pur de la campagne aux promenades médicales dans les hôpitaux, ceux-là suivront la rue de la Santé jusqu'à la barrière du même nom où ils trouveront l'avenue Sainte-Anne, et au bout de cette avenue l'*hospice* ou *la ferme Sainte-Anne*, dépendance de Bicêtre.

## Hospices des Enfants malades et Necker ; hospices des Ménages et Devillas.

Partis de l'hôpital de la Charité par la rue des Saints-Pères, nous suivons la rue de Grenelle, où se trouve la mairie du 10e arrondissement, et en détournant un peu à gauche, nous nous trouvons au carrefour de la Croix-Rouge où arrivent également nos confrères qui demeurent près de l'École de médecine, en prenant les rues Saint-André et de Bussy et la rue du Four dans toute sa longueur.

L'*hospice des Ménages* se trouve au commencement de la rue de Sèvres, un peu au-dessus de l'Abbaye-aux-Bois. Cette ancienne congrégation religieuse doit une partie de son illustration au souvenir de la belle et spirituelle madame Récamier. Dans le petit pavillon qui donne sur la rue, tous les jours, de midi à minuit, venaient les illustrations littéraires et politiques de cette époque, Benjamin Constant et Chateaubriand entre autres. Ce bureau d'esprit, cet hôtel de Rambouillet faisait les réputations et nommait les académiciens. Pour arriver, il fallait passer par là. L'Abbaye-aux-Bois était l'antichambre de la gloire et de l'Académie.

Nous passons au numéro 27 devant la maison mère de la communauté des *Filles-St-Thomas-de-Villeneuve* établie, en 1700, pour soigner les malades. On y panse gratuitement les blessés.

Si nous prenons la petite rue du Bac, à notre gauche, nous serons rue du Regard, et nous aurons à visiter l'*hospice Devillas*, fondé par un négociant de ce nom en 1836, et une maison de retraite fondée pour les vieillards et infirmes du Xe arrondissement par la 10e légion de la garde nationale de Paris.

En face de la petite rue du Bac, est la grande rue du même nom qui part de la rue de Sèvres pour aboutir sur le quai d'Orsay, au pont National.

La première rue à gauche, dans la rue du Bac, est celle de Babylone qui possède un établissement charitable, l'*Asile des enfants convalescents*, au numéro 30, presque en face de la caserne qui fut, en juillet 1830, le théâtre d'un combat sanglant.

Les premiers bâtiments dans la rue de Sèvres, après la rue du Bac, sont consacrés aux *Incurables femmes*, numéro 42, et plus loin, sur le boulevart des Invalides, est située l'*institution des Jeunes-Aveugles*.

Au-delà de ce boulevart sont situés à main gauche, au numéro 149 de la rue de Sèvres, l'*hôpital des Enfants-Malades*, vulgairement appelé *Enfant-Jésus*, et à côté, au numéro 151, l'*hôpital Necker*, hôpital général, dont les pavillons cependant sont consacrés au traitement des calculeux.

L'étranger qui aura encore du temps devant lui en consacrera une partie à une visite au puits Artésien de Grenelle, qu'entourent les bâtiments de l'abattoir, près de la place de Bréteuil, et qu'on aperçoit de loin, grâce à ses hautes constructions.

Les travaux de forage, commencés le 1er janvier 1834, par l'ingénieur Mulot, abandonnés à cause des obstacles sans nombre rencontrés par les sondes qui s'y brisaient sans cesse, repris enfin avec une persévérance digne d'éloges, car les résultats en sont magnifiques, furent achevés en 1841. Le 26 février 1841, la sonde, après avoir traversé des couches d'alluvions, un banc de sable et un banc de craie fort dure, parvint à la partie supérieure des sables dépendant de la formation du grès vert et rencontra une nappe d'eau abondante. L'eau qui vient des entrailles de la terre, à 600 mètres de la surface, a 28° centigrades lorsqu'elle sort, et donne 3 mètres cubes par heure avec un jet de 38,50 mèt. au-dessus du sol ; sa puissance ascensionnelle égale 50 atmosphères.

Le gardien auquel il faut s'adresser pour visiter le puits Artésien conserve une collection curieuse des échantillons des couches de terrain qu'on a dû successivement percer pendant les sept années employées à ces travaux de forage. On remarque, entre autres, cinq échantillons des terrains qui font partie des onze classes qui constituent, suivant Cuvier et Brongniart, *le sol de Paris* ; ce sont : la craie, le calcaire grossier et son grès *marin*, le gypse à ossements, premier terrain d'eau douce, les *meulières sans coquilles et à coquilles*, et enfin le limon d'attérissement, comprenant les cailloux roulés, les poudingues, les marnes argileuses noires et les tourbes.

Nous conseillerons même de visiter l'Hôtel des Invalides ou le Champ-de-Mars pour remplir le temps depuis la sortie des précédents hôpitaux jusqu'à 2 heures, moment où l'on admet des visiteurs à l'Institution des Jeunes-Aveugles.

## Hôpital Beaujon, Institution Sainte-Périne, Chaillot.

La promenade est longue, mais elle est pleine de charmes. On est grandement récompensé de la fatigue qu'on éprouve à arriver par le plaisir qu'on ressent à être arrivé.

Le chemin qui conduit à l'*hôpital Beaujon* est marqué de souvenirs pour le touriste, qu'il parte de ce point-ci de Paris ou d'un autre. A chaque pas, il heurte des monuments, et les monuments sont les traditions et l'histoire d'un peuple. On ne les interroge jamais en vain.

Ainsi, en partant du quartier Latin, en traversant la Seine en face de l'Institut, sur le pont des Arts, qu'on pourrait appeler le pont des Académiciens, puisque tous le passent pour arriver à leurs fauteuils d'immortels, et d'où l'on jouit d'un spectacle imposant, on prend àgauche le quai du Louvre jusqu'au jardin des Tuileries. Il y a là des bronzes de Barye, des marbres de Coysevox, de Bouchardat, de Foyatier et de quelques autres. Puis, sous les arbres séculaires des contre-allées, on est libre d'évoquer le souvenir des Faunes et des Ménades de la grande époque, et de se laisser aller aux Méandres de la chronique scandaleuse du dix-huitième siècle.

En sortant des Tuileries, par la rue de Rivoli, on est près de la colonne Vendôme et du ministère des finances; en sortant par la porte qui fait face au château, on débouche sur la belle place de la Concorde, qui s'est appelée successivement place Louis XV et place de la Révolution, et qui a disputé à la place de Grève le lugubre honneur des hécatombes humaines.

Devant soi on a l'avenue des Champs-Élysées qui, les jours de fêtes, lorsqu'elle resplendit de drapeaux, de statues et de girandoles, offre un coup d'œil magique. A droite et à gauche sont des restaurants d'une fort belle apparence, mais où il ne faut entrer qu'avec circonspection, à cause de l'exagération des prix de la carte. Autour de ces restaurants sont des spectacles forains, des marchands de toute sorte. A gauche, il y a le *Panorama,* où l'on voit la bataille d'Eylau, peinte par le colonel Langlois. A droite, il y a le *Cirque*, auquel l'*Hippodrome*, à gauche de l'arc de l'Étoile, fait une concurrence redoutable. L'avenue est fermée par le colossal *arc-de-triomphe de la barrière de l'Etoile*, élevé par Napoléon à la gloire des armées françaises.

Au milieu de l'avenue des Champs-Élysées, au rond-point orné d'une fontaine en bronze avec vasque de pierre, on détourne à droite vers la rue Montaigne, à deux pas de l'ancienne résidence du président de la République française, rue du Faubourg-St-Honoré, nº 55; on suit cette rue jusqu'à la rue du Faubourg-Saint-Honoré, au nº 208 de laquelle est l'*hôpital Beaujon*. L'*hôpital militaire du Roule* se trouve un peu avant, à gauche.

L'*hôpital Beaujon*, fondé en 1784 par le receveur général des finances de ce nom, est, avec la chapelle Saint-Nicolas, le seul souvenir qui restera des folies et des prodigalités de cet opulent financier. Le pavillon de la Chartreuse, cet asile du plaisir et de la débauche, qu'il avait élevé à grands frais, a disparu pour faire place à des maisons particulières dont les habitants ont oublié son nom : l'hôpital Beaujon restera. Bâti sur les dessins de Girardin, il est distribué avec intelligence et construit avec solidité.

Derrière cet hôpital est le parc de Monceaux, tracé sur les dessins de Carmontel et dont les embellissements et les constructions de toutes sortes engloutirent des sommes énormes qui lui firent donner le nom de *Folies de Chartres*. Ses sites romantiques, ses ombrages, son gazon vert en font un des plus agréables jardins, une des plus agréables habitations. Propriété de la famille de Louis-Philippe, les visiteurs n'y étaient point admis. Pour voir cet Éden où broutaient en paix les lièvres et les biches, il fallait monter au sommet de l'Arc-de-Triomphe où prendre place dans la nacelle des frères Godard dont les voyages aérostatiques attirent deux fois par semaine la foule à l'Hippodrome.

En rentrant dans Paris par la barrière de l'Étoile, on descend, à droite, la rue des Banquets, pour arriver à la rue Sainte-Geneviève où est située l'*Institution Sainte-Périne*, maison de retraite pour 182 infirmes ou vieillards, et dont l'entrée est rue Chaillot, n° 99.

Si l'on redescend par le faubourg Saint-Honoré, le chemin le plus court est celui de la rue du Quesne près l'hôpital militaire du Roule qui conduit également à celle de Chaillot.

Chaillot est, pour ainsi dire, un grand faubourg de Paris, une petite ville enclavée dans la grande ville et séparée d'elle d'un côté par la Seine et de l'autre par les Champs-Élysées. Il semble même que cet espace d'arbres et d'eau mette une infinité de lieues, ou, pour parler correctement, de kilomètres entre le *Palais-National* et elle : cela est si vrai, Chaillot est si peu partie intégrante de Paris, que l'indigène de la localité dit lorsqu'il sort : « Je vais à Paris !» et que, de son côté, le Parisien s'écrie : « Je vais à la campagne ! Ce qui constitue la campagne pour le bourgeois et pour les employés qui ont traîné pendant six mortels jours leur boulet de travail, c'est une chambre et un petit jardin, loué sur cette colline en amphithéâtre, qui regarde le Champ-de-Mars et au sommet de laquelle Napoléon voulait faire bâtir le palais du roi de Rome. L'air est très pur à Chaillot, un peu à cause de l'élévation du

20

terrain et aussi parce que les maisons de campagne qui s'y élèvent chaque jour n'y sont pas écrasées, étouffées par d'autres maisons impitoyablement hautes et rapprochées comme à Paris. La vue y est en outre très agréable. Les bois de Meudon et son viaduc, et les bois de Saint-Cloud avec sa lanterne, font admirablement à l'horizon. C'est ce qui a fait choisir Chaillot pour résidence à grand nombre de médecins qui, comme MM. Duval, Baldou et Bouvier, y ont fondé des maisons de santé.

Si nous ne sommes pas trop fatigués, nous redescendons la rue de Chaillot jusqu'à la rue de la Pompe-à-Feu pour visiter la machine hydraulique des frères Perrier (*V.* page 282). en nous rapprochant de la Seine et nous atteignons le quai de la Conférence, situé en amont du fleuve du côté du pont des Invalides. A moins pourtant que nous ne préférions remonter cette rue jusqu'à la rue des Batailles qui nous conduit aux buttes du Trocadero d'où l'on jouit encore d'une très belle vue sur la partie méridionale de Paris.

De là, nous descendons pour passer par le pont d'Iéna et pour donner un coup d'œil au Champ-de-Mars au fond duquel est l'École militaire érigée, par un édit royal de 1751, en faveur de cinq cents enfants nobles sans fortune. La première sortie de gauche du Champ-de-Mars nous conduit dans la rue Saint-Dominique-Saint-Germain où l'on voit au nº 194 la grande et belle maison de santé du Gros-Caillou, fondée par Leuret, dont nous déplorons la mort prématurée ; au nº 188 est l'*hôpital militaire du Gros-Caillou*, fondé en 1765 par le duc de Biron pour les gardes françaises.

Au numéro 187, est le petit *hospice Leprince* dépendant du bureau de bienfaisance du xᵉ arrondissement et tout près dans la rue de l'Université, la pharmacie centrale des hôpitaux militaires.

En passant devant l'esplanade des Invalides, nous voyons la flèche du dôme qui a 105 mètres de hauteur, et qui couvre le tombeau de l'empereur Napoléon, exécuté par le célèbre Visconti. L'intérieur de l'Hôtel contient dans une cour à gauche l'hôpital militaire dont nous parlerons plus loin dans le second tome.

A la hauteur de la rue de Bourgogne on aperçoit, à gauche, le Palais-Législatif ; plus haut se trouvent, numéro 86, les ministères de la Guerre, des Travaux-Publics, numéros 62 et 60, et, après la rue Saint-Thomas-d'Aquin, le curieux Musée d'Artillerie qui est visible les jeudis et samedis de 11 à 4 heures, sur un permis du directeur. La rue Saint-Dominique-Saint-Germain aboutit à celle des Saints-Pères, tout près des bureaux de la *Gazette des Hôpitaux*, qui sont au n° 40, et en face de l'Académie de médecine, numéro 39, dans le voisinage de l'hôpital de la Charité qui, on le sait, forme un des angles de notre triangle.

### Bicêtre, Ivry, Vanvres.

Si, — en sortant de l'hôpital Notre-Dame-de-Pitié. — on ne veut pas suivre l'itinéraire que nous avons indiqué, et qu'il plaise à quelques-uns de nos confrères d'aller visiter Bicêtre, ils remonteront la rue Copeau jusqu'à la hauteur de la rue de la Clé où est la prison de Sainte-Pélagie. Fondée en 1665 par la duchesse d'Aiguillon pour renfermer des filles repenties, cette maison contient aujourd'hui des prisonniers politiques et autres condamnés seulement à une courte détention.

Après la rue de la Clé, la rue du Puits-de-l'Ermite, où était autrefois un hospice pour les prêtres vieux et infirmes. Nous prenons à droite, le Marché-des-Patriarches, et nous arrivons dans la rue Mouffetard que nous suivrons jusqu'aux Gobelins, en laissant à notre gauche la rue Censier, où était autrefois l'hôpital des Cent-Filles, fondé par Antoine Seguier, et où est maintenant une filature ; et la rue de la Reine-Blanche, où commença, à la suite d'un accident, la folie de Charles VI qui coûta si cher à la France.

Arrivés à la hauteur des Gobelins, nous nous reposons un peu, car la montée est rude. Avec nos passeports nous pouvons visiter les mercredis et samedis, de 2 à 4 heures, dans tous ses détails, la Manufacture nationale des Tapisseries qui doit son nom et sa fondation à Jean Gobelin. La réputation des produits de cette manufacture est européenne. On est parvenu à reproduire, avec la plus grande fidélité et le plus grand succès, comme dessin et comme couleur, les tableaux de nos grands peintres. Un atelier de teinture dirigé par d'habiles chimistes est annexé à l'établissement, et M. Chevreuil y fait régulièrement un cours de chimie appliquée à la teinture.

En sortant de Paris par la barrière d'Italie qui se trouve devant nous, nous prenons la route de Montrouge qui, au bout d'une demi-heure de marche, nous conduit à l'*hospice de Bicêtre*, un établissement dont la destination a varié très souvent. Fondé sous saint Louis, il reçut des malades de toutes sortes, des vénériens, des galeux, puis des voleurs, puis des fous, puis des prisonniers d'État, des criminels et des innocents ; des victimes de la débauche et des victimes de la vengeance. Aujourd'hui on y loge des vieillards et des aliénés.

Du reste, nous prévenons nos confrères que cette excursion effraierait par son éloignement de Paris, qu'il existe un service de petites voitures desservant Bicêtre et Gentilly et partant toutes les heures du quai Napoléon, au nord-est de l'île de la Cité ; plusieurs omnibus, longeant la rue Mouffetard, y conduisent également.

Puisque nous avons visité les aliénés, nos lecteurs aimeront bien à nous suivre pour rendre une visite au monument du disciple de Pinel, à Esquirol et à ses successeurs, MM. Moreau, Mitivié et Baillarger.

En face de Bicêtre, vers l'est, est situé la commune d'Ivry, que nous atteindrons en franchissant la route qui nous a conduits à Bicêtre et en descendant de l'autre côté un ravin un peu déclive. La maison de santé, fondée par Esquirol, et tenue par les trois médecins sus-nommés, se trouve au bout d'Ivry, rue de Seine, 7.

Du côté occidental de Bicêtre, mais beaucoup plus loin dans la plaine de Grenelle, est située dans la commune de Vanvres la belle maison de santé de MM. Voisin et Falret. On y parvient par le chemin de fer de Versailles (rive gauche). Embarcadère, barrière du Maine, séparée de l'hôpital des Enfants-malades par le boulevart Montparnasse et la chaussée du Maine. Les *Favorites*, bureaux situés place Dauphine et place St-Sulpice, y conduisent également.

Nous terminerons notre service de guide en rappelant aux lecteurs qu'en ayant fait une excursion à St-Cloud ils auront la facilité de voir le bel hospice de la Reconnaissance, à Garches (fondation Brézin), tout en faisant une belle promenade par la route de Vaucresson pour admirer le beau château de Marnes, au bout d'une longue allée aboutissant à l'hospice et en retournant par le chemin droit de Garches à St-Cloud.

*Résultats du dernier dénombrement quinquennal du département de la Seine opéré en 1851, communiqués par le bureau de statistique générale de la France, au ministère de l'intérieur.*

Le département de la Seine, composé de trois arrondissements, Paris, St-Denis, Sceaux, de 20 cantons, et 81 communes, compte 61,453 maisons et 498,471 ménages. La population se compose de :

| Garçons. | Hommes mariés. | Veufs. | Total. |
|---|---|---|---|
| 401,364 | 294,567 | 28,434 | 724,565 |
| Filles. | Femmes mariées. | Veuves. | Total. |
| 322,780 | 296,304 * | 78,616 | 697,700 |
| | | Total général. | 1,422,065 |

(1) Beaucoup d'époux n'habitent pas ensemble, et c'est la résidence de fait et non le domicile de droit qui sert de base au dénombrement, de là la différence.

Les habitants professent les cultes siuvants :

| | Paris | Banlieue. | Total. |
|---|---|---|---|
| Catholiques rom. | 1,025,169 | 365,318 | 1,390,487 |
| Calvinistes. . . . | 6,370 | 1,739 | 8,109 |
| Luthériens. . . | 6,996 | 943 | 7,949 |
| Israélites. . . . | 10,719 | 259 | 10,978 |
| Cultes étrangers. | 4,008 | 533 | 4,541 |

En tenant compte de leur nationalité, on trouve :

| | Paris. | Banlieue. | Total. |
|---|---|---|---|
| Français d'orig. | 999,062 | 359,191 | 1,358,253 |
| Naturalisés Fr. | 1,184 | 388 | 1,571 |
| Allemands. . . | 12,245 | 1,339 | 13,548 |
| Belges. . . . . | 9,711 | 2,445 | 12,156 |
| Italiens. . . . | 8,512 | 1,050 | 9,562 |
| Suisses. . . . . | 5,144 | 886 | 6,030 |
| Anglais. . . . | 5,055 | 726 | 5,781 |
| Polonais. . . . | 2,024 | 567 | 2,600 |
| Espagnols. . . | 1,178 | 143 | 1,321 |
| Autres étrang. | 9,147 | 2,060 | 11,207 |

Les Allemands habitent le plus les Ier, IIe, Ve, VIIe, VIe et IIIe arrondissements (1,197 à 1,596) et le moins les IXe, XIe arrondissements (466, 419).

Les Belges, les IVe, IIe, Ve arrondissements (1148, 1140).

Les Juifs sont très nombreux dans les VIIe, V, IIIe arrondissements (3,811 ; 1,446 ; 1,189 individus); ils habitent le moins les XIe, Xe et XIIe arrondissements (82, 102, 122 individus).

Les membres des églises réformées et luthériennes sont en plus grand nombre dans le IIe arrondissement (1,290); les seconds dans le 1er arrondissement (1,614); dans le IXe arrondissement il n'y a que 110 calvinistes et dans le IVe 294 luthériens.

Les adhérents aux cultes étrangers se trouvent les plus nombreux (2,548) dans le 1er et le moins dans les Ve et VIIe arrondissements (15 et 19).

| DÉNOMBREMENT 1851. | | INFIRM[illegible] | | | | |
|---|---|---|---|---|---|---|
| | | | | | ALIÉ[illegible] | |
| ARRONDISSEMENTS. | POPULATION totale. | Aveugles. | Borgnes. | Sourds-muets. | Domicile. | Établissements particuliers. |
| 1er. | 112740 | 38 | 27 | 15 | 7 | 8 |
| 2e. | 114616 | 22 | 18 | 24 | 3 | 4 |
| 3e. | 65359 | 24 | 19 | 8 | 4 | » |
| 4e. | 45896 | 13 | 13 | 10 | 4 | » |
| 5e. | 97208 | 51 | 41 | 17 | 9 | 5 |
| 6e. | 104540 | 47 | 46 | 12 | 9 | 2 |
| 7e. | 69735 | 40 | 61 | 17 | 8 | » |
| 8e. | 114271 | 262 (1) | 60 | 25 | 8 | 196 (5) |
| 9e. | 50198 | 26 | 33 | 8 | 12 | 1 |
| 10e. | 113875 | 286 (2) | 65 | 40 | 18 | 2 |
| 11e. | 69581 | 20 | 24 | 16 | 3 | 4 |
| 12e. | 95243 | 324 (3) | 246 (3) | 267 (4) | 30 | 64 |
| Total. . . . . | 1053262 * | 1153 | 653 | 459 | 115 | 286 |
| Saint-Denis. . . | 233792 | 99 | 140 | 60 | 42 | 19 |
| Sceaux. . . . . | 135001 | 230 | 150 | 54 | 12 | 592 |
| Total général. . | 1422065 | 1482 | 943 | 573 | 169 | 897 |
| *Id.* 1846. . . | 1364933 | | | | | |
| Paris. *id.* . . | 1053897 | | | | | |
| Banlieue. *id.* . . | 311036 | | | | | |

(1) Hôpital national des Quinze-Vingts.
(2) Institution des Jeunes aveugles.
(3) La Salpêtrière charge beaucoup cette catégorie[illegible]

* Dans ces chiffres, sont compris : les corps de troupe, les pensionnats[illegible]
asiles et réfugiés à la solde de l'Etat, qui forment un chiffre de 57, 795 (pop[illegible]

| TÉS APPARENTES. | | | | | | | Autres maladies ou infirmités apparentes. | TOTAL des INFIRMITÉS. |
|---|---|---|---|---|---|---|---|---|
| NÉS. | INDIVIDUS | | | | | | | |
| Établissements publics. | Atteints de goutte. | Atteints de déviation de taille. | Ayant perdu des bras. | Ayant perdu des jambes. | Ayant pieds-bots. | | | |
| » | 1 | 60 | 10 | 9 | 17 | | 100 | 292 |
| » | 1 | 28 | 4 | 4 | 12 | | 92 | 212 |
| » | 3 | 47 | 10 | 3 | 14 | | 63 | 195 |
| » | 1 | 27 | 1 | 1 | 4 | | 22 | 96 |
| » | 2 | 54 | 6 | 13 | 18 | | 201 | 417 |
| » | 4 | 69 | 12 | 14 | 26 | | 137 | 378 |
| » | 2 | 84 | 11 | 17 | 13 | | 153 | 406 |
| » | 6 | 70 | 12 | 31 | 25 | | 270 | 965 |
| » | 2 | 38 | 7 | 12 | 14 | | 143 | 296 |
| 28 | 9 | 81 | 15 | 22 | 18 | | 1037 | 1611 |
| » | 1 | 31 | 5 | 12 | 9 | | 64 | 189 |
| 1417(6) | 19 | 187 | 43 | 63 | 70 | | 462 | 3192 |
| 1435 | 51 | 776 | 136 | 201 | 240 | | 2744 | 8249 |
| » | 17 | 121 | 27 | 36 | 54 | | 304 | 919 |
| 901 | 38 | 130 | 39 | 70 | 90 | | 760 | 3066 |
| 2336 | 106 | 1027 | 202 | 307 | 384 | | 3808 | 12234 |

(4) Institution nationale des Sourds-et-Muets.
(5) Maisons de santé des Drs Brierre de Boismont, Michéa et Belhomme.
(6) Vieillesse (femmes), aliénées (la Salpétrière).

hospices, communautés religieuses, les colléges, séminaires, écoles, prisons, lation dénombrée en bloc le 15 avril).

## *Décret du 15 décembre 1851 sur le conseil de salubrité de Paris.*

Art. 1er. Le conseil de salubrité établi près la préfecture de police conserve son organisation actuelle (1) ; il prendra le titre de conseil d'hygiène publique et de salubrité du département de la Seine.

La nomination des membres du conseil d'hygiène publique et de salubrité continuera d'être faite par le préfet de police, et d'être soumise à l'approbation du ministre de l'agriculture et du commerce.

Art. 2. Il sera chargé, en cette qualité, et dans tout le ressort de la préfecture de police, des attributions déterminées par les art. 9, 10 et 12 de l'arrêté du 18 décembre 1848.

Art. 3. Il sera établi dans chacun des arrondissements de la ville de Paris, et dans chacun des arrondissements de Sceaux et de Saint-Denis, une commission d'hygiène et de salubrité composée de neuf membres, et présidée à Paris par le maire de l'arrondissement, et dans chacun des arrondissements ruraux par le sous-préfet.

Les membres de ces commissions seront nommés par le préfet de police sur une liste de trois candidats présentés pour chaque place par le maire de l'arrondissement, à Paris; par les sous-préfets de Sceaux et de Saint-Denis, dans les arrondissements ruraux.

Les candidats seront choisis parmi les notables de l'arrondissement. Dans chaque commission, il y aura toujours deux médecins au moins, un pharmacien, un vétérinaire reçu dans les écoles spéciales, un architecte, un ingénieur. S'il n'y a pas de candidats dans ces trois dernières professions, les choix devront porter de préférence sur les mécaniciens, directeurs d'usines ou de manufactures.

---

(1) Voy. *Annales d'hygiène publique*, 1833, t. VII, p. 243.

Les membres des commissions d'hygiène publique du département de la Seine sont nommés pour six ans et renouvelés par tiers tous les deux ans. Les membres sortants peuvent être réélus.

Il sera établi pour les trois communes de Saint-Cloud, Sèvres et Meudon, annexées au ressort de la préfecture de police par l'arrêté du 3 brumaire an IX, une commission centrale d'hygiène et de salubrité, qui sera présidée par le plus âgé des maires de ces communes, et dont le siége sera au lieu de la résidence du président. Toutes les dispositions qui précèdent seront, du reste, applicables à cette commission.

Art. 4. La commission dont il est question au dernier paragraphe de l'article précédent et chacune des commissions d'hygiène d'arrondissement éliront un vice-président et un secrétaire qui seront renouvelés tous les deux ans.

Le préfet de police pourra, lorsqu'il le jugera utile, déléguer un des membres du conseil d'hygiène publique du département auprès de chacune desdites commissions pour prendre part à ses délibérations avec voix consultative.

Art. 5. Les commissions d'hygiène publique et de salubrité se réuniront au moins une fois par mois à la mairie ou au chef-lieu de la sous-préfecture, ou, pour ce qui concerne la commission centrale des commissions de Saint-Cloud, Sèvres et Meudon, à la mairie de la résidence de son président, et elles seront convoquées extraordinairement toutes les fois que l'exigeront les besoins du service.

Art. 6. Les commissions d'hygiène recueillent toutes les informations qui peuvent intéresser la santé publique dans l'étendue de leur circonscription.

Elles appellent l'attention du préfet de police sur les causes d'insalubrité qui peuvent exister dans leurs arrondissements respectifs, et elles donnent leur avis sur les moyens de les faire disparaître.

Elles peuvent être consultées, d'après l'avis du conseil d'hygiène publique et de salubrité du département, sur les mesures et dans les cas déterminés par l'art. 9 de l'arrêté du gouvernement du 18 décembre 1848.

Elles concourent à l'exécution de la loi du 13 avril 1850, relative à l'assainissement des logements insalubres, soit en provoquant, lorsqu'il y a lieu, dans les arrondissements ruraux, la nomination des commissions spéciales qui peuvent être créées par les conseils municipaux en vertu de l'art. 1er de ladite loi, soit en signalant aux commissions déjà instituées les logements dont elles auraient reconnu l'insalubrité.

En cas de maladies épidémiques, elles seront appelées à prendre part à l'exécution des mesures extraordinaires qui peuvent être ordonnées pour combattre les maladies ou pour procurer de prompts secours aux personnes qui en seraient atteintes.

Art. 7. Les commissions d'hygiène publique et de salubrité réuniront les documents relatifs à la mortalité et à ses causes, à la topographie et à la statistique de l'arrondissement, en ce qui concerne la salubrité.

Ces documents seront transmis au préfet de police et communiqués au conseil d'hygiène publique, qui est chargé de les coordonner, de les faire compléter, s'il y a lieu, et de les résumer dans des rapports dont la forme et le mode de publication seront ultérieurement déterminés.

Art. 8. Le conseil d'hygiène et de salubrité du département de la Seine fera, chaque mois, sur l'ensemble de ses travaux et sur l'ensemble des travaux des commissions d'arrondissement, un rapport général qui sera transmis par le préfet de police au ministre de l'agriculture et du commerce.

FIN.

Editions particulières, en vente à la même librairie.

**Essai sur la Topographie médicale de Paris.**

Édition à part du second chapitre du premier volume de **Paris médical**. . . . . . . . . . . . . . 3 fr.

**Manuel médical de Paris.**

Édition à part du second volume sur papier collé. . . . . . . . . . . . . . . . . . . 3 fr. 50 c.

Ces deux éditions contiennent chacune le Plan de Paris, orné de seize vues des principaux hopitaux de Paris, *gravé sur acier*, par Rodolphe Pfnor.

---

## TABLE DES MATIÈRES

### DU

### SECOND TOME.

(SUITE DE LA TABLE DES MATIÈRES DU TOME SECOND.)



Paris. — Imprimerie LACOUR et Ce, rue Soufflot, 16.

www.ingramcontent.com/pod-product-compliance
Ingram Content Group UK Ltd.
Pitfield, Milton Keynes, MK11 3LW, UK
UKHW020158250726
13967UKWH00003B/1128